전염병과 인류의 역사

윌리엄 H. 맥닐 지음
허정 옮김

Plagues and Peoples

William H. McNeill

ANCHOR BOOKS
ANCHOR PRESS/DOUBLEDAY
Garden City, New York

옮긴이 서문

    맥닐 교수가 쓴 『전염병과 인류의 역사(*Plagues and Peoples*)』는 전염병의 역사를 다루고 있지만 이전까지의 전염병사(傳染病史) 연구서들과는 크게 다르다. 이전의 연구서들은 대부분 보건의료라는 좁은 관점에서 전염병의 역사를 서술하고 있는 데 반해서 이 책은 한층 넓은 일반 역사적 수준에서 전염병의 역사를 살피고 있다.

    물론 일반 역사적 관점에서 전염병과 일반 역사와의 관계를 다루었던 저작들이 없었던 것은 아니지만 대개 특정 시기의 특정한 한 질병만을 살피거나 또는 오랜 기간을 본다 해도 질병을 문명의 한 에피소드 정도로 다루었을 뿐이다. 이같은 연구는 인류의 문명사 전체를 전염병의 역사를 통해 재구성하려고 한 맥닐 교수와는 뚜렷하게 구별된다. 맥닐 교수는 자신의 관점과 의도를 이 책의 서론에서 다음과 같이 밝혔다. "내가 이 책을 썼던 목적은 전염병의 역사를 일반 역사적 설명의 영역 안으로 들여놓는 데 있다. 그것은 다양한 질병의 순환 유형이 오늘날뿐만 아니라 고대의 인간 역사에 어떻게 영향을 끼쳐왔는지를 보여 줌으로써 가능하다."

    저명한 일반 역사학자인 맥닐 교수가 일반 역사의 변두리에 위치한 전염병의 역사에 대해 관심을 갖게 된 까닭은 무엇일까? 그의 관심은 이 책보다 먼저 나온 『서구의 부흥』을 집필하기 위해 스페인의 잉카문명 정복사를 읽던 도중에 촉발되었다. 그는 스페인 정복사를 읽으면서 '어떻게

600명도 채 되지 않는 스페인 병사들이 몇 백만 명이 넘는 멕시코를 군사 적으로뿐 아니라 정치적·문화적으로 완전히 복속시킬 수 있었을까?'하 는 의문에 사로잡히게 되었다. 어떤 인위적인 행위로서도 이러한 그의 질 문을 만족시켜 줄 답을 찾을 수 없었다. 결국 그는 인간의 행위가 아닌 다 른 요인에서 해답을 모색했고 궁극적으로 전염병 때문에 그것이 가능했 을 것이라고 결론을 내렸다.

더 나아가 맥닐 교수는, 스페인의 잉카 정복사를 설명할 수 있었던 그 의 전염병 가설이 단지 스페인의 잉카문명 정복사에만 국한되는 특수한 것이 아니라 인류 전 문명의 흥망을 설명해 줄 수 있는 일반적인 성격의 것임을 깨닫게 되었다. 『전염병과 인류의 역사』는 그러한 인식의 최종 산 물인 셈이다.

이 책은 한 마디로 흥미진진하다. 역사학에 관심이 있는 사람들뿐만 아 니라 일반 독자에게도 마찬가지이다. 이 책의 재미는 다음 세 가지 점에 있다. 첫째로, 이 책은 시대적으로는 선사시대부터 오늘에 이르기까지, 공간적으로는 유럽뿐만 아니라 중국·일본 등의 5대양 6대주 전역, 그리 고 분야별로는 정치·경제·사회·문화·종교·과학·의료 등 인간생활의 모 든 측면과 관계되는 재미난 전염병 관계사료들을 풍부하게 담고 있다. 둘 째, 이런 개별적인 사료들이 단순한 에피소드에 그치지 않고 맥닐 교수의 놀랄 만한 직관력과 상상력으로 종횡무진하게 엮여 있다. 그것은 마치 재 미난 소설을 읽는 것 같은 생동감을 준다. 셋째, 그 사료들이 종횡무진하 게 서술되고 있음에도 불구하고 그 모든 것들이 흐트러지지 않고 모두 유 기적으로 통일되어 있다.

이 책은 이같은 세 차원을 결합시킴으로써 놀랍게도 이전의 역사책들 이 보여 주지 못했던 새로운 인류 역사를 재구성해 냈다. 즉 역사의 일부 분으로서의 전염병사가 아니라 전염병의 역사로서 인류사가 그려진 것이 다. 이 책의 흥미진진함은 바로 인류 역사가 이렇게도 해석될 수 있구나 하는 놀라움에서 온다고 할 수 있다.

옮긴이는 이 책을 읽으면서 맥닐 교수의 박식함과 역사적 통찰력에 놀 라움을 금치 못했다. 그리고 맥닐 교수가 단지 보건의료에 관심을 가진 역사학자가 아니라 유럽을 대표하는 일반 서양사 연구의 대가라는 점을 되새기고서야 그 놀라움의 일부를 삭힐 수 있었다. 맥닐 교수는 현재 미국 시카고 대학의 역사학 교수로 있으면서, 국제적 수준의 학회지인 ≪현대사학회지≫의 편집장을 맡고 있다. 참고로 이 책에서 구분된 절제목은 원서인 윌리엄 H. 맥닐의 *Plagues and Peoples*에는 없는 것이며, 읽는 분들의 편의를 위하여 장제목 이하의 내용을 구분했음을 알려 드린다.

1998년 3월
연건동 서울대학교 보건대학원 연구실에서
옮긴이

지은이 서문

   이 책은 1974년 봄과 여름에 걸쳐 완성되었고, 이듬해인 1975년 봄에 수정을 했다. 그동안 여러 분들이 저자가 쓴 원고를 보았고, 해당분야의 전문가로서 충고를 해 주었다. 베닝센(A. Bennigsen), 바우맨(J. Bow-man), 블랙(F. Black), 바우어스(J. Z. Bowers), 빌리바일(J. Bylebyl), 코플슨(L. W. Coppleson), 크로스비(A. W. Crosby, Jr.), 커틴(P. Curtin), 드뷔(A. Debus), 포겔(R. Fogel), 호(Ping-ti Ho), 쿤크(L. Kuhnke), 레슬리(C. Leslie), 래그랜드(S. Ragland), 르로이(G. LeRoy), 로울리(D. Rowley), 스타인바흐(H. B. Steinbach), 스킨스니스(O. K. Skinsnes), 우즈(J. Woods)를 위시한 여러 분들이 수고해 주셨다. 그 후 1975년 5월에 있었던 미국 의사학회 연례발표회의 패널 토의에서 자코(S. Jarcho), 로젠크란츠(B. G. Rosenkrantz), 더피(J. Duffy), 그리고 리세(G. B. Risse) 네 분이 각자가 맡은 내용에 대한 개별적인 비평을 해 주어서 이 책의 내용을 보다 충실하게 만드는 데 도움이 되었다. 또 1975년 가을에는 도드웰(B. Dodwell) 씨에게 이 책 제4장의 검토를 의뢰하고, 스코진(Hugh Scogin) 씨에게는 중국 관련 자료의 수정을 의뢰했다. 두 분의 공헌에 의해 종래 필자가 지녔던 페스트의 전파에 관련된 몇 가지 오해를 푸는 데 도움을 받았다. 인쇄에 들어가기 전이어서 다행히 정정도 할 수 있었다.

   이러한 수많은 수정을 거치면서 필자는 이 책에서 주장한 이론이나 단정이 일종의 가설이나 사견에 불과하다는 사실을 새삼 깨닫게 되었다. 아마도 보다 전문적인 역학(疫學)적 지식을 갖춘 연구자들이 중국을 위시하여 여러 나라의 과거 기록을 제대로 연구할 수 있는 날이 올 때까지 이러한 숙제는 완전히 해결되기 어려울 것이다. 필자는 다행히도 여러 전문가의 교시를 받아 초고의 여러 내용을 고칠 수 있었지만 이 책에서 제시된 내용 중 잘못이 남았다면 필자 스스로가 모든 책임을 져야 한다는 사실도 아울러 밝혀두고 싶다.

그동안 조시아 메이시(Josiah Macy, Jr.) 재단의 재정적 지원을 받아, 필자는 대학의 일상적인 업무에서 벗어나 시간적 여유를 갖고 이 책을 펴낼 수 있었다. 그리고 테너(Edward Tenner) 박사와 차(Joseph Cha) 박사 두 분이 크게 도와 주신 것을 밝혀 두고 싶다. 테너 씨는 유럽 여러 나라 말로 되어 있는 각종 자료를 조사해 주었고, 차씨는 필자를 위해 중국과 일본의 자료를 조사하고 이를 기초로 해서 중국의 전염병유행 연표를 작성해 주었다. 두 분의 도움이 없었더라면 이 책은 더 오랜 시간을 끌 수밖에 없었을 것이고, 특히 아시아에 관한 내용은 극히 부족한 상태에서 그칠 수밖에 없었을 것이다. 끝으로 베흐테(Marnie Veghte) 양은 정확하고 빠르게 두 번에 걸쳐 원고를 타자해 주었고, 앵커 프레스/더블데이(Anchor Press/Doubleday) 출판사의 프리스터(Charles Priester) 씨는 원고 중 보충해야 할 여러 가지 부족한 점을 지적해 줌으로써 다행히도 때맞추어 고칠 수 있었다는 사실을 밝혀 두고 싶다.

이와 같이 이 책이 완성되는 데 아낌 없이 도와 주신 모든 분들에게 진심으로 감사를 드리고 싶다.

윌리엄 H. 맥닐

차례

서장

1. 이 책의 집필 동기

약 20여 년 전에 필자는 『서유럽의 융성―인류 공동체의 역사(*The Rise of the West: A History of the Human Community*)』를 쓰기 위해 그 준비작업의 일환으로 스페인의 멕시코 정복에 관련된 문헌을 찾아본 일이 있었다. 잘 알려져 있듯이 코르테즈(Hernando Cortez)는 600명이 채 안되는 부하를 거느리고 멕시코 원정에 나서서, 인구가 수백만 명이 넘는 아즈텍 제국을 정복했다. 우선 상대적으로 이렇게 적은 사람들이 아즈텍 제국을 어떻게 정복할 수 있었는지 의문이 제기되지 않을 수 없었다. 그 이유는 무엇이었을까. 상식적인 설명으로는 이에 대한 해답을 얻을 수가 없었다. 아무리 몬테즈마(모크테즈마라고도 부르며, 1480년에서 1520년까지 아즈텍 제국 최후의 왕이었다―역자 주)와 그 부하들이 당초부터 스페인 사람들을 이 세상 사람이 아닌 저 세상의 신이라고 믿었다손 치더라도, 그후 접촉에 따른 경험에 의해 이들의 정체를 알았을 것이다. 최초로 만났을 때 스페인 사람들이 가져온 말과 총은 놀라운 것으로 받아들여졌겠지만 실제로 싸움이 시작된 후에는 당시의 군마나 총포들이 유치한 단계를 벗어나지 못했다는 것을 곧 알 수 있었을 것이다. 물론 멕시코 인디언의 내부에서 스페인들과 내통하는 세력을 찾아내 이들을 규합하고, 아즈텍

인과 싸우도록 만든 코르테즈의 수완도 무시할 수는 없겠지만 그와 내통한 인디오 동맹군이 결정적으로 스페인 편을 들었다는 것은 코르테즈의 승리가 충분히 예상되었기 때문이라고도 할 수 있을 것이다.

멕시코 정복에 관련된 이러한 상식을 초월한 결과나 그후 비슷하게 이루어진 경이적인 피사로(Pizarro)에 의한 잉카제국 정복 또한 풀리지 않는 커다란 수수께끼이다. 신대륙으로 건너온 스페인인의 숫자는 그리 많지 않았다. 그러나 이들은 방대한 인구를 가진 아메리카 인디언을 정복하고, 그들의 문화를 이식시키는 데 성공했다. 물론 유럽문명의 매력이나 당시 스페인의 기술상의 우위를 부정할 수는 없겠지만 이런 사실만으로, 아메리카 원주민들이 오랜 옛날부터 지켜 온 생활양식이나 신앙을 완전히 저버렸다는 사실을 제대로 설명하기에는 부족하다. 왜 그렇게도 빨리 멕시코와 페루의 전통종교는 자취도 없이 사라져 버렸는가, 왜 그들은 오랜 옛날부터 자신의 땅에 풍요한 결실을 맺어 준 수많은 신들에게 등을 돌렸는가. 기독교 전도에 나선 성직자들이 아무리 열심히 전도를 하고 기독교의 교리나 신앙에 본질적으로 사람의 마음을 사로잡는 힘이 있다손 치더라도 당시의 사태를 충분히 설명하기는 부족하다고 여겨진다. 물론 기독교를 전도하는 사람의 입장에서 보면 기독교의 진리는 절대성을 가지고, 분명하기 때문에 수백만 명의 원주민이 개종하게 되었다고 할 수도 있겠지만, 제대로 납득하기 어렵다.

이 풀리지 않는 의문에 대해 필자가 해답을 얻은 것은 어느 문헌인지 분명하지는 않지만, 멕시코 정복에 관련된 기록을 보고 난 후였다. 필자는 하나의 새로운 가설을 세우고, 계속해서 머리 속에서 되새겨 보면서 점차 그 원인을 이해하게 되었다. 즉 아즈텍인이 코르테즈와 그의 부하들을 수도로부터 몰아내고 많은 피해를 입혔던 바로 그날 밤에 천연두(天然痘)가 창궐했던 것이다. 스페인인들과의 전투를 지휘했던 지휘관도 어느 스페인인이 후일 "슬픈 밤"으로 이름붙인 그날 밤에 천연두로 죽었다. 치사율이 높은 이 전염병은 완전히 집단활동의 기능을 마비시켰고, 따라서 아즈텍 군은 싸움에서 지고 사기가 떨어진 스페인 군을 더 이상 추격하지 못하였다. 그리하여 스페인 군은 충분한 휴식과 재집결의 기회를 가진 후, 그들과 내통한 원주민 동맹군과 더불어 또다시 수도를 포위공격해서 최후의 승리를 거둘 수 있었던 것이다.

특히 원주민에게는 무서운 피해를 주었지만 스페인인에게는 아무런 피해도 주지 않은 전염병이 주는 심리적 충격을 고려해야 할 것이다. 즉 원주민들은 이 현상을 초자연적인 힘 말고는 다른 어느 것으로도 설명할 수 없었을 것이며, 따라서 서로 싸우는 양자 중 어느 쪽이 신의 은총을 입고 있는지 쉽게 알 수 있었을 것이다. 스페인이 믿는 신의 우월성을 분명하게 드러내 준 증거 앞에서는 오래된 전통종교에 따른 원주민의 신이나 종교체계, 성직자 조직, 생활양식 등 모든 것이 적수가 될 수 없었던 것이다. 이런 사실을 고려한다면 원주민들이 아무 저항 없이 기독교를 받아들이고, 스페인의 지배에 복종했다는 사실을 충분히 이해할 수 있다. 그들은 모든 신들이 정복자인 스페인인들의 편에 서 있다는 사실을 쉽게 알 수 있었고, 그 후에도 여러 가지 전염병이 유럽과 아프리카로부터 새로 도입되어 폭발적으로 유행할수록 그러한 교훈을 새로이 인식했던 것이다.

이처럼 전염병이 유달리 원주민들에게만 일방적으로 피해를 주었다는 사실은 스페인의 아메리카 정복이 군사적 측면뿐만 아니라 문화적인 측면에서도 쉽게 그 목적을 달성할 수 있었던 당시의 상황을 이해하는 데 결정적인 관건이 된다. 그러나 이 가설은 곧 여러 가지 의문을 제기한다. 우선 스페인은 당시 어떻게 신세계에 건너가서 이런 전염병을 그렇게 잘 이용했는가? 또한 스페인인들을 괴멸할 수 있는 전염병이 원주민에게는 왜 없었는가? 이런 의문에 대한 해답을 찾기 위해 여러 가지로 추구해 보면 결국 많은 역사가들이 그동안 관심을 쏟지 않았던 우리 인류가 지녀온 또 다른 역사에 이르게 된다. 이는 오랜 세월을 통한 인류와 전염병의 역사로 집약되며, 또한 이러한 전염병이 종래 만연하고 있었던 지배지역을 넘어서 새로운 접촉이 생기고 새로운 유행이 생겨나면 그동안 이러한 전염병에 면역을 갖지 못했던 주민들 사이에서 맹위를 떨치고, 여러 가지 무서운 결과가 생겨날 수 있다는 사실을 알 수 있다.

이런 관점에서 볼 때, 세계의 역사에는 16세기와 17세기에 걸쳐 아메리카대륙에서 일어났던 사실과 매우 비슷한 현상이 과거에도 많이 있었다는 사실을 밝힐 수 있다. 이 책은 바로 그 인류와 전염병의 운명적인 만남, 그리고 그 유행을 추적하는 데 있다. 아마도 많은 독자들은 필자가 내린 판단에 놀라움을 느끼게 될 것이다. 이 책에서는 전통적인 역사연구에서 거의 무시되어 왔던 사건들에 중요한 의미를 부여하는 경우도 있다. 불행히도 과거에 유식한 학자들은 우리가 가지고 있는 과거의 기록을 가려내면서도 질병에 따른 여러 가지 중대한 변화의 가능성에는 거의 관심을 쏟은 적이 없었다.

한 지역의 주민이 과거에 경험하지 못했던 전염병에 처음으로 노출되었을 때 어떤 사태가 발생했는가에 대한 좋은 실례는 많이 있으며, 그에 대한 기억은 아직도 유럽인들의 뇌리에 남아 있다. 가장 무서운 실례는 14세기에 있었던 페스트의 유행이고, 두 번째로는 19세기에 있었던 콜레라의 대유행이었다. 물론 이 병은 페스트에 비하면 훨씬 약한 것이었지만 근대에 일어난 전염병의 유행이었기 때문에 아직도 이에 대한 많은 기록과 자료가 남아 있다. 그러나 대부분의 역사가들은 이런 전염병의 대유행이 무서운 보건상 사건으로서, 보편적인 역사적 문제라는 사실에 관심을 돌리지 못했다. 더욱이 먼 과거로 거슬러 올라갈수록, 미지의 전염병이 가지는 파괴적인 유행에 관련된 기억이나 기록이 많지 않아서 실제로 이러한 유행이 불러일으킨 사태의 규모나 영향을 제대로 파악하지 못하고 간과하기 일쑤였다.

역사가들도 오래된 기록의 가치를 판단하는 데 있어서 자신이 체험한 전염병으로부터 영향을 받을 수밖에 없다. 오늘날 여러 나라의 역사학자들을 배출한 민족들을 보면 대개 대부분의 큰 전염병 유행을 경험한 후여서, 이런 전염병에 높은 수준의 면역력을 가지고 있게 마련이고, 전염병이 유행하더라도 곧 가라앉고 말았다. 따라서 아무리 비판정신이 왕성한 역사가라 하더라도 과거의 기록에 남겨진 전염병 유행에 따른 사망자수를 과장된 것으로 판단하기 쉬울 것이며, 이미 과거에 같은 전염병에 수없이 노출되었던 주민들에게 다시 같은 전염병이 퍼지는 경우와, 이런 전염병이 과거에는 전혀 없어서 완전히 면역력이 없는 지역에 유행했을 때 생겨나는 결과는 상상할 수 없이 차이가 난다는 사실을 이해하지 못했다. 이것이 곧 종래의 역사가들이 제대로 이러한 문제를 다루지 못했던 가장 큰 이유였다. 전염병이란 옛날부터 근대의학이 생겨나기 이전의 유럽과 흡사한 상태에서 언제 어디서나 존재해 왔다고 생각해 버린다면 전염병이 가지는 역사적 의미는 있을 수 없다. 대부분의 역사가들은 이러한 문제에 관련해서 필자가 코르테즈의 승리와 관련된 기록에서 찾아볼 수 있었던 바와 같이, 별다른 의미를 부여하지 못해 왔다.

전염병의 역사란 흔히 옛 것을 밝히고 알아내려는 골동품 애호가 같은 호사가들이 다루는 경우가 많다. 이들은 본질적으로 별 의미가 없는 자료를 그저 옛 것이라고 해서 모으면서 관심을 쏟는다. 그러나 유럽의 페스트는 엄연한 역사적 사실이며, 또한 군대에서 생겨난 무서운 전염병의 유행이 전쟁의 승패를 바꾸어 놓고 예기치 않은 결과를 일으켰던 경우는 수없이 많다. 이와 같은 역사적 사건이 완전히 무시되지는 않지만, 전염병의 예측불가능한 유행은 대부분의 역사가로 하여금 제대로 관심을 쏟을 수 없게 했다. 누구든 과거의 자기의 체험이 의미를 갖기를 바라는데 역사가들은 오늘날 예상·규명할 수 있고 통제할 수 있는 과거의 수많은 요인들을 강조함으로써 이러한 일반적인 욕구를 충족시켜 주고자 한다. 그렇지만 전염병의 유행이 전쟁중에는 물론 평상시에 결정적인 역할을 하는 경우에도 인과의 법칙으로 제대로 설명하기 어려운 경우가 많으며, 따라서 역사가들은 이러한 사실들을 과소평가하기 일쑤이다.

정통역사학자의 입장에서 보면 이단이라 할 수 있는 사람들도 있었다. 예컨대 미생물 학자인 한스 진서(Hans Zinsser)는 역사상 전염병이 중대한 결과를 만들어 낸 실례를 찾아 기존 역사학의 맹점을 지적했다. 진서가 쓴 재미있는 책자인 『쥐·이, 그리고 역사(Rats, Lice and History)』는 발진티푸스 유행으로 인해서 국왕이나 장군들이 힘들여 짠 작전계획이 어떻게 실패로 돌아갔는지를 잘 설명하고 있다(그러나 엄격히 따지면 이 책은 전염병의 의미를 인류의 넓은 역사에서 찾아내지는 못했다). 물론 대개의 전문 역사학자들은 전염병의 발생을 역사법칙이 적용되지 않는 예측불가능한 돌발적인 사건으로 받아들이고 근원적으로 역사적인 설명을

할 수 없는 현상으로 간주하면서 과거를 충실하게 오늘날에 전달하려고
만 했으며, 따라서 그들에게는 이런 책은 별로 흥미를 느낄 수 없는 대상
이었다.

이 책이 시도하는 바는 이처럼 다양하게 변화하는 전염병의 유행이 고
대에서 오늘에 이르기까지 인간 세계의 각종 사건에 얼마나 영향을 끼쳐
왔는지 알아봄으로써 전염병의 역사를 역사학적인 설명의 장으로 끌어들
이는 데 있다. 물론 필자가 여기서 제시한 주장은 아직 추측이나 가설에
지나지 않는다. 앞으로 여러 언어를 알고, 과거 문헌을 제대로 분석·검토
할 수 있는 전문가가 나와서 필자의 주장을 확인하거나 수정할 수 있기를
바란다. 이러한 학문적인 작업은 검증을 거쳐야 할 가설과 찾아내야 할
표적을 필요로 한다. 필자는 이 책에서 속단적으로 추측이나 주장을 많이
전개했다. 그러나 이 책은 인류의 역사와 관련해서 과거에 우리가 지녔던
사고방식에 많은 문제점이 있다는 사실을 독자들에게 환기시키는 데도
의의가 있다고 본다.

필자가 언급하게 될 구체적인 사항에 대한 시비에서 벗어나 인간이란
자연계 전체의 균형 속에서 항상 변화해 온 존재라는 사실에 더 깊은 이
해를 가져야 한다는 점은 우리가 역사를 이해하는 데에도 뺄 수 없는 요
소라 하겠으며, 이에 대해서는 누구나 이의가 없을 것으로 여긴다. 또한
이러한 자연계의 균형 속에서 전염병이 갖는 역할은 과거뿐만 아니라 오
늘날에 와서도 중요한 의미를 갖는다는 사실에 이의를 제기하는 사람은
없을 것이다.

2. 약간의 기본개념

주제에 들어가기에 앞서, 기생(寄生), 질병, 악역(惡役) 같은 감염에 대
한 설명과 이에 관련된 개념에 대해 설명해 두는 것이 혼란을 피하는 데
도움이 될 수 있을 것이다.

질병이나 기생이라는 현상은 생물계 전반에 걸쳐 매우 중요한 역할을

한다. 어떤 생물체의 입장에서 먹이를 획득하려는 노력은 숙주(宿主)의 입장에서 보면 좋지 않은 일종의 감염이나 질병을 의미할 수가 있다. 모든 동물은 먹이를 다른 생물에 의존하고 있고 사람도 예외가 아니다. 먹이의 획득과 관련된 문제는 오늘날까지 인류공동체가 찾아낸 각기 다른 수많은 방법과 함께 경제사에서 중요하게 다루는 과제이다. 그러나 인간의 입장에서 볼 때 다른 생물체의 먹이로 이용된다는 문제는 그리 중요한 과제가 아니었다. 이미 인간은 오래 전부터 사자나 늑대 같은 육식동물을 두려워할 이유가 그다지 없었기 때문이었다. 그럼에도 불구하고 인간의 생명은 눈에 보이지 않는 작은 병원체에 의한 미시기생(微示寄生)과, 대형 육식동물에 의한 거시기생(巨示寄生)의 틈바구니 속에서 유지되어 왔다는 사실을 간과할 수는 없다. 거시기생체의 대표적인 것이 바로 예로부터 변함없이 계속되어 온 동료인 인간이다.

미시기생에 관여하는 생물체는 대개 작은 생물체로서 바이러스·세균·다세포생물 등이다. 이들은 사람의 조직으로 파고들어서, 생명유지에 도움이 되는 먹이를 얻는다. 일부 미생물은 숙주에게 무서운 병을 일으켜서 단시간내에 죽여 버리는 경우도 있지만, 경우에 따라서는 숙주체내에서 면역반응을 일으켜 오히려 미생물이 죽는 경우도 있다. 때로는 이런 병을 일으키는 병원미생물이 특정한 숙주의 체내에서 아무런 해도 주지 않으면서 살아 남기도 하는데, 이 숙주가 보균자가 되어 다른 사람에게 병을 감염시킬 가능성을 갖는 경우도 있다. 그러나 어떤 미생물들은 숙주인 사람과 더 안정된 관계를 갖는 경우도 있다. 물론 이같은 감염의 경우에도 숙주의 일부 에너지를 빼앗기는 하지만 그 때문에 일상적인 사람의 생체기능이 방해받지는 않는다.

거시기생에 관여하는 생물체는 행동 또한 다양하다. 사람이나 다른 동물을 습격하는 사자나 늑대처럼 곧바로 숙주의 생명을 빼앗는 경우도 있으나 오래도록 숙주를 살려 두는 경우도 있다.

태곳적부터 원시 수렵인들은 경쟁상대인 다른 육식동물을 능가하는 기술과 위력을 가지고 있었다. 따라서 인류는 오래 전부터 다른 육식동물에게 잡혀 먹힐 위험을 받지 않고 먹이사슬의 정점에 군림해 왔다. 그러나

그 후 오랜 기간에 걸쳐 인간의 식인(食人)이 인접한 인간공동체 간의 중
요한 상호관계를 이루어왔다는 것은 틀림없는 사실이다. 결국 승리한 편
은 사자나 늑대와 똑같은 방식으로 사람을 공격했다. 그 후 식량생산이
공동체의 보편화된 생활양식으로 정착되자, 변형된 형태의 거시기생현상
이 나타나기 시작했다. 즉 정복자는 식량을 생산자로부터 수탈해서 먹어
치움으로써, 실제로 노동에 종사하는 사람의 입장에서 볼 때는 또 하나의
기생체가 생겨난 것이다. 특히 땅이 비옥한 지방에서는 이런 인간동료 간
의 기생관계가 거의 안정된 형태로 확립되기에 이르렀다. 실제로 고대문
명은 정복한 공동체로부터 일부 농산물을 수탈해서, 그 공동체가 일 년
내지는 일정기간 동안 살아 남을 수 있는 식량을 비축함으로써 계속될 수
있었다. 문명이 지닌 이러한 거시기생현상은 초기단계에서는 매우 잔인
하고도 노골적이었다. 도시와 농촌의 상호의존관계가 중요시되고, 조세
의 일방적인 수탈이 점차 줄어든 것은 훨씬 뒤의 이야기로서, 이러한 경
향은 매우 완만하게 진행되었다. 초기의 제정일치(祭政一致)하에서는 왕
과 제사장들은 그들의 지배하에 있는 농민들로부터 수탈한 농작물에 상
응하는 보상을 해 주지 못했고 기껏해야 외부로부터 침입하기 쉬운 근시
안적인 잔인한 약탈자의 습격으로부터 보호해 주는 정도였다.

　문명사의 기초가 되어 온 먹이와 기생체 간의 이런 상호관계는 각 개
인의 몸 속에서도 비슷하게 존재한다. 외부감염에 대한 인간의 방어수단
으로 매우 중요한 역할을 하는 백혈구는 침입자를 먹어서 소화시킨다. 백
혈구가 소화하지 못한 생물체는 결국 사람의 기생체가 되어 자신들에게
도움이 되는 영양분을 찾아 먹어치운다.[1]

　그러나 이것은 어떤 생물체가 사람의 몸 속에 침입해서 번식하는 데
성공하느냐 실패하느냐를 결정하는 극히 복잡한 현상의 일면에 지나지
않는다. 과거 100년에 걸쳐 이룩된 의학의 발전에도 불구하고, 이런 상호

---

1) Thomas W. M. Cameron, *Parasites and Parasitism*, London, 1956, p.225; Theo-
　bald Smith, *Parasitism and Disease*, Princeton, 1934, p.70을 참조. 백혈구가 침
　입한 생물체의 세포조직을 포위할 때, 인체세포를 형성하는 물질이나 에너지는
　생겨나지 않는다. 따라서 이 과정은 소화흡수의 전 단계라 할 수 있을 것이다.

관계의 실체는 완전히 규명되지 않았다. 분자,[2] 세포 그리고 생물체와 사회조직체에는 일정한 균형을 유지할 수 있는 기본적인 형태가 있다. 이때 이런 내부의 균형상태에 외부로부터 변화를 불러일으킬 수 있는 작용이 가해지면 조직 전체에 이를 보상하려는 움직임이 생겨나 커다란 변화를 최소한으로 억제하려는 경향이 나타난다. 물론 어떤 경우에나 한계가 있다. 이 한계를 넘어서면 이미 존재해 온 조직체계는 무너진다. 이런 파국적인 사태는 두 가지 방향으로 생겨난다. 자체가 보다 단순하고 작은 부분으로 분해되어서 각 부분이 개별적인 균형구조를 갖게 되거나, 아니면 역으로 작은 부분이 보다 크고 복잡한 전체에 흡수되어 버리는 경우이다. 이런 두 과정이 함께 일어나는 경우도 있다. 예컨대 육식의 경우에 잡아먹는 쪽은 먹이가 된 동물의 세포와 단백질을 보다 단순한 물질로 분해하지만 결국 이것으로 자신의 단백질과 세포를 만들어 낸다.

단지 원인과 결과만을 따지는 인과론적 접근은 이런 조직체계를 설명하는 데 적합하지 않다. 많은 변수들이 동시에 작용해서 서로 영향을 끼치고 이런 힘의 관계도 변화를 계속하기 때문에 단지 또 하나의 원인에 착안해서 어떤 결과와 관계를 찾아보려는 접근법은 대개 잘못되기 쉽다. 동시에 서로 작용하는 수많은 과정을 제대로 파악해야만 더 올바르게 이해할 수 있다. 그러나 이 때 개념상의 문제는 물론, 실제상으로도 여러 가지 어려움이 있다. 어느 수준의 조직체를 다루더라도 각기 그 양식이 다르고 이런 연속성 내지 해체에 관련된 관찰은 사람에 따라 각기 다를 수

---

2) Wladimir A. Engelhardt, "Hierarchies and Integration in Biological System," *The American Academy of Arts and Sciences, Bulletin* 27, no.4, 1974, pp.11-23을 참조. 엥겔하트는 단백질 및 단백질과 유사하게 복잡한 분자의 자체재생능력을 종래 별로 검토되지 않았던 약한 분자 간의 상호작용으로 설명한다. 또한 그는 증식하는 유기체는 언제나 자유에너지를 쓴다고 했다. 이런 관점에서 볼 때, 지하매장물에서 추출한 에너지가 수백만 명의 사람들이 사는 산업도시에서 쓰이고 있는 오늘날의 현실은 마치 수백만의 원자가 큰 유기체를 구성하는 분자에 집중되는 과정과도 비슷하다고 볼 수 있다. 물론 누구나 다 아는 바와 같이 사람이 모여사는 도시는 단백질보다 훨씬 근래에 생겨난 사회적 산물로서, 그 수도 많지 않다. 또한 조직면에서도 큰 유기체의 분자에 비해 잘 구성되어 있지 않다. 그러나 최소한 이 양자간에는 비슷한 법칙이 지배한다고 볼 수 있을 것이다.

밖에 없다. 또한 사회적 측면에서 볼 때 어느 수준에서 어떤 것을 취하는 것이 가치가 있고 신뢰성이 있는지 그 자체에도 의견이 대립될 수 있다. 사용하는 용어가 다르면 우리가 찾아내는 각종 현상의 발견도 달라지게 된다. 어떤 용어체계가 다른 체계보다 우수하다는 것을 논리적으로 납득시키기도 어렵고, 판정기준을 찾아내기도 힘들다.

오랜 시간을 끄는 완만한 진화현상은 사람의 몸은 물론 인간사회와 이에 관련된 상징체계에도 적용될 것이며, 따라서 논리로 판단하기 어려울 때에는 현재 남아 있는 것으로 판단해야 한다. 예컨대 결정적으로 중요한 사항을 적확하게 나타낼 수 있는 용어는 남겨둘 만한 가치가 있다 할 것이다. 타인과 의사를 소통할 수 있는 이 능력이야말로 호모 사피엔스로서 우성인종(優性人種)다운 일면이라 하겠다. 그러나 어떤 용어체계도 우리를 둘러싸고 있는 현실의 여러 측면을 다 포용하지는 못한다. 우리가 기껏 할 수 있는 것은 조상으로부터 물려받은 말과 개념들을 가지고 최선을 다하는 것뿐이며 만고불변의 진리를 얻을 수는 없는 것이다.

언어가 사회 내지 역사적 산물이라고 한다면, 넓은 의미에서 볼 때 질병의 개념 또한 사회 내지 역사적 산물이다. 역사기록에 나오는 옛 성인들도 오늘날 우리가 보기에는 정신병원에나 보내야 할 인물이다. 반대로 근시나 냄새를 맡는 후각이 둔한 것은 오늘날의 우리들에게는 치명적인 건강장애로 여겨지지 않지만 원시수렵사회에서는 매우 치명적인 장애로 취급되었을 것이다. 그러나 이런 각기 다른 개념에도 불구하고 질병에는 보편적인 일정한 규범이 있다. 즉 신체적 부조화 때문에 요구되는 일을 제대로 수행할 수 없는 인간은 언제나 다른 사람들로부터 질병이 있다고 인정된다. 이 중 이러한 신체적 부조화의 상당부분은 기생체 때문에 생겨나는 것이다.

각 개인이나 인간 공동체는 각종 감염에 대한 각기 다른 수준의 감수성 내지 면역력을 가지고 있다. 이러한 차이는 경우에 따라서는 유전적인 것도 있지만, 대개는 과거에 경험한 각종 병원균의 침입에 따라 좌우된다.[3] 각종 질병에 대한 우리의 방어능력은 각 개인뿐만 아니라 여러 지역

---

3) 개별적인 인구집단이 나타내는 각종 질병에 대한 유전적인 저항력의 차이는 먼

주민에 따라 부단하게 조정되며, 그 결과 질병에 대한 저항력과 면역수준
도 좌우된다.[4)]

각 개인이나 인간집단이 각기 다른 전염병에 대응해서 각기 다르게 반
응하듯이 각종 전염병을 일으키는 병원체 또한 주어진 환경에 맞게 적응
과 조절을 계속한다. 특징적인 것은 숙주 체내의 여러 조건이 환경 전체
는 아니지만, 환경의 매우 중요한 일부를 이루고 있다는 것이다. 결국 병
원균을 위시한 모든 기생체가 갖는 중요한 과제는 어떻게 한 숙주로부터
다른 숙주에로 제대로 이동할 수 있는가 하는 것이다. 모든 숙주가 가까
이 있으리라 기대하기는 어렵기 때문이다.

숙주가 되는 사람과 전염병을 일으키는 미생물 사이에 오랫동안 상호
교류가 계속되어 몇 세대를 거치고 쌍방 모두 수가 많을 때에는 결국 서
로의 생존을 가능하게 하는 상호적응구조를 만들어 낸다. 재빨리 숙주를

옛날부터 이들이 겪어 온 병원미생물과의 오랜 접촉 결과 생겨났다고 하겠다.
각종 질병으로부터 빨리 회복되거나 예방할 수 있는 유전자를 가진 사람이 많이
살아 남게 되면 이런 병에 대한 유전적인 저항력은 쉽게 생길 수 있을 것이다.
이러한 자연도태는 빠르게 진행될 수 있다. 특히 해당 질병의 치사율이 높을수
록 이런 감염에 대한 저항력에 관련된 자연도태는 더욱 빨라질 수밖에 없을 것
이다. 이런 숙주의 변화에 병행해서 기생생물 또한 그 유전자나 행동양식에 변
화가 생겨나 숙주와 더 안정된 적응을 이룰 수 있게 될 것이다. Arno G. Motul-
sky, "Polymorphisms and Infectious Diseases in Human Evolution," *Human
Biology* 32, 1960, pp.28-62; J. B. S. Haldane, "Natural Selection in Man," *Acta
Gentica et Statistica Medica* 6, 1957, pp.321-332를 참조. 특정 질병에 저항력을
나타내는 유전자는 경우에 따라 사람에게 불리한 결과를 가져올 수도 있기 때문
에 가장 바람직한 상태를 말한다면 '균형잡힌 다양성'이 유지되는 인구집단일
것이다. 다시 말하면 질병에 대한 저항력을 가진 사람과 가지지 않은 사람이 섞
여 있는 상태가 좋다고 볼 수 있다. 실제로 이런 유전자를 가진 구성원의 비율이
어느 정도 될 것이냐 하는 문제는 해당 질병의 저항력에 관련된 도태가 어느 정
도 이루어지고 이 인구집단에 또 다른 도태과정이 얼마나 이루어졌느냐에 따라
달라질 수밖에 없을 것이다.

4) 오늘날 발전된 기술에 힘입어 각 개인과 집단에서 겪어 온 여러 가지 전염병의
경험을 쉽게 밝혀 낼 수 있다. 혈액표본을 검사해서 특정 질병에 대한 항체 유무
를 밝혀 낼 수 있다. 종래 고립되어 살아 온 작은 공동체의 질병사는 이러한 방
법으로 정확하게 밝혀 낼 수 있다. Francis L. Black et al., "Evidence for Per-
sistence of Infectious Agents in Isolated Human Populations," *American Journal
of Epidemiology* 100, 1974, pp.230-250을 참조.

죽여 버리는 병원체는 그 자신도 위험에 빠지게 된다. 기생할 수 있는 새
로운 숙주를 제때 찾아내지 못하면 병원균 또한 계속 살아 남을 수 없기
때문이다. 이와 반대로 전염병을 일으키는 병원체가 기생할 수 없을 정도
로 이러한 감염에 완벽한 저항력을 가진 인체는 병원미생물의 생존에 큰
위협이 될 수 있다. 실제로 숙주와 기생체 간의 질병현상에는 이런 두 개
의 극단적인 상황이 존재할 수 있다. 오늘날 완전히 자취를 감추었다고
여겨지는 전염병이 수없이 많다. 보건사업에 종사하는 전문가들의 의견
에 따르면, 예방접종이나 각종 보건대책이 전 세계적인 규모로 보급된 결
과 종래에 중요시되었던 여러 미생물이 이제는 자취를 감추었다고 한
다.[5]

그러나 숙주와 기생체가 오랫동안 함께 지내면 반드시 그렇게 된다고
단정할 수는 없지만, 쌍방이 모두 활동력이 감퇴되지 않고 서로에게 나쁘
지 않은 일정한 생존조건이 형성되는 경우가 많다. 예컨대 인간은 대장에
수없이 많은 세균을 가지고 있지만 특별히 좋지 않은 영향을 받지는 않는
다. 우리의 입이나 피부에도 각종 생물체가 살고 있지만, 그렇다고 해서
큰 영향을 받지는 않는다. 이 중 일부 미생물은 오히려 유해한 생물체가
우리 몸 안에 들어와 크게 번식하는 것을 억제한다고 한다. 그러나 이런
인체의 감염에 관련된 생태를 확실히 규명할 수 있는 자료가 많지 않다.[6]

생태학의 관점에서 볼 때, 치명적인 병원미생물은 제대로 기생체의 역
할을 하지 못한 것이라 할 수 있다. 경우에 따라 이런 무서운 전염병을 일
으키는 병원체는 숙주인 인간과 제대로 생물학적인 적응을 하지 못한 초
기단계의 기생체라 할 수도 있다. 물론 양자의 공생관계가 오래 계속되어
야 반드시 상호간에 무해한 관계가 성립된다고 단정하기는 어렵다.[7]

예컨대 말라리아 원충은 아마도 우리 인간이 가장 오래 전부터 관계를
맺어 온 기생생물이라 할 수 있지만,[8] 오늘날에도 그 원충은 숙주인 인간

5) T. Aidan Cockburn, *The Evolution and Eradication of Infectious Diseases*, Baltimore
   and London, 1963, p.150를 참조.
6) T. Rosebury, *Microorganisms Indigenous to Man*, New York, 1962를 참조.
7) Theobald Smith, *Parasitism and Disease*, pp.44-65; Richard Fiennes, *Man, Nature
   and Disease*, London, 1964, pp.84-102를 참조.

에게 높은 고열과 신체적 쇠약이라는 피해를 주고 있다. 사람에게 감염되는 말라리아 원충은 지금까지 적어도 네 가지가 확인되어 있다. 그 중 하나가 열대열 말라리아 원충(Plasmodium falciparum)으로서 특히 환자에게 매우 나쁜 악성증상을 일으키는데, 이 원충이 사람의 혈액을 침범한 역사가 별로 오래되지 않아서, 숙주인 사람이 다른 원충에 의한 말라리아 감염의 경우 같이 잘 적응하지 못해서 증상도 심하다고 할 수 있을 것이다. 이 경우 숙주와 기생체 간의 진화를 통한 적응에는 또 다른 복잡한 문제가 있다. 즉 감염성 생물인 말라리아 원충이 그 생명주기를 제대로 완성하는 데 필요한 숙주가 하나가 아니라 복수여야 한다는 문제가 있는 것이다. 말라리아 원충이 사람의 적혈구 내에서 완전히 적응하여 생존가능하게 되면 한 숙주에서 다른 숙주에로의 이동은 필요가 없게 되는 것이다.

보통 그 과정은 우선 주기적인 대량의 적혈구 파괴를 수반한다. 이 때 숙주인 인체는 높은 고열을 일으키고, 말라리아 원충은 혈액 속에 있다가 하루나 이틀 후 또 다른 적혈구에 기생해서 정착한다. 이 과정이 숙주인 인간에게는 발열과 신체적 쇠약을 가져오지만, 말라리아 원충은 모기를 매개로 다른 숙주로 옮겨가서, 계속 살아 남을 수 있는 기회를 얻게 된다. 즉 모기가 사람의 혈액을 흡취할 때 자유로이 움직일 수 있는 형태의 원충을 함께 빨아들이게 되는데, 원충은 모기의 위에 이르러 새로운 행동을 개시하고 얼마 후에는 유성생식(有性生殖)을 해서, 그 결과 2∼3일 후에는 새로운 세대의 원충이 생겨난다. 그리고 이 새로운 원충은 모기의 타액선(唾液線)에 모여서, 또다시 모기가 사람의 피를 흡혈할 때 사람 몸 속에 들어가 새로운 숙주에 기생하게 된다.

오늘날까지 진행된 연구에 따르면 이 사람 저 사람에게 원충을 운반하는 모기는 말라리아 원충으로부터 영향을 받지 않는 것 같다. 즉 원충이

---

8) L. J. Bruce-Chwatt, "Paleogenesis and Paleoepidemiology of Primate Malarin," *World Health Organization, Bulletin* 32, 1965, pp.363-387를 참조. 흔히 말라리아 원충을 플라스모디움이라 써왔는데, 이 말은 말라리아를 일으키는 미생물의 생물학적 성격이 제대로 밝혀지지 않았을 때 사용된 말이다. 이것은 원생생물을 뜻하며 그 모습은 생활환의 각 단계에 따라 다르다.

생활환을 완성하는 과정에서 모기 몸 속에서 영양분을 빼앗아간다고 해
서 모기의 수명이 단축되거나 활동력이 저하되는 것 같지는 않다. 여기에
는 분명한 이유가 있다. 말라리아 원충이 새로운 숙주인 또 다른 사람에
게 무사히 도달하려면, 모기가 제대로 잘 날아다닐 수 있을 정도의 체력
을 유지해야 한다. 중병에 걸린 모기는 기생체를 제대로 새로운 숙주에
운반시킬 수 없고, 따라서 말라리아 원충은 생활환을 계속할 수 없을 것
이다. 그러나 사람의 경우에는 아무리 고열에 빠지더라도 별로 원충의 생
활환에는 크게 방해가 되지 않을 수 있다. 따라서 사람이 오래 전부터 경
험해 온 전염병인 말라리아가 모기에게는 별로 피해를 주지 않지만, 사람
에게는 심한 증상을 일으키는 것이 별로 놀라운 일이 아니라고 설명할 수
도 있을 것이다.
　　이외에도 말라리아와 유사하게, 하나 이상의 숙주에 자신을 적응시켜
야 하는 감염성 생물체가 있다. 이 때 여러 개의 숙주 중에서 특정 숙주가
기생체의 입장에서 볼 때 매우 중요한 존재인 경우에 그 기생체는 그 특
정한 숙주에 적응하여 안정적인 생물학적 균형을 가지기도 한다. 그러나
그 기생체가 사람에게 침범하면 사람의 생명까지도 위협할 수 있는 파괴
적인 위력을 발휘하게 된다. 선페스트의 경우가 바로 그런 실례이다. 이
때 병원체인 파스튜렐라 페스티스(Pasteurella pestis)는 대개 쥐 같은 설
치류와 이에 기생하는 벼룩에 있는 기생체로서, 예외적으로 드물게 사람
을 침범한다. 땅 속에서 구멍을 파고 생활하는 일부 설치류에게 이 감염
은 거의 무기한으로 계속될 수 있다. 이 기생체는 같은 구멍에서 사는 각
기 다른 하나 이상의 설치류와 관계를 가지며, 이는 매우 복잡해서 아직
완전히 알려져 있지 않다. 그러나 이 설치류들이 페스트균에 걸리는 것은
사람들이 흔히 천연두에 걸리는 것과 마찬가지이다. 즉 숙주인 설치류와
기생체인 이 세균 사이에는 적응이 잘 되어서, 합리적이고도 안정된 수준
에 있다고 할 수 있다. 그렇지만 이 병에 접촉한 경험이 없는 설치류나 인
간집단이 이 병에 걸렸을 때에는 매우 특이한 사태를 일으키게 되며, 이
런 현상이 바로 우리의 조상들로 하여금 선페스트의 유행을 가장 무서운
존재로 기억하게 만들었던 것이다.

주혈흡충증(달팽이를 통한 전염), 기민병(체체파리를 매개로 한 전염), 발진티푸스(벼룩과 이를 매개로 하는 전염) 등 각종 질병발생에는 숙주가 2~3개나 되어서, 이 기생에 관련된 적응이 복잡하기 때문에 사람에게는 무서운 전염병으로 남아 있다. 발진티푸스가 특히 그런 경우인데, 유사한 여러 종류의 리케치아(rickettsia, 티푸스의 병원체)는 대개 안정된 상태로 진드기의 몸 속에 서식한다. 오랜 세월을 통해서 기생관계를 가지므로 진드기에도 나쁜 영향을 주지는 않는다. 또한 쥐에 기생하는 벼룩이 이에 감염되어도 대개 회복된다. 일정 기간 동안 질병상태가 계속된 후 침입한 기생체를 체외조직으로부터 배제시켜 버리기 때문이다. 그렇지만 티푸스균이 사람에 기생하는 이나 인체에 옮겨지게 되면 언제나 이에게는 치명적인 결과를 가져오고 사람에게도 무서운 증상을 일으킨다. 이러한 현상은 진드기와의 안정된 공생관계에서, 쥐에 기생하는 벼룩 간의 불안정한 적응과정을 거쳐 사람과 사람에 기생하는 이 사이에서는 매우 불안정하고도 위험한 관계로 나타난다. 아마도 이러한 사실로 미루어 볼 때, 사람과 사람에 기생하는 이와의 접촉은 그리 오래된 것이 아니라고 추측된다.[9]

또한 아무런 매개체를 거치지 않고 숙주에서 숙주로 지체없이 감염을 일으키는 전염병도 있는데 결핵·홍역·천연두·수두·백일해·이하선염 그리고 인플루엔자가 이러한 범주에 속한다. 이러한 전염병은 오늘날 문명화된 인간사회에서 가장 잘 알려져 있는 전염병이라 하겠다. 이 중 결핵과 인플루엔자를 빼면, 한 번 감염되면 오랫동안 또는 일생 동안 면역력을 얻게 된다. 그 결과, 이 전염병들은 대개 어린이들에게 걸리는 전염병이 되었고, 아직도 예방접종 같은 인위적인 수단이 보급되지 못해서 이러한 전염병이 사라지지 않은 지역에서는 오늘날에도 소아전염병으로 남아 있다.

이런 소아전염병은 대개 그렇게 심각한 결과를 유발하지는 않는다. 제대로 잘 간호하면 회복된다. 그러나 이 전염병을 과거에 접촉한 경험이

---

9) Hans Zinsser, *Rats, Lice and History*, New York, Bantam edition, 1965; original publication, 1935, pp.164-171.

없는 주민들은 생명까지 앗기는 경우가 많다. 특히 혈기왕성한 청년남녀가 다른 연령층보다 사망하는 비율이 높다. 다시 말하면 그 전염병과 전혀 접촉하지 못했던 주민들을 침범한 경우에 이러한 전염병은 그 공동체 자체를 파괴하거나 못 쓰게 만들 가능성도 있다. 천연두와 일부 전염병이 바로 아즈텍제국과 잉카문명을 파괴한 좋은 경우였다.

이외에도 증세가 완만하게 진행되는 만성전염병, 정신질환, 그리고 고령에 따른 노쇠 같은 건강상의 문제도 우리 인류가 겪어야 할 고통의 중요한 일부이다. 이런 질병은 인간이 삶을 영위해 오면서 이 세상에 계속되어 온 배경음악 같은 것이다. 근래에는 이런 질병의 중요성이 커지고 있는데, 우리는 옛 조상들보다도 훨씬 수명이 늘어났기 때문이다. 따라서 오늘날 우리들이 잘 아는 질병의 형태는 우리들의 조상들이 겪었던 질병의 체험과는 매우 다르다. 그들에게는 간헐적으로 무서운 전염병이 돌았고 또한 이런 전염병은 언제나 두려움의 대상이었다. 그러나 과거의 발자취를 되돌아보고 어느 전염병이 언제, 어디서 발생해서 얼마나 많은 사람들을 희생시켰는지에 대한 정확한 통계자료나 의학적 문헌을 찾으려고 해도 19세기 이전까지는 거의 입수가 불가능한 실정이다. 물론 19세기 이후에도 완전한 것은 아니지만, 어느 정도는 전염병의 발생과 그 실체에 관련된 변화를 되찾아볼 수 있다. 이것이 곧 이 책의 주제이다.

제1장 원시수렵사회

1. 원인(猿人)과 원인(原人)

인류가 진화해서 역사시대에 접어들기 이전에는 우리들의 조상들도 다른 동물과 똑같이 매우 정교하게 이루어진 자율적인 생태계의 균형 속에서 살아왔다고 믿을 수밖에 없다. 이 자연생태계의 대표적인 것이 먹이사슬이었다. 우리 조상들은 생존을 위해 다른 생물을 잡아먹었고 또한 다른 생물에 잡아먹혔을 것이다. 이렇게 몸집이 큰 대형생물 간의 피할 수 없는 관계 외에도, 작아서 때로는 눈으로 볼 수 없는 작은 기생체가 우리 조상의 몸 안에 들어와 먹이를 구하고 이를 통해서 인류 또한 생물계 전체의 균형을 유지하는 데 중요한 역할을 했다는 사실을 잊어서는 안되겠다. 그러나 상세한 것은 제대로 알려져 있지 않다. 우선 인류의 혈통이 제대로 밝혀지지 않았다. 아프리카에서 지금까지 발견된 수많은 원인(猿人)이나 원인(原人)의 뼈를 조사해 봐도 모든 것을 다 알 수는 없다. 또한 아프리카만이 인류의 발상지인 것은 아니다. 인류의 조상이라고 여겨지는 생물은 아시아의 열대지방이나 아열대지대에도 있었다. 올드바이 협곡(Olduvai Gorge)·사하라 사막 남쪽의 여러 곳에서 발견되는 뼈나 석기가 아시아대륙에서도 많이 발견되고 있다. 아마도 인류는 이런 지역들에서 비슷한 과정을 거쳐 진화해 온 것으로 생각된다.

그러나 인류의 몸은 추위를 막기 위한 털을 가지고 있지 않다는 점으로 미루어 볼 때 우선 0℃ 이하로 떨어지는 일이 별로 없는 따뜻한 기후에서 살아왔다고 예상된다. 또한 두 눈의 시야를 중복시킴으로써 정확한 거리감을 가지고 물건을 제대로 잡을 수 있는 손의 기능과 여기에 거의 나무에 올라가서 살고 있는 여러 원숭이와 외견상 분명히 유사한 점으로 미루어 보더라도 인류의 조상은 아마도 원숭이와 비슷하게 나무 위에서 생활했을 것이라 믿어진다. 이빨의 형상으로 미루어 보건대 잡식성이었고, 여러 열매나 종자와 과실, 그리고 곤충의 유충과 함께 식물의 새싹 같은 것이 동물의 고기보다 더욱 중요한 먹이였을 것으로 추정된다. 그렇다면 이들의 질병과 기생생물들은 어떤 관계를 맺었을까.

아마도 오늘날 볼 수 있는 꼬리를 가진 원숭이와 나무 위에서 사는 꼬리 없는 원숭이에 만연되고 있는 여러 전염병은 먼 옛날 인류의 조상이었을 것으로 생각되는 생물이 지녔던 기생체와의 관계와 비슷하다고 일단 추측할 수 있다. 아직도 많은 문제가 밝혀져 있지 않지만, 오늘날 야생 영장류를 침범하는 기생생물은 수없이 많다. 진드기, 벼룩, 파리, 그리고 여러 벌레들과 함께, 야생의 원숭이는 놀라울 정도로 수많은 종류의 각종 원충과 곰팡이, 그리고 세균과 여기에 약 150종 이상의 이른바 아보 바이러스(곤충이나 절족동물을 매개로 온열동물의 숙주 사이에 이동하는 절족동물 매개 바이러스)의 숙주가 되고 있다.[1]

또한 야생 원숭이를 침범하는 생물 중에는 15종에서 20종에 이르는 말라리아도 있다.[2] 대개 사람이 걸리는 말라리아는 약 네 가지 정도이지만 사람이 걸리는 말라리아 원충에 원숭이가 감염되는 경우도 있고, 경우에 따라서는 사람 또한 원숭이에게서 볼 수 있는 말라리아에 걸리기도 한다.

---

1) Richard Fiennes, *Zoonoses of Primates: the Epidemiology and Ecology of Simian Diseases in Relation to Man*, Ithaca, New York, 1967, pp.121-122 and passim.
2) 전문가에 따라 이에 대한 수치는 각기 다르다. Fiennes, op. cit., p.73에 따르면, 사람과 비슷한 유인원의 경우는 5개, 기타 원숭이에서는 10개 정도이다. L. J. Bruce-Chwatt, "Paleogenesis and Paleoepidemiology of Primate Malaria," *World Health Organization, Bulletin* 32, 1965, pp.368-369에 따르면 20종 정도의 말라리아가 원숭이에 생기며 사람과 원숭이의 말라리아를 매개하는 곤충으로는 25종의 각기 다른 아노펠레스 모기를 꼽고 있다.

이처럼 사람과 원숭이 사이에 말라리아 감염에 관련해서 분명하게 분화가 이루어졌다는 사실과 또한 여러 종류의 아노펠레스(anopheles) 모기가 열대우림에서 수목의 정상부와 중간층, 그리고 땅에서 가까운 지표면에 따라 서식장소를 달리한다는 점으로 미루어 보건대,3) 영장류와 모기, 그리고 원충 간에는 아마도 오랜 세월에 걸친 진화과정과 적응이 이루어져 왔다고 여겨진다. 또한 오늘날의 말라리아 관계생물의 분포상태와 현재 우리가 알고 있는 과거의 말라리아에 관련된 지역적 분포를 고려해 보면 사하라 사막 남쪽의 아프리카가 이러한 형태의 기생현상이 발전되어 온 거의 유일한 지역이었을 것으로 생각된다.4)

지구상의 여러 자연환경 중에서도 열대우림지대는 가장 변화가 많은 곳이다. 기온이 낮고 건조한 지역에 비해서 다양하고 많은 생물이 서식하고 있으며 또한 식물이든 동물이든 어떠한 것도 이 우림지대를 완전히 지배하지 못했다. 사람 또한 최근까지는 예외가 아니었다. 추운 빙점하의 기온이나 낮은 습도에서는 살 수 없는 작은 미생물이 열대우림에서는 수없이 번식하고 있다. 또한 이렇게 고온다습한 환경에서는 단세포 생물이 숙주의 몸 밖에서 오랫동안 목숨을 보존할 수 있으며, 일부 기생체는 숙주의 몸 밖에서 독립된 생물로 꽤 오랫동안 생존하기도 한다. 다시 말하면 숙주가 될 수 있는 생물이 매우 적더라도 각종 기생생물들은 얼마간 기다릴 수가 있다. 인간도 이러한 환경에서 많지는 않더라도, 일생 동안 수많은 기생충의 감염을 받을 수밖에 없었을 것이다. 이는 오늘날에도 적용된다. 인간이 열대우림지대를 정복하는 데 가장 큰 장해는 수많은 기생생물들이 새로운 침입자를 기다리고 있다는 점이다.5)

그렇다면 우리들의 조상인 원인(猿人)이나 원인(原人)들은 항상 여러 가지 병에 걸려 있었을까. 그렇지는 않았을 것이다. 이렇게 많은 종류의

---

3) Fiennes, op. cit., p.42.
4) Bruce-Chwatt, op. cit., pp.370-382.
5) F. L. Dunn, "Epidemiological Factors: Health and Disease in Hunter-Gatherers," in Richard B. Lee and Irven DeVore(eds.), *Man the Hunter*, Chicago, 1968, pp.226-228; N. A. Croll, *Ecology of Parasites*, Cambridge, Massachusetts, 1966, p.98를 참조.

열대성 기생충의 감염이 건강을 위협할 정도로 중증감염을 일으키는 데
는 꽤 오랜 시간이 걸렸고, 회복에도 장시간이 필요했을 것이다. 또 다른
각도에서 이같은 현상을 분석해 볼 때, 이 열대우림은 여러 기생충과 숙
주 간 그리고 서로 경쟁하는 각종 기생충 간과 숙주와 그 먹이 간에 고도
로 진화된 생태학적 균형이 유지되어 있었다고 생각된다. 수백만 년 전
우리 인류가 열대우림의 자연 생태계를 인위적으로 변화시키기 전에는
잡아먹는 생물과 잡아먹히는 생물 간의 균형이 오래도록 안정되어 왔던
것으로 추정된다.

따라서 우리의 먼 조상들이 먹이로 섭취했던 식품이 매우 다양했던 것
과 마찬가지로 이러한 먹이를 나누어 가졌던 기생생물도 매우 많고 다양
했겠지만, 그렇다고 반드시 오늘날 질병이라고 단정할 정도로 심한 증상
을 나타내지는 않았을 것이다. 아마도 이런 기생충에 의한 가벼운 감염이
때로는 우리 조상들의 체력이나 수명에 영향을 끼치기도 했을 것이고, 심
하게 다치거나 먹이가 없어서 기아상태가 심각해진 경우에는 숙주의 생
리적 균형이 깨져서 가벼운 감염이라도 치명적인 합병증으로 진행되기도
했을 것이다. 그러나 그런 심한 신체적인 부조화가 없었다면, 오늘날 열
대우림에 사는 야생원숭이처럼 일정 수준의 건강상태를 유지하고 있었으
리라 상상된다.

결국 우리 인류의 조상이 겪어 온 생물학적인 진화는 인간의 체내에
기생하는 생물과 인간을 잡아먹는 육식동물, 그리고 인간에게 잡아먹히
는 생물의 진화와 균형을 유지했을 것이며, 이 삼자 간의 관계에 큰 변화
는 없었을 것이다. 진화과정은 유전적 변화와 도태를 통해 이루어지며,
이에는 오랜 세월이 소요된다. 한쪽이 변하면 그 상대가 되는 생물도 유
전이나 행동규범에 대응하는 변화가 생겨나게 마련이다. 그러나 인류가
학습과정을 통해서 점차 문화적 전통과 상징적인 의미체계를 완성시키는
데로 진화하기 시작했을 때, 오랜 세월을 통해 유지되어 온 생물계의 자
연적 균형은 큰 혼란에 빠질 수밖에 없었다. 문화적 진화는 과거의 생물
학적 진화에서 볼 수 없는 특별한 의미를 가진다. 새롭게 터득한 기술에
의해 인류는 자연계의 균형을 바꾸어 놓을 수 있는 능력을 점차 터득해

갔고, 따라서 인류에게 걸릴 가능성이 있는 각종 질병에도 근본적인 변화가 일어나기 시작했다.

2. 인류의 진화와 생태계의 변화

이런 큰 변화에서 나타나는 최초의 현상으로는, 큰 나무가 별로 없는 아프리카의 사바나 같은 대초원과 아마도 아시아대륙의 유사한 지역에서 많이 서식하고 있던 몸집이 큰 초식동물을 수렵할 수 있는 기술과 무기의 개발을 들 수 있을 것이다. 이런 현상이 언제부터 생겨났는지 정확히 알 수는 없지만 아마도 4백만 년 전부터 시작된 것으로 생각된다.

우선 나무에서 내려와 영양 같은 동물을 잡아먹게 된 원숭이 같은 영장류는 처음에는 병든 동물이나 갓 태어난 어린 것만을 잡아먹었을 것이다. 사자와 같은 힘센 육식동물이 남긴 고기를 하이에나·독수리 등과 경쟁하면서 먹는 모습도 상상된다. 오늘날에도 아프리카의 대초원에 많은 초식동물이 살고 있는 것을 보면, 이 초원지대가 태곳적부터 풍부한 육식동물의 먹이를 제공해 왔다는 점을 쉽게 알 수 있다.[6] 이런 고장에 살던 원인 집단에 사냥을 능률적으로 할 수 있는 능력이 계발되고 계승가능하게 되었다면 반드시 이에 따른 충분한 보상이 있었을 것이다. 즉 사냥에서 더욱 효과적인 공동작업을 가능하게 하는 육체적인 기술이나 정신적

---

6) F. Bouliere, "Observations on the Ecology of Some Large African Mammals," in F. Clark Howell and Francois Bouliere(eds.), *African Ecology and Human Evolution*, New York, 1963(Viking Fund Publication in Anthropology, no.36), pp.43-54에 의하면, 원시수렵시대에 사람들이 사냥할 수 있었던 동물들의 분포량[동물의 중량(kg)을 해당토지면적(헥타)으로 나눈 수치]을 따져 보면 오늘날 다른 어느 자연환경보다 아프리카대륙의 초원지대가 높다. 또한 오늘날에 와서도 아프리카의 초원지대에는 육식동물 간에 경쟁이 그렇게 치열하지 않다. 예컨대 사자는 잠재적인 식량공급량보다 훨씬 적다. 따라서 먼 옛날에 우리 인류의 조상들이 나무 위에서 내려와 초원지대에 진출한 후 사냥을 했던 자연조건도 오늘날과 크게 다르지 않았을 것이다. 그런 의미에서 원시인들은 생태학적인 관점에서 볼 때 일종의 진공상태인 자연환경에서 쉽사리 생존을 위한 사냥을 할 수 있었을 것이다.

인 능력을 갖추게 되었다면 매우 큰 이득을 볼 수 있었을 것이며, 다급한
경우에 서로 효과적으로 협조하고 도울 수 있는 의사전달수단을 향상시
키고 상대적으로 빈약한 근육과 이빨, 그리고 손톱을 충분히 보완해 줄
수 있는 도구나 무기를 만들어 냄으로써 이에 따른 이득도 얻을 수 있었
을 것이다. 이 때 새롭게 얻어진 진화상의 형질이 좋은 결과를 얻게 되고,
이러한 형질은 급속하게 축적되었을 것이다. 물론 이러한 진화에는 오랜
세월이 걸렸겠지만, 우리의 조상들은 그를 통해 더 많은 먹이를 얻을 수
있게 되었고, 그만큼 생존가능성도 높아졌을 것이다.[7]

이런 종류의 빠른 진화를 흔히 생물학자들은 정향진화라고 하는데, 이
것은 대개 새로운 생태학적 지위로 이행하는 데 관계가 있다. 어느 누구도
이 급격한 변화가 원인 집단에 끼친 유전적 변화를 완전히 설명하지 못하
고 있지만, 경우에 따라 일부 원인 집단을 몰아내고 보다 사냥을 잘하는
원인들이 생겨났으리라 예상된다. 이 생존경쟁에서 살아 남으려면 그들은
사냥은 물론 그들 사이의 전투에서도 충분히 유능해야 했을 것이다.

이 진화과정에서 가장 획기적인 사건은 언어의 발달이었을 것이다. 발
음이 분명한 언어가 생겨남으로써 뇌와 혀 그리고 목젓을 지배하는 유전
의 변화가 필요하게 되었고, 일단 의사소통에 필요한 언어가 성립되자 여
러 가지 사회적 기능을 통합시킬 수 있는 비약적인 발전이 가능하게 되었
다. 같은 말을 반복해서 할 수 있게 되고, 이에 따라 주어진 역할을 몇 번
이라도 반복해서 할 수 있게 되자 인류는 재빨리 여러 가지 기술을 몸에
익히게 되었고, 따라서 동물의 사냥이나 다른 공동작업에서도 과거에는
불가능했던 많은 일들을 할 수 있게 되었다. 언어를 통해서 다른 사람들에
게 필요한 기술을 체계적으로 가르쳐 줄 수 있게 되었고 사물을 분류하거
나 이를 정리하고 각종 상황에 대응해서 적절한 조치를 할 수 있게 됨으로
써 생활에 필요한 기술도 고도로 발전했다. 요컨대 언어의 발달은 원시수
렵인들로 하여금 처음으로 사람다운 모습을 갖추게 했고 사회문화적 진화

7) 가장 대표적인 실례를 들자면 기린의 경우일 것이다. 기린은 목이 길어서 좀처
럼 먹기 어려운 식물의 잎새를 뜯어먹을 수 있었을 것이다. C. D. Darlington,
The Evolution of Man and Society, London, 1969, pp.22-27를 참조.

라는 새로운 차원을 열어 주었다. 또한 이러한 변화는 이들을 둘러싸고 있던 자연생태계에도 심각한 변화를 가져왔고 새로운 환경을 조성했다.

이러한 급속한 진화과정을 통해 질병은 어떤 영향을 받았을까? 인류가 나무에서 내려와 초원에서 걷고 달리기 시작하면서 서식하는 지역이 달라졌고, 따라서 각종 질병의 종류에도 근본적인 변화가 생겨났다. 일부 질병은 크게 영향을 받지 않았다. 특히 밀접한 신체적 접촉에 의해 전염되는 대부분의 장내(腸內) 세균 같은 질병에는 그다지 변화가 없었다. 그러나 숙주에서 숙주로 옮기는 데 습도가 높은 환경을 필요로 하는 기생체에게는 사바나와 같은 대초원은 별로 좋은 환경이 아니었고, 따라서 이런 기생체는 과거에 비해 감소했을 것이다. 그리하여 열대우림지대에 흔한 질병은 점차 줄어든 반면, 사바나와 같은 대초원의 풀을 먹고 사는 초식동물들과 잦은 접촉을 가지면서 새로운 기생체와 새로운 질병이 이들에게 감염되기 시작했을 것이다.

이렇게 새로이 늘어난 감염이 무엇이고 어떤 결과를 가져왔는지 우리는 잘 알 수가 없다. 그러나 오늘날에도 초식동물에게 흔히 만연되어 있는 여러 가지 종류의 유충들이 사람들에게도 옮겨졌으리라 짐작된다. 오늘날에도 계란이나 고기를 먹을 때 부주의로 고기 속에 들어 있는 유충을 먹을 수 있는데, 먼 옛날에도 비슷한 현상이 일어났으리라 여겨진다.

또한 이러한 유충의 감염보다 훨씬 심각한 현상으로 오늘날 아프리카 여러 지역에서 발생하고 있는 기면병(嗜眠病, sleeping sickness)의 병원체인 트리파노소마(trypanosome)에도 노출되었을 것이다. 이 병원체는 초식동물의 몸 안에서 그다지 해롭지 않은 기생체로 살다가 체체파리(tsetse: 아프리카 중남부에 서식하는 집파리의 일종)를 통해 새로운 숙주로 이동하는데 파리에게도 그다지 심한 증상을 일으키지 않는다. 아마 태곳적부터 기생관계가 이루어져서 적응됨으로써, 안정된 상태로 존재하기 때문일 것이다. 그러나 일단 사람의 몸에 들어오면 심한 전신쇠약을 일으키며 어떤 종류의 트리파노소마는 몇 주일만에 사람을 죽게 하기도 한다.

아프리카의 사바나지대에 아직도 유제(有蹄)동물들이 많이 살고 있는 가장 큰 이유는 바로 이 기민병이 먼 과거로부터 오늘날에 이르기까지 사

람들에게 무서운 존재로 존속해 왔기 때문이기도 하다. 근대적인 예방법
이 도입되지 않는 한 체체파리가 많이 사는 지역에는 사람이 살 수 없다.
따라서 극히 최근에 이르기까지 이 지역의 수많은 초식동물들은 사자나
이미 적응에 성공한 일부 육식동물의 먹이가 되는 경우는 있었겠지만 더
욱 무서운 파괴력을 가진 새로운 육식습관을 지닌 사람들과는 빈번한 접
촉을 갖지는 않았다. 우리의 조상이 먼 옛날에 나무에서 내려와 살기 전
부터 이미 기민병의 병원체인 트리파노소마가 유제동물에 존재해 왔다는
것은 거의 확실하다. 이러한 기생체의 존재는 이미 처음부터 사람들로 하
여금 아프리카 초원에 사는 수많은 초식동물을 잡아먹는 데 일정한 제한
을 가했고 명확한 경계선을 설정했다. 즉 체체파리가 만연되고 있는 지역
에서는 인류의 출현 이전에 있었던 생태학적 균형과 매우 흡사한 상태가
오늘날까지 계속되어 왔다고 하겠다.[8]

또한 사람이 다른 생물에게 미치는 생태학적 역할을 질병의 경우에 적
용해도 불합리하지는 않을 것이다. 언어의 발달에 의해 인류의 새로운 문
화적 진화가 전통적인 과거의 생물학적 진화를 앞서기 시작하자, 인류는
과거에 존속해 온 자연계의 균형을 임의로 변화시킬 수 있게 되었다. 이
는 질병이 사람의 신체의 자연적인 균형을 파괴시키는 것과 비슷하다. 일
시적으로 새로운 안정된 관계가 생겨남으로써 다른 생물에 미치는 인류
의 폭력에 일정한 제한이 주어졌지만 그것은 언제나 일시적인 현상에 지
나지 않았고, 생물학적 진화의 척도로 보면 극히 짧은 기간 안에 인류는
또다시 새로운 기술을 개발해서 과거에 이용하지 못했던 자원을 이용함

---

8) Frank L. Lambrecht, "Trypanosomiasis in Prehistoric and Later Human Pop-
    ulations: A Tentative Reconstruction," in Don Brothwell and A. T. Sandison,
    Diseases in Antiquity, Springfield, Illinois, 1967, pp.132-151을 참조. 람브레히트
    에 의하면, 트리파노소마 감비엔제의 감염 때문에 발병하는 기민병도 점차로 인
    간숙주와 적응해서 증상이 약한 만성적인 감염병이 되었다고 한다. 그러나 초원
    지대에서는 숙주로 삼을 수 있는 인간 이외의 동물이 많았기 때문에 이러한 진
    화는 동물 간에 더 진행되었을 것이고, 따라서 인간에게는 계속 치사율이 높은
    감염병으로 남을 수밖에 없었다. 반대로 이런 자연환경에서 사람과의 적응이 먼
    저 이루어졌다면 오히려 사람 이외의 다른 동물이 줄어 들어, 트리파노소마의
    입장에서 볼 때 별로 도움이 되지 않았을 것이다.

으로써 생물계에 새로운 피해를 끼쳤다. 따라서 다른 생물의 입장에서 보면 인류는 일종의 악성전염병과 같은 존재로서 일시적 안정상태로 약화될 수는 있지만 진정한 의미에서 장기간에 안정된 상호관계가 확립되지 않는 전염병과 흡사했다.

원시인이 수렵에 능숙해지고 완전한 인간으로 아프리카의 사바나지대와 아시아 여러 지역에서 지배적 육식동물로 등장하면서 새로운 사태가 생겨났다. 과거에는 별로 눈에 띄지 않았던 영장류인 인간이 단번에 먹이사슬의 정점에 군림하게 된 것이다. 이들은 얼마 되지 않아 능률적이고 무서운 사냥꾼으로 등장했고, 다른 어떤 동물도 두려워하지 않게 되었다. 이리하여 최초의 완전한 인간이라 부를 수 있게 된 우리의 조상들은 다른 동물에게 잡혀 먹는 일이 없게 됨으로써 인구증가를 규제하는 자연 조절 장치를 잃게 되었다. 그 대신 인구억제 수단으로 사람이 사람을 죽이는 일이 생겨났을 것이다. 사바나지대 중 살기 적합한 곳이 사냥꾼들에 의해 점거되고 한 집단과 또 다른 집단 간에 적대관계가 생겨났을 때, 이런 현상은 피할 수 없었을 것이다. 인구증가의 억제를 위한 또 다른 수단도 생겨났을 것이다. 특히 원하지 않은 어린아이는 버렸을 것이다. 결국 원시수렵시대의 우리 조상들은 자신들이 믿을 수 있는 식량의 공급량에 상응해서 인구를 조절하면서 살았을 것이며, 이러한 습관은 매우 오래된 것이라 여겨진다.[9]

결국 인류의 발상지라 여겨지는 아프리카에서 사냥꾼으로서의 인류는 주변의 자연환경과 어느 정도 안정된 관계를 유지하게 되었다. 사람들이 조직적으로 몸집이 큰 초식동물을 사냥하기 시작한 것은 50만 년 전부터였고, 나무나 돌 같은 무기로 무장한 사냥꾼의 실력이 제대로 발휘된 것은 약 10만 년 전 일이라 여겨진다. 이후 수천 년에 걸쳐 사냥 대상인 동물들이 자취를 감추는 경우가 가끔 있었겠지만,[10] 사냥꾼들은 대개 여러

---

9) Mary Douglas, "Population Control in Primitive Peoples," *British Journal of Sociology* 17, 1966, pp.263-273; Joseph B. Birdsell, "On Population Structure in Generalized Hunting and Collecting Populations," *Evolution* 12, 1958, pp. 189-205.

10) Darlington, op. cit., p.33에 있는 멸종된 종의 목록을 참조. 이들 멸종된 것들

종류의 다양한 생물들이 있는 환경 속에서 사냥을 계속했을 것이다. 그 후 농업의 발달로 인해 인구의 급속한 팽창과 철저한 환경변화가 나타났지만, 아프리카대륙의 많은 지역은 계속 원시상태에 있었고, 최근 수천 년에 걸쳐 이 사냥꾼들이 점차 농사를 짓기 어려운 변방으로 쫓겨나면서도 여러 곳에서 이런 전통적인 생활양식이 남아 있다.

즉 아프리카에는 여러 가지 생활양식이 혼재하고 있는데, 이는 문화적 진화에 의한 인간의 새로운 능력이 전통적으로 인류를 둘러싼 자연생태계를 완전히 압도하거나 정복하지 못한 데서 기인한다. 그리고 이처럼 인류의 발전이 다른 생물에 끼친 충격을 완화시키는 데 가장 중요했던 것은 아마 각종 전염병이었을 것이다. 이런 기생체의 영향은 인구의 증가에 따라 더 커질 수밖에 없었다.[11]

아프리카에 많이 있는 각종 유충이나 원충류는 우리 몸에서 면역반응을 일으키지 않으며, 따라서 혈액 속에 항체(抗體)를 형성하지 못한다. 그 결과 매우 정교하고 자율적인 생태학적 균형이 유지될 수 있다. 즉 사람의 수가 늘어나면 감염률도 높아지는데, 이는 인구밀도가 높아지면 기생체가 한 숙주에서 다른 숙주로 이동할 수 있는 기회도 늘어나기 때문이다. 그리고 결정적인 한계를 넘어서면 이러한 감염증은 폭발적인 과잉감염의 상태가 되며, 이런 상태가 되면 정상적인 사회활동을 저해하게 만든다. 만성적인 피로, 계속적인 통증 같은 신체적인 증상은 공동체 전체로 퍼지게 되고, 따라서 식품의 채집이나 출산, 양육 같은 활동에 중대한 장애가 된다. 이렇게 되면 인구가 감소하고 드디어 그 지역의 인구밀도는 과잉감염이 발생하기 이전의 상태로 되돌아갈 수밖에 없다. 그 후 감염에

(후일 북아메리카대륙에서 멸종된 것까지 포함해서)이 사람들 때문에 생긴 것인지는 확실하지 않다. Paul S. Martin and H. E. Wright(eds.), *Pleistocene Extinctions, the Search for a Cause*, New Haven, 1967 참조. 달링턴에 의하면, 이렇게 멸종된 동물 중 원시시대에 아프리카대륙에 살았던 원생인류들에 대한 언급이 없다. 원생인류 중에서 적응에 실패한 것들은 생물학적으로 살아 남기가 어려웠을 것이고, 따라서 늦어도 기원전 2만 년경에는 호모 사피엔스만이 살아 남게 되었을 것이라 여겨진다.

11) 사하라 사막 남쪽의 원생동물이나 장내 기생충의 오염실태에 관련해서는 Darlington, op. cit., p.662를 참조.

걸리지 않은 원기왕성한 사람이 늘어남에 따라 사람들은 또다시 활력을 찾게 되고, 식품의 채집이나 기타 활동도 정상으로 되돌아가면 또다시 새로운 감염병이 나돌거나 인구밀도가 늘어나 과잉감염이 재발할 때까지 계속될 것이다.

물론 이러한 생태계의 혼란은 사람에 기생하는 생물은 물론 사람이 잡아먹는 생물에도 영향을 끼쳤다. 사냥꾼의 수가 너무 늘어나면, 그만큼 동물이 줄어 들어 사냥하기도 힘들게 되었을 것이고, 따라서 사람의 영양상태가 악화되면 각종 기생생물의 과잉감염과 함께 사람의 체력과 번식력을 저하시켜 거의 안정된 생태학적 균형을 회복시키는 데 도움을 주었을 것이다.

또한 상호의존해서 생활하는 각종 생물은 기후의 변동 같은 자연환경의 변화에 다 같이 영향을 받았다. 가뭄과 초원의 화재, 그리고 호우와 각종 천재지변은 모든 생물의 활동에 제한을 가했고, 인구증식의 잠재력보다 훨씬 낮은 수준으로 인구성장을 억제했을 것이다. 따라서 생태계의 균형은 항상 고정된 것이 아니라 일정한 범위내에서 경우에 따라 일시적으로 또는 부분적으로 변동했을 것이다. 그러나 근본적인 변화나 이탈은 없었고, 따라서 사냥꾼으로서 인류는 먹이사슬의 정점에 위치하게 되었지만 그렇다고 해서 종래의 자연적인 생태계를 근본적으로 바꾸어 놓지는 못했다.

생태계의 균형에 큰 영향을 끼치고 동시에 이를 유지시키는 상호간의 작용은 매우 복잡하다. 몇 세대에 걸친 연구에도 불구하고 식품의 획득과 질병, 그리고 인구밀도, 주거양식, 병원균을 매개하는 곤충과 그외 숙주들의 숫자와 분포 등이 어떻게 연관되는지에 대해서는 아프리카대륙은 물론 다른 곳에서도 확실하게 알려져 있지 않다. 더욱이 오늘날의 아프리카가 가진 여러 조건은 먼 옛날에 사냥꾼으로서 아직도 농사를 짓지 않고 자연계의 균형이 유지되었던 시절의 감염양상과 똑같다고 말할 수는 없다.

그러나 오늘날에도 아프리카에는 다양한 생물이 번식하고 있다. 또한 온대지방의 여러 가지 농업생산 방식이 아프리카에 도입되면서 나타났던 여러 가지 생물계의 강력한 저항은 각종 자료에 남겨져 있다. 실제로 약

5천 년 전까지만 해도 아프리카에는 수많은 다른 생물들과 인류공동체가 공존하고 있었다. 물론 사람이 가장 무서운 육식생물이었지만, 사람의 경쟁상대였던 사자나 다른 맹수들처럼 자연계에 별로 흔하지 않은 소수의 존재에 불과했다.

이것은 당연한 것이었다. 인류가 아프리카에서 생겨났던 것은 거의 틀림없는 사실이다. 인류는 천천히 진화하여 공동체로 발전해 왔고 이 과정에는 오랜 세월이 걸렸다. 따라서 사람을 둘러싼 생물들도 인류의 활동에 의해 야기되는 각종 위험에 대처해서 적응할 수 있는 충분한 여유가 있었다. 뒤집어 생각해 보면 아프리카에는 사람에 기생하는 생물이 매우 다양한데, 이는 아프리카가 인류의 중요한 요람이었다는 사실을 반증하는 것이라고 믿어진다. 사람과 다른 생물 간의 적응관계가 이렇게 정밀하게 이루어진 곳은 다른 어디에서도 찾아볼 수 없다.

3. 인류의 이동: 열대지방에서 온대지방으로

그렇다면 아프리카의 열대우림과 초원지대 외의 다른 곳은 어떤가? 구세계의 여러 지역에도 우리의 조상이라 할 수 있는 사냥꾼들이 50만 년 전에 존재했다는 것은 확실하다. 중국, 자바, 독일에서 발견된 화석은 상당한 수준의 분화를 나타내고 있다. 그러나 우리가 갖고 있는 것이 별로 많지 않아서 아프리카에서 많이 발견된 원인(猿人)이나 원인(原人)과 어떻게 연관을 지어야 좋을지 확실한 판단을 하기가 어렵다. 하나의 방법은 남아시아와 동남아시아의 여러 지역에서도 공통의 조상으로부터의 동시적 진화가 이루어졌다고 생각하는 것이다. 큰 두뇌, 직립보행, 그리고 도구를 사용할 수 있는 손 같은 특징에서 얻어지는 이점은 아프리카의 초원지대 같이 몸집이 큰 초식동물이 흔하지 않은 환경에서도 유용했을 것이기 때문이다.

불충분한 증거를 가지고 어떤 결론을 도출한다는 것은 위험스럽다. 그러나 우리가 알고 있는 사실을 근거로 할 때, 유라시아대륙의 원인(猿人)과 원인(原人)은 아프리카의 영장류보다 훨씬 뒤에 출현했다고 여겨진다. 그리고 거의 오늘날의 인간과 같은 인류가 생겨나서 지구상의 자연생태계에 급격한 변화를 불러일으킨 것은 10만 년 전에서 5만 년 전 사이일 것이다.

증거가 너무 적기 때문에 호모 사피엔스가 최초로 어디서 진화했는지 분명하게 지적할 수는 없다. 호모 사피엔스로 분류할 수 있을 것인지 논의의 여지가 남아 있는 화석인골(化石人骨)의 파편 하나가 근래 동아프리카에서 발견되었는데, 이는 약 10만 년 전의 것으로 추정된다. 그 이외의 곳에서는 오늘날의 사람과 같은 인류의 흔적은 기원전 5만 년을 넘지 않는다. 또한 오늘날 우리가 호모 사피엔스로 분류하고 있는 사람들이 출현하자 서유럽의 네안데르탈인 같은 존재는 거의 흔적도 남기지 않고 사라져 버렸다.[12]

아프리카에서 이처럼 고도로 진화한 인류가 나타났다고 해서 근본적인 변화가 생기지는 않았다. 그러나 과거에 많았던 몸집이 큰 초식동물과 여러 원인류(原人類)가 사라진 원인을 호모 사피엔스의 출현에서 찾는다면, 이들이 얼마나 유능한 사냥꾼이었는지를 반증하는 것이라 하겠다. 그 후 인류가 불을 사용하고 다른 동물의 가죽이나 털을 이용해서 추운 곳에서 보온할 수 있는 방법을 터득하게 되자 그 결과는 더욱 놀라운 것이었다.

의복이라는 위대한 발명에 의해 사냥꾼들은 추운 북쪽의 산림과 초원의 야수를 사냥할 수 있게 되었고, 그 결과는 마치 영장류인 우리의 조상들이 나무에서 내려와 살게 된 경우와 흡사했다. 이제 새로운 존재인 인류 앞에 일련의 새로운 생태학적 관계가 생겨났다. 그들은 스스로 터득한 기술에 의해 새로운 식량원을 개발했고, 그에 따라 새로운 생태학적 관계가 급속히 지구 전체로 파급된 것이다. 기원전 약 4만 년 전부터 1만 년 전 사이에 사냥꾼들은 남극대륙 외의 지구상 대부분의 육지에 살게 되었다. 4만 년 전에서 3만 년 전 사이에 이들은 작은 집단으로 나뉘어 오스

---

12) 이 문제들과 관련해서 필자는 다음 저서를 참고했다. David Pilbeam, *The Ascent of Man: An Introduction to Human Evolution*, New York, 1972; Frank E. Poirier, *Fossil Man: An Evolutionary Journey*, St. Louis, Missouri, 1973; B. J. Williams, *Human Origins, an Introduction to Physical Anthropology*, New York, 1973.

트레일리아에 들어갔다. 또한 그 후 5천 년에서 1만 5천 년 후에는 이번에는 베링 해협을 건너가 아시아에서 아메리카대륙에 들어갔다. 수천 년이 지나는 사이에 사람들은 남북아메리카의 기후가 다른 여러 지역에 퍼졌고 기원전 8천 년이 되자 티에라 델 유고(Tierra del Fuego: 남미대륙 남쪽 끝의 마젤란 해협에 있는 큰 섬—역자 주)까지 이르렀다.

이렇게 큰 몸집을 지닌 동물이 지구 전체에 완전히 퍼진 적은 일찍이 없었다. 인류가 기후가 다른 여러 지역에 퍼져 나갈 수 있었던 가장 큰 이유는 각기 다른 자연환경하에서도 열대에서 생겨난 생물로서 생존가능하게끔 인위적인 환경을 만들어 냄으로써 가능했다. 여러 종류의 의복과 가옥의 발명에 힘입어 사람의 몸을 보호하고, 추운 빙점 아래서도 살아 남을 수 있게 되었다. 즉 각기 다른 환경에 대응할 수 있는 문화적 적응과 발명은 생물학적 적응의 필요성을 감소시켰던 것이다. 그리하여 인류는 지구의 거의 모든 곳에서 기존의 생태학적 균형에 근본적으로 변화를 주는 중요한 요소가 되었다.

기원전 4만 년에서 1만 년 전 사이의 이와 같은 인류의 급속한 발전에는 자연환경에 대응하려는 인간의 문화적 적응이 결정적 요소였다는 점을 부정할 수 없지만, 그러나 거기에는 또 하나의 무시할 수 없는 요소가 있었다. 인류가 열대의 자연환경을 떠났을 때 이들은 종래까지 그들이 가졌던, 그리고 오늘날에도 열대지방의 사람들이 노출되고 있는 여러 기생 생물이나 병원체의 위협으로부터 벗어날 수 있었던 것이다. 따라서 이들의 건강과 활력은 더욱 향상되었고, 인구의 증가도 과거에는 볼 수 없었던 규모로 진행되었다.[13)]

열대지방의 자연생태계에서 차지했던 인류의 위치는 온대나 한대지방

---

13) Joseph B. Birdsell, "Some Population Problems Involving Pleistocene Man," *Cold Spring Harbor Symposium on Quantitative Biology* 20, 1957, pp.47-69은 오스트레일리아대륙 전역에 사람들이 완전히 거주하는 데에 2200년밖에 걸리지 않았다고 추정한다. Joseph B. Birdsell, "On Population Structure in Generalized Hunting and Collecting Populations," *Evolution* 12, 1958, pp.189-205; "Some Prediction for the Pleistocene Based on Equilibrium Systems Among Recent Hunters Gatherers," in Richard B. Lee and Irven DeVore(eds.), *Man the Hunter*, pp.229-240을 참조.

의 경우와는 본질적으로 달랐다. 이미 지적한 바와 같이, 사하라 사막 남쪽의 아프리카에서는 인류의 수렵기술이 몸집이 큰 동물 간의 생태학적 균형을 파괴시켰지만, 아직도 생물학적 억제기능이 남아 있어서 인류의 활동을 효과적으로 방해하고 있었다. 그러나 온대지방에서 생존하고 점차 번영하면서 인류공동체는 주변의 생물학적 균형이 열대지방에 비해 비교적 단순하다는 것을 알게 되었다. 즉 일반적으로 기온이 낮으면 각종 생물의 성장에 좋지 않으며, 따라서 북쪽의 추운 지방이나 온대지역에 적응한 식물이나 동물은 열대지방에서 번식하는 동물들보다 훨씬 수가 적다. 예를 들면 사람의 몸에 기생할 수 있는 기생체는 존재하지 않거나 드물었다. 시간이 지나면서 온대지방의 인류공동체에도 생물학적으로나 인구학적 측면에서 중대한 의미를 갖는 여러 가지 질병이 나타나기 시작했지만, 주변환경과 생태학적 균형을 바꾸려는 인간의 활동은 열대지역을 벗어나자 더 효과적이었다.

온대지방에 도착한 인류는 광범위한 생물학적 지배를 개시했다. 온대지방의 자연생태계에 전혀 새로운 침입자로 등장한 인류는 마치 오스트레일리아에 옮겨 놓은 토끼의 경우와 비슷했다. 천적·기생생물이 거의 없고 충분한 먹이를 얻을 수 있는 새로운 환경에서 토끼의 수가 급격하게 증가해서 양떼를 사육하는 사람들에게 큰 지장을 줄 정도였다. 또한 유럽인들이 아메리카에 이주하면서 갖고 온 돼지, 소, 말, 쥐와 여러 종류의 식물들은 얼마되지 않아서 자연히 억제수단이 생겼음에도 불구하고 폭발적으로 늘어났다.[14]

거시적인 안목에서 볼 때, 온대지방의 새로운 자연생태계에 나타난 인류의 경우도 비슷했다고 할 수 있다. 기(期)나 세(世) 같은 지질학적 연대를 나타내는 시간단위가 아니라 1천 년이나 1백 년 같은 단위로 볼 때, 다양한 종(種)들 간의 생물학적 적응에 의해 인류의 급격한 증가가 억제

---

14) 이 야생토끼에 관해서는 Frank Fenner and F. N. Ratcliffe, *Myxomatosis*, Cambridge, 1965 참조. 아메리카대륙의 경우와 일반적 경우는 Alfred W. Crosby, *The Columbian Exchange: Biological and Cultural Consequences of 1492*, Westport, 1972와 Charles S. Elton, *The Ecology of Invasions by Animals and Plants*, New York, 1958를 참조.

된 적은 한 번도 없었다. 왜냐하면 인류의 활동을 지탱해 준 것은 생물학
적 적응이 아니라 문화적 적응이었기 때문이다. 자연환경의 수탈로 인해
중요한 자원이 고갈되면, 인간은 특유의 창의적인 재주로 새로운 자원을
찾아내서 생활수단으로 만들었고, 따라서 인간의 생물계와 무생물계에
걸친 지배는 계속 끊임없이 확대되어 왔다.

그리하여 맘모스나 큰나무늘보 같이 몸집이 큰 동물들은 사람의 학살
에 견디지 못해 얼마 후 자취를 감춰 버렸다. 실제로 과거의 어느 계산에
따르면, 기술 좋은 낭비적인 사냥꾼들은 남북아메리카에 살던 대부분의
대형동물을 근절시키는 데 1천 년도 걸리지 않았다고 한다.

또한 사냥꾼들은 큰 조직된 집단으로 잡을 수 있는 몸집이 큰 야수가
발견되는 고장으로 계속 이동했다. 결국 사냥감이 떨어지면, 계속 남하해
서 대형동물을 완전히 멸망시켰다는 것이다.[15] 이처럼 파국적인 상황은
매우 숙련된 사냥꾼의 적수가 되지 못하는 전혀 경험이 없는 동물을 상대
로 할 때 생겨났다. 그러나 구세계에서는 이렇게 극적인 현상은 벌어지지
않았다. 구세계에서는 이러한 수렵기술이 북쪽의 몸집 큰 야수들에게 오
랜 시일을 두고 조금씩 적용되었는데 왜냐하면 북쪽으로 갈수록 사냥꾼
들에게 매섭고도 긴 겨울이 기다렸고, 따라서 이에 적응해야 했던 것이
다. 그러나 아메리카대륙에서는 북쪽에서 남쪽으로, 추운 기후에서 온화
한 기후로 이동했기 때문에 그런 제한이 없었다.

그 후 새로운 기술이 개발되면서 인류는 자원의 무분별한 낭비와 급속
한 고갈이라는 과거 아메리카대륙에서 저질렀던 짓을 몇 번이고 되풀이
했다. 오늘날 중동지역을 제외한 여러 나라들에서 맞이하고 있는 석유 부
족은 변하지 않는 인간의 낭비벽을 보여주고 있다. 그러나 석기시대에 온
·한대지방을 차지한 인류는 다른 생물과 함께 살아가는 보다 항구적이며
전혀 새로운 공생관계를 터득했고, 이러한 관계는 그 후 역사상 큰 역할
을 했다. 각기 다른 기후조건 아래 인류가 살게 되자 이렇게 각지에서 생
겨난 공동체 간에는 각기 다른 생물들과의 기생관계가 정립되었다. 기후
가 춥고 기온이 낮게 되면 살아 남을 수 있는 생물체의 숫자도 감소하고,

---

15) Paul S. Martin, "The Discovery of America," *Science* 179, 1973, pp.969-974.

따라서 사람을 침범할 수 있는 기생생물의 숫자와 종류도 적어지게 마련이다. 또한 기온·습도가 떨어지고 더운 날이 적으며 일조량이 줄어들수록 기생생물이 한 숙주에서 다른 숙주로 옮겨갈 수 있는 조건도 줄어든다. 따라서 각종 감염에 따른 지역적인 격차가 생겨났고, 고온다습한 지방으로부터 춥고 습도가 낮거나 또는 이 두 가지를 다 갖춘 지방으로 이동하는 인류에게는 우리가 알지 못하는 기생생물의 침입은 별로 많지 않았다. 대신 남쪽의 고온다습한 지방의 수많은 감염증이나 기생충병은 저온인 북쪽지방 또는 습도가 낮은 건조한 사막에서 옮겨오는 사람들에게 항상 변함없는 위협으로 존재했다.

거꾸로 보면 저온이나 습도가 낮은 지역으로 들어갈수록 인간은 대형 동식물과 갖는 생태적 관계에 따라 그 생존 자체에 영향을 받게 되고, 열대지방에서 그렇게 중요했던 각종 작은 기생생물과의 생태적 균형은 별로 중요하지 않게 된다.

이러한 차이는 중대한 의미를 가진다. 대부분의 미생물들은 너무나 작아서 육안으로는 볼 수 없다. 따라서 현미경 같은 사람의 관찰력을 높일 수 있는 각종 보조수단이 개발될 때까지 어느 누구도 이러한 미생물의 존재나 침범을 알지 못했고, 따라서 이들을 인위적으로 관리할 수도 없었다. 일찍이 인간은 실제로 눈으로 보고 손으로 시험해 볼 수 있는 사물을 다루는 데 매우 높은 지능을 터득했지만, 미생물과 인류의 관계는 19세기에 이르기까지 자연 그대로 생물학적 원칙이 지배해 왔고, 따라서 인간의 인위적인 관리능력이 미치지 못했다.

물론 미생물이 지배적인 역할을 하지 못하는 경우에 사람은 지능에 의해 자신의 생존과 관계를 갖는 각종 변수에 충분히 영향을 끼칠 수 있었다. 남녀를 불문하고 스스로 먹이와 적을 눈으로 식별하는 한 이들은 스스로 이에 대처하는 방법을 차례로 찾아냈다. 그 결과 과거에는 사냥 같은 생활양식에 의존하는 소수의 육식생물로 존재했던 인간이 이제는 새로운 존재로 부상하게 되었다. 과거에는 불과 수천 명의 사냥꾼밖에 지탱할 수 없었던 같은 면적의 토지에서 이제 수백만 명이 넘는 인구를 먹여 살릴 수 있게 되었던 것이다. 따라서 인류 발생의 요람이었던 열대지방에서 떠난 뒤 인류는 중요한 변화를 자연생태계에 초래했다.

물론 지역에 따라 이러한 일반적 경향은 조금씩 차이가 났다. 인구밀도, 이용가능한 수자원과 식품, 그리고 주거환경과 각 개인 간의 접촉 빈도 등에 따라 질병의 양상은 영향을 받을 수밖에 없었다. 온대지방의 경우에도 큰 도시는 매우 불결하거나 비위생적인 경우가 많아서 고온다습할수록 감염증의 종류나 빈도가 증가한다는 생물학적 일반원칙이 꼭 적용되지 않는 경우도 있었다.[16]

어쨌든 사냥을 본업으로 삼고 있던 구석기시대의 우리 조상들은 온대지방은 물론 추운 극지까지 진출해서 일찍이 생물학상 과거에 보지 못했던 성공을 거두었다. 그러나 사냥할 수 있는 대부분의 땅을 모두 차지하자 점차 사냥터에 서식해 온 야수들이 지나친 남획 때문에 자취를 감추게 되거나 완전히 전멸하기도 했다.

이렇게 사냥하기에 알맞은 몸집이 큰 야생동물이 지나친 남획 때문에 거의 고갈되자 사냥꾼들은 세계 여러 곳에서 각기 다른 시기에 생존 자체에 위협을 받게 되었는데 이 위기는 마지막 빙하기의 후퇴(기원전 2만 년 이후)에 따른 급격한 기후의 격변기와 함께 닥쳐 왔다. 이 두 가지 요인은 단지 사냥에만 의존했던 당시의 인류공동체에 심각한 시련으로 나타났다. 그리하여 종래의 방법으로는 생존이 어렵게 되자 인류는 그 대응책으로 새로운 식량자원을 탐색하고, 새로운 식품이용을 시도했는데 바닷가에서는 배를 이용해서 고기를 잡는 어업이 생겨났고, 먹을 수 있는 식물의 씨앗을 채집하려는 노력은 농업의 발전으로 이어졌다.

다시 말하면 구석기시대의 원시수렵사회에 살았던 우리의 조상들은 인류의 최초 발상지였던 열대지방에서 겪은 경험을 또다시 되풀이하게 된

---

16) N. A. Croll, *Ecology of Parasites*, Cambridge, Massachusetts, 1966, pp.98-104 이하. 크롤은 주로 다세포 기생생물을 대상으로 삼았는데 그의 관찰결과는 모든 기생생물에 적용될 수 있을 것이다. 뒤에서 자세히 지적하겠지만 문명화된 인구집단에서 감염을 일으키는 바이러스나 세균은 숙주가 될 수 있는 인구밀도에 따라 크게 영향을 받으며, 따라서 기후변화에 따라 좌우되었던 종래의 양식에서 완전히 벗어난다. 이 사실은 각기 다른 기후조건에서 생존 가능한 기생생물과 인체감염에 관해 자세하게 설명하고 있다. F. L. Dunn, op. cit., pp.226-228; Rene Dubos, *Man Adapting*, New Haven, 1965, p.61을 참조.

것이다. 즉 새롭게 주어진 생태계에서 이용가능한 자원이 고갈되자 일종
의 또 다른 균형이 이루어지고, 이에 따른 자율적인 억제기능이 작용해서
인류증가 자체도 억제되었다. 이러한 자율적인 억제기능이 구체적으로
어떤 것이었는지 일률적으로 규정하기는 어렵다. 장소에 따라, 그리고 해
당 공동체와 시기에 따라 각기 차이를 보였는데, 단지 확실한 것은 인류
가 생겨나고 진화를 거듭해 온 열대지방 이외에서는 사람에게 질병을 일
으키는 병원체의 존재는 별로 중요한 위치를 차지하지 못했다는 점이다.
육체적 접촉에 의해 한 숙주로부터 또 다른 숙주로 옮겨지는 기생생물,
예컨대 사람에 기생하는 이, 악성피부병인 요즈(jaws)의 병원균인 스피로
헤타(spirochete) 같은 것들은 온대지방에서도 여러 곳을 돌아다니는 사냥
꾼의 작은 무리들 속에서 살아 남을 수 있었다. 그리고 감염되어도 별로
영향이 크지 않고 경과도 완만해서 숙주인 사람의 체력을 심하게 빼앗지
않는 병원체는 원시수렵인들이 열대지방을 떠난 후에도 지구 전체에 퍼
질 수 있었다. 그러나 열대우림지대에 비하면 감염증이나 기생생물의 종
류는 훨씬 적었을 것이다.

따라서 온대지방에 정착한 고대 원시수렵인들은 수명은 짧았겠지만 대
체로 건강했을 것이다.[17] 이는 오늘날 오스트레일리아와 아메리카에 사
는 토착수렵부족의 생활을 미루어 보면 충분히 추측가능하다. 근대 이후
외부세계와의 접촉에서 발단되었을 전염병을 제외하면, 이들은 과거에
큰 전염병이나 다세포 기생충에 의한 감염은 거의 받지 않았을 것이다.[18]

---

17) 크로마뇽인과 네안데르탈인의 뼈를 조사하면 대충 사망연령을 추정할 수 있다.
이것을 토대로 Paul A. Janssens, *Paleopathology: Diseases and Injuries of Prehistoric
Man*, London, 1970, pp.60-63에 있는 자료에 의하면, 크로마뇽인의 인골 중
88.2%는 사망시 연령이 40세 이하였고, 61.7%는 30세 이하였다. 네안데르탈인
의 인골은 각각 95%와 80%로 나타났다. 그러나 이러한 수치는 통계적으로 보
아 표본수가 충분치 못해서 사망연령을 정확하게 추정할 수 있는 기준으로 받아
들이기는 어렵다.

18) Saul Jarcho, "Some Observations on Diseases in Prehistoric America," *Bulletin
of the History of Medicine* 38, 1964, pp.1-19; T. D. Stewart, "A Physical An-
thropologist's View of the Peopling of the New World," *Southwestern Journal of
Anthropology* 16, 1960, pp.265-266; Lucille E. St. Hoyme, "On the Origins of
New World Paleopathology," *American Journal of Physical Anthropology* 21, 1969,

생물학적 진화를 통해 저습한랭한 풍토에 제대로 적응해서 번식할 수 있는 미생물이 생겨나고, 이것들이 숙주 사이를 능률적으로 이동할 수 있는 방법을 찾아내서 세계의 여러 온대지방과 극지에 진출한 사냥꾼들을 침범하기에는 주어진 시간이 너무 짧았기 때문이다. 또한 거의 독립적으로 고립되어 많지 않은 사람들끼리 생활했던 이들 공동체 내부에 열대지방의 경우와 똑같은 수준으로 많은 감염증이 유행되기에는 시간이 너무 부족했을 것이다.

이런 생물학적 적응이 인류생활에 영향을 주기 전에 인류는 새로운 발명을 통해 환경과의 관계에 혁명적인 변화를 가져왔다. 식량생산은 인구를 폭발적으로 증가시켰고 도시와 문명의 탄생을 촉진했다. 이러한 과정을 통해 많은 사람들이 모여 살게 되어 커다란 공동체가 생겨나자, 우리의 조상들이 아프리카의 대초원에서 몸집이 큰 초식동물을 먹이로 사냥하기 시작했던 경우와 매우 흡사하게 병원체들은 충분한 먹이를 얻을 수 있게 되었다. 즉 병원체의 입장에서 볼 때 매우 사냥하기 쉬운 환경이 조성된 것이다. 미생물이 이렇게 좋아진 조건을 어떻게 이용했는지는 다음 장에서 설명하기로 하자.

---

pp.295-302; J. V. Neel et al., "Studies of the Xavante Indians of the Brazilian Mato Grosso," *American Journal of Human Genetics* 16, 1964, p.110을 참조. 이상의 자료에 따르면 원시부족 중 남자들은 매우 건강했지만, 여자들은 그렇게 튼튼하거나 전염병이 완전히 없지는 않았던 것 같다. 완전히 믿어야 할지 의심나는 점은 있지만, 외부세계와 처음으로 접촉을 가진 미개족의 건강상태를 다룬 여행기는 많다. Robert Fortuine, "The Health of the Eskimos as Portrayed in the Earliest Written Accounts," *Bulletin of the History of Medicine* 45, 1971, pp.97-114를 참조. 이와는 대조적으로 인류의 발상지라 생각되는 열대지역에서는 외부세계와 별로 접촉을 갖지 않았던 작은 공동체에서도 감염병이 흔했다는 것을 알 수 있다. Ivan V. Polunin, "Health and Disease in Contemporary Primitive Societies," in Don Brothwell and A. T. Sandison, *Diseases in Antiquity*, pp.69-97을 참조. 오스트레일리아의 원주민들이 유럽인과 접촉하기 전에는 건강상태가 좋았다는 사실에 관해서는 B. P. Billington, "The Health and Nutritional Status of the Aborigines," in Charles P. Mountford(ed.), *Records of the American Australian Expedition to Arnhem Land,* Melbourne, 1960, I, pp. 27-59를 참조.

제2장 역사시대 이후

1. 수렵에서 농경으로

　사냥하기에 좋은 몸집이 큰 야생동물의 급격한 감소는 5만 년 전부터 아프리카에서 시작되어 2만 년 전에는 점차 아시아와 유럽으로 확대되었고, 약 1만 1천 년 전에는 아메리카대륙에도 생겨났다. 이같은 야생동물수의 급격한 감소는 그런 야생동물을 사냥하는 기술만을 가졌던 당시의 사냥꾼들에게는 심각한 타격을 주었을 것이다.[1] 그리고 그로 인해 지역에

---

1) 사라져 버린 야생동물의 이름을 보면 그 수가 퍽 많다. 초식동물과 육식동물을 합쳐서 200종이 넘는다. 이 중에는 북아메리카대륙의 야생말과 낙타가 포함된다. Paul Schultz Martin and H. E. Wright, *Pleistocene Extinctions*, pp.82-95 이하 참조. 아프리카대륙에서는 다른 지역에 비해 몸집이 큰 야생동물이 모두 사라져 버리지는 않았다. 그러나 최근의 추계에 의하면 몸이 큰 야생동물의 식량을 제공해 줄 수 있는 작은 초식동물들이 크게 감소한 사실을 알 수 있다. 아프리카의 초원지대에서는 코끼리와 하마가 야생동물의 70%를 차지하며, 얼룩말과 영양이 거의 50%를 차지하는 경우도 있다. F. Clark Howell and Francois Bouliere, *African Ecology and Human Evolution*, pp.44-48를 참조. 멸종에 따른 경제적 손실을 다룬 분석을 보려면 Vernon L. Smith, "The Primitive Hunter Culture, Pleistocene Extinctions, and the Rise of Agriculture," *Journal of Political Economy* 83, 1975, pp.727-560를 참조. 원시수렵시대의 대량살육으로 인한 야생동물의 멸종은 오늘날의 산업사회가 석유자원을 남용하고 있는 것과 비슷하다고 말할 수 있다. 단지 선사시대에 우리의 조상들이 사냥을 통해서 야생동물을 없애는 데는 오랜 시간이 걸렸지만 현대인들이 이런 에너지원을 완전히 써버리는 데는

따라서는 사람의 수도 감소했을 것이다. 전에는 큰 맘모스 한 마리만 잡
아도 1주일이나 그 이상 계속 먹을 수 있었지만 이제는 같은 수의 사람들
이 살아 남으려면 여러 종류의 작은 동물들을 계속 사냥할 수밖에 없었을
것이다. 또한 기후의 변동이 생겨서 자연계의 균형이 크게 바뀌었다. 북
쪽에서는 빙하가 후퇴했고, 아열대지방에서는 무역풍의 방향이 북쪽으로
기울어져 아프리카의 사하라지방 혹은 서아시아에 인접한 지역이 사막으
로 바뀌었기 때문에 사냥터도 없어져 버렸다.

따라서 인류는 변화된 주위환경에 적응하고자 이용가능한 모든 것을
찾아나섰을 것이다. 먼 과거의 영장류들이 잡식성이었듯이 인간은 다시
여러 가지 식물이나 동물을 먹기 시작했다. 특히 바다와 바닷가의 식량자
원이 처음으로 조직적으로 개발되었다. 이런 사실은 오늘날 볼 수 있는
패총(貝塚)에서도 여실히 증명되는데, 대량의 조개껍질과 일부 물고기의
뼈들을 패총에서 볼 수 있는 것이다. 또한 먹을 수 있는 식품을 마련하는
방법도 고안되었다. 예를 들어 일부 집단은 올리브나 카사바의 뿌리 같은
것을 오랫동안 물에 담가둠으로써 유독성분을 제거해서 식용으로 만들
수 있는 방법을 알아냈고, 그외에도 여러 식물성 물질을 소화할 수 있도
록 빻거나 가열하고 발효시키는 처리법도 고안되었다.[2]

그러나 이런 편법들은 얼마 되지 않아서 본격적으로 식물을 재배하고
동물을 가축화시켜 식량생산이 크게 늘어나면서 퇴색되었다. 지구상 여
러 곳에서 많은 공동체들이 이런 방향으로 발전했는데, 그 결과는 여러
가지였다. 우선 이용가능한 야생상태의 동물이나 식물의 존재는 지방에
따라 달랐던 것이다. 그러나 일반적으로 볼 때 신세계에는 가축화시킬 수
있는 동물이 적은 반면에 유용하게 이용할 수 있는 식물이 많았고 구세계
에는 가축화시킬 수 있는 동물과 함께 이용가능한 각종 식물이 있어서 그

수세기도 걸리지 않는다는 차이만 있을 뿐이다.
2) Sherwood Washburn and C. Lancaster, "The Evolution of Hunting," in
Richard C. Lee and Irven DeVore, *Man the Hunter*, pp.293-303; Kent V.
Flannery, "Origins and Ecological Effects of Early Domestication in Iran and
the Near East," in Peter Ucko and G. W. Dimbleby(eds.), *The Domestication
and Exploitation of Plants and Animals*, Chicago, 1969, pp.77-87 참조.

이용법의 발달을 촉진했다.

물론 이러한 동물의 사육이나 재배가 언제 시작되었는지 자세한 것은 알 수가 없다. 사육의 대상이 되고 재배할 수 있었던 각종 동·식물과 인간 사이에는 상호간에 일정한 적응과정이 있었다고 생각된다. 사육이나 재배의 대상이 되었던 동·식물 등은 그 쓸모 있는 성질을 중심으로 인위적인 방법을 통하거나 우연한 과정을 통한 도태가 이루어져 그 생물학적 형질이 급속하게 큰 폭으로 변화했다. 그리고 사람의 경우에도 인위적인 과정은 아니었겠지만, 역시 폭넓은 범위의 도태과정을 거쳤다. 예를 들면 매일 반복되는 중노동을 수반하는 농사일을 싫어하는 사람은 더 이상 목숨을 보존하기 어렵게 되고, 이듬해에 파종할 곡식을 남겨 두지 않고 먹은 사람도 매년 농사를 지어야 하는 공동체에서 결국 도태되었을 것이다.

가축을 사육하는 사람과 농사에 종사하는 농부는 각기 다른 종류의 작물이나 가축과 함께 기후나 토양 그리고 몸에 익힌 기술에 따라 과거와는 다른 생활을 해 나갔다. 그 결과는 동네에 따라 다르고 경작지에 따라서도 달랐으며 같은 농지에서도 차이가 생겨났다.

그러나 이런 과정에는 공통적으로 볼 수 있는 현상도 있었다. 우선 첫째로 사람들이 특정한 동·식물의 번식만을 촉진시킴으로써 사육이나 재배의 대상이 되지 않은 동·식물을 축출해서 자연환경에 큰 변화를 준 결과, 많은 동·식물로 이루어졌던 자연생태계가 파괴되어 지역에 따라 동·식물의 분포가 거의 비슷하게 되어 버렸다. 동시에 사람들은 이들과 경쟁이 되는 육식동물의 활동을 더욱 억제하고 늘어난 식량을 사람들의 이용에만 제공함으로써 먹이사슬의 단축을 가져왔다.

이런 자연계의 먹이사슬 단축이라는 목표는 사람들로 하여금 끊임없는 노력을 강요했다. 가축이나 들의 곡식을 야생동물 같은 외부의 침입자로부터 보호하려면 빈틈없는 계속적인 경계가 필요했지만 노련한 사냥꾼이었던 인간들에겐 그렇게 심각한 문제는 아니었다. 그보다 외부 사람들로부터 이것들을 보호하는 문제가 더 심각했다. 외부인들의 약탈이나 습격으로부터 이것들을 보호하고 안전을 도모하려는 노력은 정치조직의 탄생을 촉진한 근본동기였다. 이러한 과정은 오늘날도 계속되고 있다.

그러나 이들의 생활에서 뺄 수 없는 중요한 의미를 지닌 것이 잡초의 제거였는데 이 작업에는 모든 사람들이 참여해서 대규모로 끝없이 계속되었다. 아마 맨손으로 잡초를 제거하는 것이 농경작업의 시초였을 것이다. 그러나 이와 같이 자연적으로 일정한 균형을 유지하고 있는 특정식물의 군락을 완전히 없애고 재배하려는 작물의 좋은 생태적 균형만을 확대시키려는 노력은 철저하게 자연환경의 변화를 가져왔는데, 여기에는 두 가지 방법이 효과적으로 이용되었다. 원래는 습지가 아닌 농토에 물을 끌어들이거나 땅을 파고 쟁기질을 해서 토지 표면을 물리적으로 변화시키는 것이 그것이었다.

경작지에 물을 넣으면, 불필요한 종류의 식물을 없앨 수 있다. 1년중의 일정 기간은 농토에 물을 넣어둔 뒤 적당할 때 배수하면 잡초는 거의 제거되어 큰 문제가 되지 않는다. 그와 같이 극단적으로 건조하거나 물이 많은 상황이 교체되는 상태에서 번식할 수 있은 식물은 극히 한정되기 때문이다. 즉 수문을 열고 닫아서 원하는 작물의 필요에 따라 농토를 인위적으로 관리할 수 있게 되자, 이러한 환경에서 살아 남을 수 있는 잡초는 많지 않게 되었고, 이처럼 얕은 물이 찬 농토에서 재배되는 작물이 농사에 이용되었는데, 그 대표적인 것이 벼였다. 이외에도 몇몇 근채작물(根菜作物)이 비슷한 방법으로 재배되었다.

팽이, 가래, 쟁기 따위를 써서 땅을 파헤치는 방법은 이미 먼 옛날 서아시아에서 발전했던 것으로서, 오늘날 세계 어디서나 낯익은 농사법이다. 이 방법은 아메리카와 아프리카에서도 중요한 농경법으로 많이 이용되었다. 숲의 나무를 베어내고 불을 지른 후 농사를 짓는 화전농업(火田農業)은 그 전 단계라 할 수 있는데, 우선 큰 나무에 상처를 내서 말라 죽게 하는 방법을 많이 썼다. 이렇게 하면 햇볕이 땅에 제대로 도달해서 잡초를 억제하는 데도 좋고 곡식도 잘 자랐다. 그러나 마른 나무를 태워 재를 땅에 뿌리는 형식의 재배법은 결코 안정된 농경법은 아니었다. 숲의 개간지에는 곧 씨앗들이 날아들어서 잡초가 무성하게 자라게 마련이었고, 한 해나 두 해쯤 지나면 이것들이 뿌리를 내려 농작물에 피해를 주기 때문에 다시 장소를 옮겨 농사를 지어야 했던 것이다. 이렇게 장소를 옮겨가며 잡초의 피해가 적은 토지에서 농사를 지음으로써 고대의 서아시아와 아프리카, 그리고 아메리카대륙의 농부들은 살아갈 수 있었다.

그리고 농경 초기의 이러한 제약들은 고대 서아시아에서 쟁기를 써서 땅을 경작하는 방법이 생겨남으로써 극복되었다. 이 시기는 기원전 약 3000년경으로 추정된다. 쟁기를 이용한 경작법은 해마다 문제가 되는 잡초를 억제하는 데 효과적이었으며, 따라서 같은 농토를 계속 경작할 수 있었다. 그것은 매우 간단한 것이었다. 사람 대신에 가축의 힘을 빌려 쟁기질을 함으로써 고대 서아시아의 농부들은 그들이 필요로 하는 작물의 재배에 필요한 농토보다 두 배가 넘는 땅을 경작하게 되었다. 따라서 이때 농토의 반은 경작하지 않고 놀렸다. 이렇게 함으로써 농사를 짓기 전에 잡초를 제거할 수 있도록 쟁기질을 해서 새로운 생태계의 질서를 만들어 냈고, 이듬해에 농사를 지으면 잡초의 피해를 크게 받지 않게 되었다.

여러 문헌을 보면 1년 동안 농토를 놀리면 땅이 또다시 힘을 되찾게 되는 사실과 관련해서 애니미즘에 가까운 미신이 오늘날에도 뿌리깊게 남아 있다는 것을 알 수 있다. 단지 한 계절 동안 농토를 경작하지 않고 놀린다고 해서 화학적 변화가 땅 속에서 일어나 이듬해의 농사에 특별한 효과가 있다고 생각하기는 어려울 것이다. 이른바 건지농법(乾地農法)의 경우에 놀린 땅은 식물이 뿌리로부터 잎을 통해 공중으로 수분을 발산시키는 것을 막아서 땅에 수분을 저장시키는 역할을 돕는다. 즉 수분이 부족해서 농작물의 생육이 잘 안되는 지역에서는 한 해 동안 땅을 놀리면 땅속의 수분이 증가되어 지력을 높인다. 그러나 수분부족이 농작물 생육에 별로 문제가 되지 않는 지역에서는 땅을 놀리는 가장 큰 효과는 잡초의 자연 성장과정을 저지할 수 있도록 쟁기질을 해서 농사에 도움을 주는 것이다.

땅을 파거나 물을 채워서 농사를 짓는 방법도 비슷한 효과를 낼 수 있다. 그러나 일반적인 자연환경에서 농토의 반을 놀리고 나머지 반으로 가족이 충분하게 살 수 있는 수확을 거둬들이는 데는 사람의 힘만으로는 감당하기 어려웠다. 물론 특수한 성질의 토양이나 생태학적 조건들이 제대로 갖추어진 경우에는 예외도 있었는데 두 가지 실례를 들 수 있다. 첫째로, 중국 북부지방의 경우이다. 이 곳의 땅은 황토로 부서지기 쉽지만 비옥해서 가축의 힘을 이용한 쟁기질을 하지 않고도 기장 같은 농작물을 재배해서 많은 사람들이 살 수 있었다. 두 번째의 경우는 아메리카대륙이다. 구세계의 전통적인 주요 작물이었던 보리, 밀, 기장 대신 거기서는 옥수수, 감자를 재배했는데 단위면적당 높은 수확을 거두어서 중국의 황토같이 경작하기 쉬운 농토는 아니었지만 비슷한 결과를 얻었다.[3]

그리하여 식량의 공급이 몇 배로 늘어났다. 그러나 이 과정은 인간에게 끝없이 반복되는 단조로운 노동을 강요했다. 물론 쟁기는 가축의 힘을 빌려 썼다. 쟁기를 다루는 농사꾼의 생활은 벼를 경작하는 동아시아의 농부들보다는 훨씬 힘이 덜 들었을 것이다. 벼농사에 종사하는 농부는 논을 만들고 유지하는 데 필요한 물과 토양의 조작에 자신의 손발을 쓸 수밖에 없었다. 이와 같은 쉴새없는 고된 고통은 사냥꾼으로서 오랫동안 길들여진 인간의 성향과는 맞지 않았지만, 세계 도처에서 농사일에 종사했던 농부들의 숙명이었다. 이러한 고역을 감당함으로써 인간은 자연의 생태적 균형을 바꾸고, 먹이사슬을 단축시켜 소비량을 증대시켰고 인구수도 증가시킬 수 있었다.

또한 시행착오가 있었고 아직 끝난 것은 아니지만 인간은 잡초, 바구미, 쥐 등과의 투쟁에서 언제나 이겼다. 물론 농사를 짓게 되자 자연생태계의 균형이 파괴되어 또 다른 문제를 불러일으켰다. 먹이사슬이 단축되고 사육하거나 재배하는 일정한 동·식물의 증식은 이 동·식물을 둘러싼 기생생물의 증가를 가져왔는데, 이런 강력한 기생생물의 대부분은 너무 작아서 수천 년 동안 사람의 능력으로는 제대로 대항할 수가 없었다.

근대과학이 생겨나고 현미경이 발견되기 전에 인류가 잡초·대형육식동물과 벌인 투쟁은 언제나 화려한 승리로 연결되었지만 인류는 기생생물의 공격은 막지 못했다. 자연환경이 과거와 완전히 달라지면서 기생생

3) 여명기 중국농업의 여러 조건과 아메리카대륙 원주민의 농경실태에 대해서는 Ping-ti Ho, "The Loess and the Origins of Chinese Agriculture," *American Historical Review* 75, 1969, pp.1-36과 R. S. MacNeish, "The Origins of American Agriculture," *Antiquity* 39, 1965, pp.87-93를 참조.

물에 유리한 조건이 만들어졌던 것이다. 실제로 소수의 기생생물의 지나친 이상증식현상은 자연적으로 유지되어 온 생물계의 생태학적 균형이 크게 변화되면 반드시 생기는 일반적 반응이다. 예를 들자면, 잡초는 정상적 생태계에 변화가 생긴 틈을 이용해서 살아 남는다. 이들은 생태학적 균형이 유지된 자연환경에서는 수도 적고 눈에도 잘 띄지 않지만 자연생태계가 파괴되면 급속하게 번식한다. 그리고 이런 기회를 이용할 수 있는 잡초의 수는 많지 않으므로 결국 한정된 종류의 잡초가 지나치게 늘어나는 과잉번식으로 연결된다. 그러나 잡초가 오래 살아 남기는 어렵다. 왜냐하면 복잡한 상호간의 대상적인 적응에 힘입어 특별한 외부의 영향이 없는 한 또다시 여러 식물로 구성되는 생태학적 균형이 되살아나게 되고, 그 결과 그 고장의 생태학적 균형이 파괴되기 이전과 비슷한 상태로 되돌아가기 때문이다.

그러나 인류가 자연환경을 변화시켜 농사를 짓게 되자 합리적 자연생태계의 재구성이 방해를 받아 일정 생물이 과잉번식하게 되었다.[4] 반복해서 말하자면, 눈으로 보고 손으로 다룰 수 있는 몸집이 비교적 큰 생물체를 상대로 하는 경우에는 옛날의 농부들도 계속적인 관찰과 실험을 통해 그것들을 관리할 수 있었다. 그러나 아무리 인간의 지능이 높다 해도 각종 질병을 불러일으키는 작은 미생물과의 투쟁에서는 성과가 거의 없었다. 그 결과 농작물, 가축, 사람에게 침범하는 각종 질병의 위협은 전 역사시대를 통해 심각한 영향을 끼쳤다. 근대의학의 발전에 따라 질병 전파에 관련된 각종 요인이 분명하게 밝혀지기 이전에 인류에게 어떤 일이 있었는지 이해하려는 노력이야말로 이 책이 목적으로 하는 것이다.

2. 문명의 발생과 질병

그러나 이런 일반론적 논의에서 더 나아가 구체적으로 어떤 종류의 질

---

4) 지나친 전염병의 만연과 사람들의 활동에 관련해서는 N. A. Croll, *Ecology of Parasites*, pp.115ff. 참조.

병이 언제, 어디에서 맹위를 떨쳤는지, 그리고 인간의 생활과 문화에 끼친 영향은 어느 정도였는지 알려고 할 때 너무나 불확실한 것이 많아서 적절한 해답을 찾아내기 어렵다. 농작물·가축에 피해를 주었던 질병을 빼고 사람의 감염병만 알려고 해도 정확한 정보가 매우 부족할 실정이다.

어쨌든 사람이 사는 고장이 일정하게 촌락으로 고정되고 거기서 장기간 또는 영구적으로 살게 되면, 새로운 기생생물이 침범할 수 있는 위험도 늘어난다. 사람의 거주지 근처에 쌓이는 인체배설물과 접촉할 기회가 늘어나면서 여러 종류의 장내기생생물(腸內寄生生物)이 한 숙주에서 다른 숙주로 안전하고도 손쉽게 이동할 수 있게 되었다. 사냥꾼들은 한 장소에 머무는 기간이 극히 짧기 때문에 이런 감염병에 걸릴 위험이 별로 없었던 반면 정착한 사람들은 사냥꾼이나 오늘날에도 사냥을 하고 있는 사람들에 비해 각종 기생충이나 기생생물에 감염될 기회가 늘어난다. 불결한 물을 통해 간단하게 이 숙주에서 저 숙주로 이동할 수 있는 기생생물도 늘어났을 것이다. 게다가 공동체를 이루어 살면서 생활에 필요한 물을 언제나 같은 수원에서 공급받게 되자 이러한 위험은 더욱 늘어날 수밖에 없었을 것이다.

물론 초기 농경사회의 촌락공동체 모두가 기생생물의 심각한 피해를 받았다고 단정하기는 어렵다. 서아시아에 살았던 화전민들은 일생동안 여러 번 이동했고, 중국에서 기장재배에 종사했던 사람들은 물론 아메리카대륙에서 옥수수와 콩, 그리고 감자를 재배한 원주민들 또한 문명이 시작되기 이전에는 각기 분산되어 작은 촌락을 이루어 생활해 왔다. 그러나 이러한 작은 공동체에도 이미 여러 가지 감염병이 뿌리를 내리기는 했을 것이다. 이런 기생생물의 수나 종류는 촌락에 따라 달랐겠지만 같은 촌락 안에서는 아마도 거의 대부분의 구성원이 이미 어릴 적에 비슷한 기생생물에 감염되었으리라 추측된다. 실제로 현존하는 토착원주민의 경우에는 이와 같은 경향을 볼 수 있다.[5] 그러나 이런 감염병이 심각한 생물학적 부담이 되지는 않았던 것 같다. 감염병 때문에 인구성장이 억제된 경우는

---

5) Ivan V. Polunin, "Health and Disease in Contemporary Societies," in Don Brothwell and A. T. Sandison, *Disease in Antiquity*, p.74, 84를 참조.

찾아볼 수가 없기 때문이다. 그 후 수백 년에 걸쳐서 식용식물의 재배에 성공한 대부분의 지역에서는 인구밀도가 원수수렵시대에 비해 10배에서 20배로 늘어났다.6)

수리관개법에 이존했던 초기 농경지역, 예컨대 메소포타미아, 이집트, 인더스 강 유역, 그리고 페루 연안지역에서는 단순한 형태의 독립적인 촌락과는 달리 복잡한 사회적 통제가 필요했다. 운하 또는 수로의 계획·건설·유지를 위한 공동작업은 물론, 멋대로 물을 차지하지 못하도록 용수를 할당하는 것 등의 일은 모두 어느 의미에서 권위 있는 영도력의 존재를 필요로 했으며, 실제로 그런 존재를 만들어 냈다. 도시와 문명은 이렇게 탄생되었다. 그 특징으로 촌락생활에서는 상상하기 어려울 정도로 대규모로 노동력이 조직화되고 여러 가지 기술의 전문화도 수반되었다.

그러나 이런 관개농법은 특히 따뜻한 기후풍토의 고장에서 각종 병원 기생체의 이동에 좋은 환경을 만들어 주었다. 열대우림지대보다 더 많은 물은 각종 기생생물의 숙주 간 이동을 용이하게 해 주었다. 비교적 따뜻한 물이 별로 깊지 않게 퍼져 있고 숙주가 될 수 있는 사람들이 계속 그 속을 걸어 다닌다면, 이들 기생체에게는 퍽 이동하기 좋은 조건을 제공하게 되고 오랫동안 건조한 환경에서 살아 남기 위해 구태여 포낭 같은 형태를 갖출 필요가 없게 되었을 것이다.

먼 옛날의 이러한 기생양상은 오늘날과 약간 달랐을 가능성도 있다. 그러나 생물의 진화는 사람들의 역사적 기준으로 따지면 매우 완만하게 진행된다. 이런 사실에 유념할 때, 겨우 5천 년 전에 관개농법이 시작되면서 새롭게 생겨난 환경조건 아래 나타난 각종 기생생물의 생활형태는 오늘날 세계 각지에서 관개농법으로 벼농사를 짓는 농민들의 건강에 피해를 주고 있는 경우와 거의 같을 것으로 생각된다.

---

6) 선사시대의 인구추계는 어디까지나 추계에 불과하다. 1평방마일당 인구밀도를 추계해서 전체 인구수를 추측할 뿐이다. 이에 관해서는 Kent V. Flannery, "Origins and Ecological Effects of Early Domestication in Iran and the Near East," in P. Ucko and G. W. Dimbleby, *The Domestication and Exploitation of Plants and Animals*, p.93; D. R. Brothwell, "Dietary Variation and the Biology of Earlier Human Populations," ibid., pp.539-549를 참조.

우리는 이런 기생충을 잘 알고 있다. 그 중 중요한 것이 흡충류(吸蟲類)
로서 주혈흡충증(schistosomiasis)을 일으킨다. 이 병은 숙주를 쇠약하게
만드는데 오늘날 약 1억에 달하는 사람들이 걸려 있다고 추정된다. 이 흡
충의 생활환은 달팽이와 사람을 숙주로 하며, 유충은 몸이 작지만 자유롭
게 헤엄쳐 다니면서 한 숙주에서 또 다른 숙주로 이동한다.[7] 이 흡충에
감염되면 달팽이는 죽기 쉽다. 이 기생충이 만연된 지역에서는 대개 어린
시절에 감염되어 심한 증상을 나타내지만, 나이를 먹을수록 점차 증상은
줄어든다. 그러나 계속 사람 몸 안에서 살아 남는다. 말라리아의 경우와
비슷하게 이 기생충의 생활환은 매우 복잡하다. 물 속에서는 두 개의 전
혀 다른 형태를 가지며, 각기 달팽이나 사람과 같은 숙주를 찾는다. 그리
고 숙주의 몸에 침입하면 계속 일정한 경로를 따라 이동하는데 그 이동경
로가 복잡하고 사람인 숙주에게 나타나는 증상이 만성인 점으로 미루어
보아, 이 흡충류는 과거 오랜 세월에 걸쳐 긴 진화과정이 있었다고 생각
된다. 이 기생충도 말라리아 같이 아프리카나 아시아의 열대우림지대에
서 시작되었다고 여겨지지만, 오늘날 매우 넓은 지역에 분포되어 있어서
언제 어디서 이 병이 생겨나 오늘날과 같이 만연하게 되고 세계 각지에
퍼져 나갔는지 단정할 수 있는 근거가 전혀 없다.[8] 고대 이집트에서 관개
영농에 종사했던 농민들은 이미 기원전 1200년경에 이 기생충병에 감염
되었다고는 하지만 실제로는 더 오래 전부터 감염되어 있었다고 여겨진
다.[9] 고대 수메르와 바빌로니아 지역에도 이 병이 있었는지 확실한 증거

---

7) 구체적인 내용은 C. A. Wright, "The Schistosome Life Cycle," in F. K. Mos-
   tofi(ed.), *Bilharziasis*, New York, 1967, pp.3-7를 참조.
8) 오늘날 주혈흡충증이 가장 많은 고장은 이집트이다. 이외에도 동아프리카, 서아
   프리카 일부 지역, 서아시아, 동아시아의 논농사를 짓는 지역, 그리고 필리핀군
   도나 브라질 같은 지역에도 많다. 세 가지 종류가 있는데, 지역 특유의 연체동물
   같은 특정 중간숙주가 있다. 지방에 따라 각기 다르고 증상 또한 다르다. Louis
   Olivier and Nasser Ansari, "The Epidemiology of Bilharziasis," in F. K. Mos-
   tofi(ed.), ibid., pp.8-14를 참조.
9) Marc Armand Ruffer, *Studies in Paleopathology of Egypt*, Chicago, 1921, p.18에
   의하면 제20왕조시대의 것으로 보이는 두 미이라 콩팥에서 주혈흡충의 알이 발
   견되었다. 발견된 6구의 미이라 중 2구에서 발견된 것으로 보아 먼 옛날에도 주
   혈흡충병은 꽤 흔했던 것 같다. 대개 흡충이 침범하는 장기는 콩팥이 아니고 담

는 없다. 그러나 이 두 지역은 큰 강을 끼고 있으므로 오래 전부터 이 기
생충병이 있었을 가능성이 높다.[10] 중국에서도 근래에 기원전 2세기경의
것으로서 보전상태가 좋은 미이라에서 이런 흡충과 기타 기생충이 발견
된 바 있다(그러나 이 사람이 사망한 직접 원인은 심장마비인 것으로 밝
혀졌다).[11] 오늘날에도 사람들이 논에서 오랜 시간을 보내는 곳에서는 이
기생충병이 급속하게 만연되고 있다.[12] 이런 점으로 미루어 보아, 구세계
의 거의 모든 지역에서 수리관개법으로 농사를 짓던 사람들에게는 오래
전부터 이 주혈흡충증이 흔했을 가능성이 높다.

주혈흡충증이나 이와 비슷한 기생충감염이 고대에 얼마나 분포되어 있
었느지 따지기는 어렵지만, 일단 이 기생충병이 만연하면 농민들의 활력
이 떨어지고 쇠약해졌다는 점은 분명하다. 이 기생충에 감염되면 일상적
인 농사일이나 수리관개에 필요한 수로공사 같은 노동에도 지장을 주고
더 많은 체력이 요구되는 외적인 침입을 격퇴하기 위한 활동이나 이민족
의 지배나 경제적 수탈에 대항하기 위한 활동에도 지장을 주었을 것이다.
이 기생충병은 결국 만성적인 피로를 가져오고 불건강상태를 만들어서,
인류가 가장 두려워했던 대형육식동물의 침략, 즉 전쟁과 정복을 위해 무
장을 갖춘 인간들의 침략에 저항할 수 없게 만들었을 것이다.[13] 역사가들

낭 같은 기관이지만, 이런 장기는 옛날에 미이라 제작자가 떼어버려 알 수가 없
다. 확실히 오늘날처럼 고대 이집트에서도 이 병은 흔했던 것 같다.

10) J. V. Kinnier Wilson, "Organic Diseases of Ancient Mesopotamia," in Broth-
well and Sandison, *Diseases in Antiquity*, pp.191-208에서는 설형문자로 쓰인 말
을 현대의학의 질병분류법에 따라 재분류했다. 그러나 거기에는 주혈흡충병 같
은 병명은 나오지 않는다. 이외에도 Georges Contenau, *La Médicine en Assyrie
et la Babylonie*, Paris, 1938, 그리고 Robert Biggs, "Medicine in Ancient Mes-
opotamia," *History of Science* 8, 1969, pp.94-105; Helene J. Kantor, "Early
Relations of Egypt with Asia," *Journal of Near Eastern Studies* 1, 1942, pp.174-
213를 참조.

11) "A Lady from China's Past," *The National Geographic* 145, May 1974, p.663.
이 시체는 분명히 신분이 높은 여자였으나, 폐결핵의 흔적을 찾아볼 수 있다.

12) J. N. Lanoix, "Relations Between Irrigation Engineering and Bilharziasis,"
World Health Organization, Bulletin 18, 1958, pp.1011-1035를 참조.

13) 오늘날에도 이집트에서는 주혈흡충병과 함께 십이지장충병은 사람들의 체력
을 빼앗는 무서운 기생충이다. 십이지장충은 주혈흡충보다 더 넓은 세계 지역에

은 국가의 건설이나 조세의 징수, 그리고 침략 같은 사실을 이런 입장에서 생각하기 어렵겠지만, 이런 미시기생과 거시기생 간의 상호관계 혹은 협조야말로 가장 흔히 볼 수 있는 생태학적 현상이라 하겠다.

당시 많은 농민을 괴롭혔던 이러한 기생생물의 감염이 초기의 큰 강유역에서 발전된 문명 형성에 얼마나 중요한 역할을 했는지 오늘날 정확하게 판단하기는 어렵다. 그러나 관개영농에 의존했던 당시의 전제적 사회구조가 확립된 원인을 단지 수리사업의 효과적 집행이나 통제에 관련된 기술상의 문제로 좁혀서 생각할 수도 있겠지만 오랫동안 손발을 물에 적시면서 작업해야 했던 당시의 농민들이 모두 기생충병 때문에 체력이 약해져 버렸다는 사실도 반드시 지적되어야 할 요인이라 여겨진다.14) 이러한 이집트의 무서운 역병들은 과거의 히브리 사람들이나 오늘날의 역사가들도 상상할 수 없을 정도로 파라오의 강력한 권력과 관계가 있었으리라 짐작된다.

당시에는 이렇게 작은 기생생물을 눈으로 볼 수 없었으므로 인간의 지능으로는 이런 감염에 효과적으로 대처할 수 없었지만 감염의 위험을 감소시킬 수 있는 식양법(食養法) 또는 개인위생법이 생겨나 도움을 주는 경우도 있었는데, 잘 알려져 있는 것이 유대교와 이슬람교의 돼지고기 금식이다. 서아시아의 시골 촌락에서는 돼지가 일종의 거리 청소부 역할을 담당해서, 사람의 배설물이나 부정한 것을 흔히 잘 먹어치우는데, 이런 사실로 미루어 보면 돼지고기의 금식은 충분히 이해가 된다. 돼지고기는 제대로 조리해서 먹지 않으면 많은 기생충을 사람에게 전염시킬 수 있다. 이는 오늘날에도 널리 퍼져 있는 돼지고기를 통한 선모충증(trichinosis) 감염에서 잘 알 수 있다. 물론 고대인들이 돼지고기를 식용으로 금지한 것이 어떤 합리적인 시행과정을 통해 얻은 판단에 의존했다고는 생각하기 어렵다. 오히려 돼지의 불결한 행동에 대한 본능적인 혐오감에서 시작

분포되어 있는데, 이는 전파경로가 간단해서 습기찬 땅에 맨발로 다니면 걸리기 쉽다.

14) K. A. Wittfogel, *Oriental Despotism: A Comparative Study of Total Power*, New Haven, Connecticut, 1957 참조. 그는 수리시설을 이용한 과거의 문명세계에서는 특별한 형태의 전제정치가 흔했다고 주장한다.

되었을 것이다. 그러나 이러한 터부를 지킴으로써 얼마나 많은 사람들이 건강에 보탬을 받았는지 오늘날 우리가 가지고 있는 자료로는 알 길이 없다.

고대사회에서 나병환자를 철저하게 격리시킨 것도 따지고 보면, 이런 본능적 감정이 배후에 있었을 것이다.[15] 이는 고대부터 유대교의 율법으로 정해져서 피부의 직접적인 접촉으로 전염될 수 있는 질병의 위협을 감소시켰을 것이다. 이슬람교·힌두교에서는 종교적인 의식에 앞서 물이나 모래를 사용해서 반드시 몸을 깨끗이 했는데, 이러한 것들도 무서운 전염병의 만연을 막는 데 도움을 주었을 것이다.

그러나 종교적 의식을 위해 많은 순례자들이 한 곳에 모여 함께 목욕을 하면, 인체 기생생물에게는 오히려 새로운 숙주를 만날 수 있는 좋은 기회가 되기도 했다. 실제로 예멘에서는 회교사원의 목욕탕에서 주혈흡충에 감염된 달팽이가 많이 발견되었고,[16] 인도에서는 종교적 의식을 위해 몰려든 순례자들 때문에 콜레라가 급속하게 전파되곤 했다.[17] 따라서 오랫동안 지켜 온 여러 규범이나 오랜 옛날부터 지켜 온 종교적 율법이 언제나 전염병의 유행을 억제시키는 효과를 가졌다고 단정하기는 어렵다. 실제로 질병을 전파시키는 데 도움을 준 관습도 있었는가 하면 적극적으로 건강증진에 보탬이 되었던 규범도 종교적 율법에 포함되어 있었음을 알 수 있다.

농경사회의 출현에 따라 변한 자연환경의 유리함은 유충 또는 다세포 기생충에만 한정되지는 않았다. 가축, 농작물, 인구가 다 같이 늘어나자 원충이나 세균, 바이러스 같은 생물에 의한 감염증도 더 늘어났던 것이다. 그러나 극히 예외적인 경우를 빼면, 그 당시 어떤 질병이 이런 환경변

---

15) 성경에 나오는 나병이 오늘날의 분류법으로 무슨 병인지는 알 수가 없으며, 이에 대해서는 아직 완전히 합의된 것이 없는 상태이다. Vilhelm Moller-Christensen, "Evidences of Leprosy in Earlier Peoples," in Brothwell and Sandison, *Diseases in Antiquity*, pp.295-306; Olaf K. Skinsnes, "Notes from the History of Leprosy," *International Journal of Leprosy* 41, 1973, pp.220-237를 참조.

16) Olivier and Ansari, op. cit., p.9.

17) 제6장 참조.

화 때문에 얼마나 늘어났는지 확실하게 규명하기는 어렵다.

그러나 예외도 있었다. 서아프리카에서 열대우림지대까지 농경법이 확대되고 화전민이 늘어나자 종래의 생태학적 균형에 영향을 주어 새로운 변화들이 일어났는데 그 중 예상되지 않았던 결과로 말라리아가 새로이 급격하게 맹위를 떨치며 유행하기 시작했다. 화전민이 늘어나면서 열대우림의 숲 속에 빈 공터가 생겼는데, 이 공터는 대부분 아노펠레스 감비아란 이름이 모기들에게 번식장소를 제공했다. 사람의 피를 좋아하는 이 모기는 사람들이 밀림을 베어내고 농사를 시작하면서 그 초지에 급속하게 번식했다. 그리고 농경면적이 더 확대되자 이 모기는 사람 이외 동물의 피를 좋아하는 다른 종류의 모기에 비해 더욱 늘어났고 그 결과 사람과 모기의 감염관계는 더욱 밀접해져서 이러한 고장에 들어선 사람들은 누구나 예외 없이 감염되었다.[18]

그러나 아프리카 농민들도 열대우림을 농경지대로 바꾸려는 노력을 계속했고, 드디어 유전자의 적응에 의해 이형접합체로서 낫모양 적혈구(적혈구가 낫모양으로 되어서 말라리아 원충에 대한 저항력을 지닌다—역자 주)가 생겨났다. 그 결과로 이러한 적혈구를 가진 사람들은 말라리아에 감염되더라도 심한 증상을 나타내지는 않게 되었다.

그러나 말라리아에 대한 이 방어장치는 값비싼 대가를 요구하는 것이었다. 즉 양친 모두로부터 낫모양 적혈구의 유전자를 물려받은 자식은 어려서 죽었고, 반대로 낫모양 적혈구의 유전자를 갖지 않은 어린이들은 말라리아에 희생되기 쉬워서 사망률이 매우 높을 수밖에 없었던 것이다. 실제로 말라리아가 만연된 서아프리카의 지역에서는 낫모양 적혈구를 가진 주민들이 많아서 어린이의 약 반수는 생물학적인 결함을 가지고 있다. 이 지역에서는 여전히 열대우림을 농지로 개발하려는 노력이 진행중에 있는데, 따라서 이러한 자연환경에서 과거의 생태적인 균형이 농업발전에 따라 먼 옛날부터 오늘날까지 어떠한 결과를 유발했는지를 말라리아와 아노펠레스 감비아 원충, 그리고 낫모양 적혈구 보유자의 현재 분포상황을

18) Rene Dubos, *Man Adapting*, p.237; George Macdonald, *The Epidemiology and control of Malaria*, London, 1957, p.33 이하 참조.

파악함으로써 대충 짐작할 수는 있다.[19]

중앙아프리카와 동아프리카에서는 19∼20세기에 걸쳐서 유럽인들이 전통적 농경법이나 가축사육방법의 급격한 변화를 시도했는데, 그 결과 낯선 영농법을 도입할 때 예상되는 여러 가지 부작용이 생겨났다. 이런 경우는 우간다, 구벨기에령 콩고, 탕가니아, 로디지아, 나이지리아 같은 곳에서 기민병이 크게 유행한 사실로도 잘 알 수 있다. 외견상 좋은 농토 가 될 수 있는 토지였기 때문에 개간했지만 그 결과는 많은 사람에게 죽 음을 강요하는 체체파리만 훨씬 많이 늘어나게 해서 식민지시대가 끝난 후에도 좋지 않은 유산으로 남겨졌던 것이다.[20]

아프리카 열대우림과 그에 인접한 대초원지대에는 아직도 완강하게 사 람들의 손길을 거부하는 자연생태가 유지되고 있다. 이 지역에서 먹이사 슬을 단축시키려는 사람들의 노력이 성공했다고 말하기는 어렵다. 그것 을 위해 무서운 질병의 감염이라는 값비싼 대가를 계속 지불하고 있기 때 문이다. 이처럼 자연생태계를 단순화시키려는 인류의 노력은 강한 저항 을 받게 되었고, 따라서 아직도 아프리카가 문명의 발전에서 뒤지고 있는 가장 큰 이유가 되고 있다.

---

19) F. B. Livingstone, "Anthropological Implications of Sickle Cell Gene Dis-
tribution in West Africa," *American Anthropologist* 60, 1958, pp.533-562.

20) John Ford, *The Role of the Trypanosomiases in African Ecology: A Study of the Tsetse
Fly Problem*, Oxford, 1971은 아프리카의 5개 지역에서 있었던 일을 상세히 보고
하고 있다. 이외에도 Charles N. Good, "Salt, Trade and Disease: Aspects of
Development in Africa's Northern Great Lakes Region," *International Journal of
African Historical Studies* 5, 1972, pp.43-86; H. W. Mulligan(ed.), *The African
Trypanosomiases*, London, 1970, pp.632ff. 참조. 말리간은 20세기에 접어든 후
사람들에게 기민병이 많이 발생한 것은 아프리카대륙의 생태학적 균형에 급격
한 변화가 생긴 결과 때문이라고 주장한다. 특히 1890년대에 아프리카의 야생
동물에 우역이 만연해서 야생동물이 많이 죽자, 체체파리가 서식할 수 있는 지
역이 줄어들었고 사람이 사육하는 가축도 격감했다. 그러나 야생동물이나 가축
이 이런 피해에서 벗어나, 점차 그 영역을 확대하면서 상호침투가 가능해졌고,
따라서 가축 사육이나 농업에 필요한 땅을 확장시키고 있던 인간 집단에도 트리
파노소마가 감염되었다는 것이다. 이처럼 두 사람이 기초자료에 관한 한 의견이
같이하면서도 포드가 아프리카 식민정책을 비판하는 데 반해 말리간은 생태학
적 변화에 더 큰 비중을 두고 있다.

역사상 농경사회가 최초로 발달한 지역을 보면 예외 없이 그 생태계는 인간의 노력에 의해 바뀌기 쉬웠고 저항도 별로 많지 않아서 열대아프리카와는 대조적이었다. 온대지방에서는 인구수가 급격히 증가하더라도 이러한 인구증가에 편승해서 번식할 수 있는 기생생물의 종류가 많지 않았으며 그 위협 또한 아프리카처럼 크지도 않았다. 따라서 온대지방에서는 5천~1만 년 전에 자연생태계의 변화와 문명의 급속한 발전이 이루어졌지만 이러한 농경법의 개발과 영토의 확장 때문에 전염병이 무섭게 창궐했다는 증거를 찾아볼 수는 없다. 그러나 오늘날에도 아프리카대륙에서는 이러한 현상이 생겨날 수 있다.

그러나 모든 문명화된 인간공동체는 점차 여러 질병에 감염될 가능성이 높아진다. 인구밀도가 일정 이상의 한계를 넘어서면, 많은 세균과 바이러스가 사람 이외의 다른 동물 같은 중간 숙주를 거치지 않고 사람에서 사람으로 직접 전파됨으로써 이런 전염병이 계속 존속할 수 있게 된다. 이런 현상은 작은 공동체에서는 있을 수 없다. 단세포 기생충과는 달리 세균 또는 바이러스는 사람 몸에 들어오면 면역반응을 일으키는데, 이 면역반응이 숙주와 기생체의 관계를 좌우하는 경우에는 면역력에 의해 침입한 기생체가 몸 밖으로 추방되거나, 아니면 감염된 사람의 죽음으로 끝나는 두 가지 극단적인 결과를 빚는다. 이 때 기생체를 몰아내고 완전히 회복하게 되면 몇 개월 또는 몇 년, 경우에 따라서는 일생 동안 면역항체가 혈액 내에서 사라지지 않아서, 또다시 같은 기생체가 침입하는 것을 막을 수 있게 된다.

생물학적 현상은 이렇게 예외 없이 일정한 원칙에 따라 나타나는 것은 아니다. 각종 감염에 대한 각 개인의 저항력은 개인의 항체형성이나 저항력만으로 끝나는 문제가 아니다. 경우에 따라서는 몇 년간 그리고 드물게는 일생 동안 이 미생물이 숙주 몸 안에서 살아 남을 수 있다. 유명했던 장티푸스 보균자 메리와 같이 모든 보균자는 언제나 몸 안에 병원균을 갖고 있지만 별로 증상을 나타내지 않는다. 그러나 다른 사람에게 감염되면 무서운 증상을 발생시키고 죽게 만드는 경우도 있다. 이외에도 일부 감염증의 경우, 잠복성 감염의 상태가 계속되는 경우도 있다. 즉 숙주 체내에서 오랜 기간 숨어 있는 경우이다.

우리는 이런 잠복감염의 놀라운 실례를 수두바이러스에서 볼 수 있다. 이 바이러스는 경우에 따라 약 50년쯤 인체의 원심성 신경조직에 숨어 있다가 성인병의 일종인 대상포진(shingles)의 형태로 나타나는데, 이렇게 해서 이 바이러스는 인구수가 별로 많지 않은 작은 공동체에서도 감염의 사슬을 중단시키지 않고 계속 살아 남을 수 있다. 따라서 모든 사람이 수두에 걸려 면역력을 획득함으로써 수두가 완전히 없어졌다고 생각되는 경우에도 수십 년이 지나 젊은 세대가 나타나면 이 바이러스는 누군가 공동체의 나이먹은 사람의 원심성 신경을 따라 내려와서 피부에 대상포진으로 모습을 나타내고 이를 통해 새로운 감염이 시작된다. 새로운 숙주에 들어가면 이 바이러스는 소아전염병인 수두로 발병한다. 이 병은 별로 증상이 심하지 않고 오랫동안 잠복성 감염의 상태로 계속될 수 있다. 이런 두 가지 특징으로 미루어 볼 때, 수두는 오래 전부터 인간에게 존재해 온 바이러스 감염증이라는 사실을 알 수 있는데, 이 특징은 다른 소아전염병과는 아주 다르다.[21]

그러나 이 바이러스 같이 그 생존을 위해 매우 정교한 수단을 갖지 못하고, 숙주의 몸 속에서 감염 후 언제나 항체반응을 일으켜서 숙주가 죽거나 완치될 수밖에 없는 질병은 결국 잠재적으로 숙주가 될 수 있는 인구수에 따라 그 존속가능성이 좌우된다. 공동체의 규모가 크고 이 중 이 병에 걸린 경험이 없는 사람이 누군가 있으면 이 질병은 계속 살아 남을 수 있다. 이러한 기생생물은 인간이 다루는 역사의 척도로 따진다면 먼 옛날부터 존재해 온 경우도 있었겠지만 생물학적 진화과정이란 입장에서 보면 근래 사람과 관계를 맺은 기생생물임에 틀림없다. 이런 질병은 공동체 구성원이 수천 명은 되어야 하고 구성원 간의 접촉도 빈번해서 끊임없이 한 숙주로부터 다른 숙주로 퍼져 나갈 수 있을 경우에만 계속 존속할

---

21) R. E. Hope-Simpson, "Studies on Shingles: Is the Virus Ordinary Chicken Pox?" *Lancet* 2, 1954, pp.1299-1302; R. Edgar Hope Simpson, "The Nature of Herpes Zoster: A Long-Term Study and a New Hypothesis," *Proceedings of the Royal Society of Medicine* 43, 1865, pp.8-20를 참조.

수 있는데 결국 이런 공동체는 문명사회일 수밖에 없다. 규모가 크고 복잡한 조직을 가지며 인구밀도도 높은 도시를 중심으로 만들어졌거나 도시에 딸린 공동체일 것이다. 따라서 중간숙주 없이 사람에서 사람으로 직접 전염되는 세균이나 바이러스에 의한 전염병은 문명사회 특유의 질병이다. 이것은 문명의 중심지인 도시나 도시가 지배하는 가까운 지역공동체가 숙명적으로 겪어 온 일종의 무서운 부담으로서, 그것은 무서운 역병으로 나타났다. 오늘날 현대인에게도 잘 알려져 있는 홍역, 이하선염, 백일해, 천연두 같은 이른바 소아전염병이 이러한 질병들이다.[22]

이런 소아전염병이 오늘날과 같이 지구 전체로 퍼져 나가는 데는 수천년의 시간이 걸렸다. 이러한 질병과, 경우에 따라서는 오늘날 우리가 알고 있는 형태의 질병이 아니라 과거에 있었던 좀더 오래된 모습의 질병들이 퍼지는 데는 오랜 시간이 소요되었으며, 서서히 진행되었을 것이다. 또한 전세계로 퍼져 나가는 과정에는 숙주에게 치명적인 피해를 끼쳐서, 병원체는 물론 숙주인 사람들도 일부 지역에선 완전히 전멸되어 감염 자체의 사슬이 끊어지는 사태가 몇 번이고 되풀이되었을 것이다. 이러한 과정을 통해 점차 흔한 지방병의 형태로 변형되어 문명화된 인류사회가 갖는 생물학적 균형 속에서 안정된 구성요소가 되었을 것이다.

문명사회에서의 대부분의 전염병은 아마 동물로부터 사람에게 전파된 질병이었을 것이다. 인간은 사육동물과 밀접한 관계를 가졌고, 따라서 오늘날 우리가 알고 있는 전염병 중 한두 개 내지 대다수는 이러한 가축과 밀접한 관계를 가진다. 예를 들면 홍역은 우역(牛疫)이나 개의 디스템퍼(distemper)와 관계가 있는 것 같고, 천연두는 우두와 일부 가축에 흔한 감염병과 관계가 밀접하며 인플루엔자는 사람과 돼지가 함께 걸린다.[23]

22) Francis L. Black, "Infectious Diseases in Primitive Societies," *Science* 187, 1975, pp.515-518; T. Aidan Cockburn, *The Evolution and Eradication of Infectious Diseases*, Baltimore and London, 1963, p.84ff; Macfarlane Burnet and David O. White, *Natural History of Infectious Disease*, 4th edition, Cambridge, 1972, pp. 147-148; T. W. M. Cameron, *Parasites and Parasitism*, London, 1956, p.284ff.
23) Francis L. Black, "Measles Endemicity," *Journal of Theoretical Biology* 11, 1966, pp.207-211; T. Aidan Cockburn, "Infectious Diseases in Ancient Populations," *Current Anthropology* 12, 1971, pp.51-56. 천연두는 복잡한 관계를 가지고 소,

사람과 동물이 함께 걸리는 질병의 수를 일부 참고도서[24]에서 계산해 보면 다음과 같다.

가금류(家禽類) 26	쥐 32	말 35
돼지 42	소 50	개 65
양과 산양 46		

이 숫자에는 중복이 있다.[25] 어떤 전염병은 사람과 여러 동물에 같이 전염된다. 또한 일부 질병은 극히 드문 전염병이지만 어떤 것은 매우 흔한 질병이다. 따라서 이런 질병의 수를 나열하는 것만으로는 큰 의미가 없겠지만, 이렇게 많은 질병이 사람과 동물을 다 함께 감염시킬 수 있다는 사실은 우리 인류와 사육동물의 질병관계가 얼마나 미묘하고 세분화되어 있는지 잘 나타내고 있다. 또한 사람들이 동물을 사육하고 밀접하게 관계를 갖게 됨에 따라 이렇게 사람과 여러 동물에 다 함께 걸리는 질병들도 더 늘어났다고 추측된다.

또한 이런 이수공통전염병(人獸共通傳染炳) 외에도 야생동물들 간에 존속해 온 각종 질병의 전염과정에 인간이 개입함으로써 이런 병에 걸리는 경우도 있다. 예를 들면 선페스트는 땅에 굴을 파고 사는 설치류, 황열병은 원숭이, 그리고 광견병은 박쥐에 보통 기생하는 전염병이지만, 경우

양, 돼지, 쥐, 새, 연체동물과 토끼에 감염을 일으키는데 이 관계는 잘 알려져 있다. 사람을 침범하는 천연두에는 두 가지 형태가 있는데 최근에 사람이 만든 독성이 약한 것은 바리올라 바이러스의 변종이다. Jacques M. May(ed.), *Studies in Disease Ecology*, New York, 1961, p.1 참조.

24) Thomas G. Hull, *Diseases Transmitted from Animals to Man*, 5th ed., Springfield, Illinois, 1963, pp.879-906.

25) 사람들에게 전염병을 옮길 수 있는 질병의 감염원을 밝혀 내기 위한 연구가 소련에서는 대대적으로 이루어진 바 있다. Evgeny N. Pavlovsky, *Natural Nidality of Transmissible Diseases*, Urbana and London, 1966를 참조. 파블로프스키에 따르면 어떤 감염병은 12종 이상의 야생동물뿐만 아니라 각기 다른 가축에게 전염병을 일으킨다고 한다. Hull, op. cit., pp.907-909에 따르면, 사람과 야생동물이나 새들이 함께 걸리는 질병이 110종이며, 사람과 가축이 함께 걸리는 것은 총 296종이다.

에 따라 환경변화에 의해 사람에게 옮겨져 치사율이 높은 무서운 질병 유행을 일으키는 수가 있다.

한 숙주로부터 전혀 종(種)이 다른 새로운 숙주로 옮겨지는 감염은 아직도 계속 발견되고 있다. 근년에 와서도 이러한 감염이 가끔 일어나는 경우도 있다. 예를 들어 1891년에 아프리카에 들어온 우역은 당시에 사육하고 있었던 소와 영양, 그리고 많은 야생동물을 죽였지만, 치사율이 90%에 이르러 너무 피해가 크고 심해서 지방병의 형태로 존속하지 못하고 채 몇 년도 되지 않아 사라져 버렸다.26) 아마 이 감염에 감수성을 가진 소나 영양 간층 유제류(乳劑類)가 죽어 없어져 버렸기 때문일 것이다. 또한 1959년 우간다에서 오녕녕 열(o'nyong nyong fever)이라 불렸던 새로운 전염병이 사람들에게 나돌았는데, 이 질병은 아마 원숭이로부터 옮겨진 바이러스 때문에 생겨난 것으로 여겨진다. 이 병은 급속하게 퍼졌다. 그러나 사람의 증상은 매우 가벼웠고, 곧 면역이 되어 회복도 빨랐다. 그 결과 이 병도 영양 등에게 널리 퍼졌던 우역과 비슷하게 일종의 지방병으로 토착화하는 데 실패하고 얼마 되지 않아 자취를 감춰 버렸다. 아마 원래 이들이 서식했던 밀림의 나무 위로 사라져 버린 것이 아닌가 상상된다.27) 그리고 10년쯤 지난 1969년에 나이지리아에서 오녕녕 열보다 더 치사율이 높은 열병이 발생했다. 구라파에서 교육을 받은 의사들이 최초로 이 병을 발견한 진료소의 소재지를 본따서 랏사열(Lassa)이라 불렸던 이 병은 1973년에 설치류가 이 병의 일반적인 숙주라는 사실이 밝혀졌다. 그 후 이 병의 만연을 막기 위한 적절한 예방조치가 강구되어 효과를 보았다.28)

사람이 동·식물을 재배·사육하기 시작하면서 지구상 여러 곳에서 인구수가 점차 늘어나자, 오랜 세월에 걸쳐 이런 사건들이 자주 발생했을 것

---

26) T. W. M. Camcron, *Parasites and Parasitism*, p.241.

27) Richard Fiennes, *Zoonoses of Primates: The Epidemiology and Ecology of Simian Diseases in Relation to Man*, Ithaca, New York, 1967, p.126.

28) John G. Fuller, *Feverl The Hunt for a New Killer Virus*, New York, 1974; John D. Frame et al., "Lassa Fever, a New Virus Disease of Man from West Africa," *American Journal of Tropical Hygiene* 19, 1970, pp.670-896.

제2장 역사시대 이후 69

이다. 병원체를 가지고 있는 동물들로부터 사람들이 감염되었고, 특히 동물의 사육법이 도입됨에 따라 가축과 더욱 밀접한 관계를 맺으면서 그런 현상은 더욱 두드러졌다. 물론 전염병이 사람으로부터 동물에게 옮겨진 경우, 즉 인간의 질병이 가축에게 옮겨진 경우도 있었을 것이다. 또한 잠재적 숙주의 감수성에 따라 영향을 받았겠지만, 가축화된 동물 사이에서는 물론 가축과 야생동물 사이에서도 각종 전염병이 교류되어 같은 종의 동물은 물론 종이 다른 동물 사이에 전염병은 그 경계를 넘어 상호교류를 하게 되었을 것이다.

바꾸어 말하면 질병을 유발하는 각종 기생생물은 인류가 종래의 생태계를 변화시켜 각종 동·식물을 본격적으로 사육하게 되자 이에 따라 새롭게 형성된 생태계의 변화에 발맞추어 그들의 번식에 이용했던 것이다. 인간은 몇몇 한정된 식물과 동물을 중점적으로 재배·사육하기 시작했고, 따라서 한 가지 종의 생물에 들어가 번식하던 기생생물에게 많은 먹이를 제공해 줌으로써 번식에 좋은 조건을 만들어 주었다.

3. 거시기생과 미시기생

질병의 역사를 더 알아보기에 앞서 전염병에 의한 미시기생과 군사행동에 따른 이른바 거시기생 사이에 있었을 상호간의 유사성을 지적해 보자. 즉 문명화된 공동체가 일정 수준 이상으로 부와 기술을 축적하면 전쟁이나 약탈이 경제적으로도 지탱할 수 있는 사업이 된다. 다른 사람들의 수확물을 완전히 빼앗아 버리면 이런 수확을 거두기 위해 농사에 종사한 사람들은 곧 굶어죽게 되므로 그것은 바람직하지 못한 불안정한 형태의 거시기생이다. 그러나 그러한 사건은 자주 일어나서 마치 1891년에 아프리카에 우역이 돌아서 숙주인 유제류가 거의 자취를 감춘 경우와 비교된다. 이 경우에는 너무 많은 숙주가 죽어 버렸기 때문에 안정적이고도 계속적인 감염형태가 존속할 수 없었던 것이다.

따라서 초기 문명사회가 점차 발전하면서 약탈자는 정복자로 바뀌었

다. 즉 이들은 시행착오를 거듭하면서 농민들의 모든 수확물을 빼앗지 않
고 농민의 생존에 필요한 곡물은 그대로 두었던 것이다. 결국 농민들은
이러한 약탈에 견딜 수 있도록 되었다. 여기서 농민의 생존에 필요한 이
상의 잉여농산물은 거시기생에서 농민이 살아 남을 수 있게 만들어 주는
일종의 항체라 할 수 있다. 왜냐하면 정치권력은 공과금이나 조세를 내는
사람에게만 외적의 침입에 따른 약탈로부터 보호해 주는 면역력과 같은
구실을 했기 때문이다. 이는 마치 가벼운 질병감염이 이 병에 걸린 숙주
에게 면역을 만들어 주어 저항력을 키워줌으로써 치사율이 높은 무서운
전염병을 막아 주는 것과 같다. 병에 대한 저항력은 항체 형성을 촉진하
고 생리적 방어수단과 그 활동을 높여줌으로써 얻을 수 있다. 정치권력은
식량 또는 각종 원료의 잉여생산을 장려해서 그것으로 많은 무장세력을
먹여 살림으로써 외부 거시기생에 대항할 수 있는 면역력을 향상시킨다.
이 때 미시기생이나 거시기생을 막기 위한 방어수단은 숙주에게 상당한
부담이 되지만 재앙이나 질병에 주기적으로 노출되기보다는 훨씬 견디기
쉬운 부담이었다.

　　정치권력이 생겨나면, 매우 강력하고도 조직화된 사회가 출현한다. 이
런 사회에서 폭력을 행하는 무장세력은 대개 식량을 생산하고 수확하는
사람들 위에 군림하는 경우가 많았다. 앞으로 더 구체적으로 다루겠지만,
바이러스와 세균에 의한 질병들이 일종의 지방병으로 만연하면서 계속
숙주에 침입해서 숙주에게 항체를 형성하게 하는 사회는 병이 전혀 없는
단순하고도 건강한 사람들로 이루어진 사회와 비교할 때 오히려 역학적
으로 월등히 강력한 존재이다. 따라서 거시기생에서 강력한 군대와 정치
조직이 확장되는 것처럼, 세균과 바이러스에 의한 미시기생의 경우에도
인간의 방어기전 또한 매우 흡사하게 나타날 뿐 아니라 밀접한 관계를 가
진다. 요컨대 전쟁과 전염병은 단순한 비유 이상의 깊은 관계를 갖는다.
실제로 무서운 전염병은 군대와 함께 또는 군대에 뒤따라 만연했다.[29]

---

29) K. V. Flannery, "The Origins of the Village as a Settlement Type in Me-
soamerica and the Near East: A Comparative Study," in P. J. Ucko et al., *Man,
Settlement and Urbanism*, London, 1972, pp.23-53; and Kent V. Flannery, "The

세균이나 바이러스가 다른 숙주로부터 사람에게 처음으로 감염되었을 때 숙주와 기생체의 관계는 불안정한 경우가 많았을 것이다. 이는 아프리카에서의 우역의 유행과 오넝녕 열의 유행과정을 보면 알 수 있다. 아마 인류는 인구를 급격하게 감소시키는 전염병들을 여러 차례 경험했으리라 상상된다. 또한 감수성 있는 새로운 숙주인 사람을 모두 죽이고 난 후에야 세균이나 바이러스가 몸 밖으로 추방된 경우도 많았을 것이다. 그러나 이미 가축들이 바이러스나 세균에 만성적으로 감염되어 있었으므로 사람이 재(再)감염될 기회는 남아 있었을 것이다.

소나 말, 그리고 양 같은 동물이 오래 전부터 여러 가지의 전염병을 만성적으로 보유해 왔다는 주장은 이들이 야생상태에서 겪었던 생활상을 통해 충분히 추측할 수 있다. 이 동물들은 원래 무리지어 사는 군거성을 가지는데, 인간이 사냥을 본격적으로 하기 시작해서 이러한 동물의 생활을 근본적으로 바꾸어 놓기 이전부터 유라시아대륙의 초원에서 무리를 지어 풀을 먹고 살아왔다. 따라서 이들은 세균이나 바이러스가 뿌리를 내려 토착화되는 데 좋은 조건을 제공했다. 같은 종류의 동물이 대규모로 무리를 지어 살게 되면 감수성 있는 새로운 숙주를 찾기 쉬워서 미생물의 감염이 계속될 수 있기 때문이다. 이러한 동물과 기생체 간의 진화과정은 오랫동안 계속되었고, 따라서 생물학적 균형이 이미 확립되었을 것이다. 실제로 야생의 소, 말, 양은 수많은 종류의 바이러스나 세균에 감염되지만, 그 증상이 매우 가볍다. 아마 이러한 감염병은 이 동물들 사이에 흔한 소아병이었고 감수성을 가진 어린 동물들이나 계속 감염되었겠지만 별로 해를 받지 않았으리라 여겨진다. 그러나 사람이 감염되면, 몹시 독성이 심한 전염병으로 나타났을 것이다. 사람은 새로운 침입자에 대항할 수 있는 어떤 후천적인 면역력을 갖지 못했을 것이기 때문이다.[30]

Cultural Evolution of Civilizations," *Annual Review of Ecology and Systematics* 3, 1972, pp.399-426를 참조. 촌락 같은 사회구조의 형성이나 국가 같은 정치체제에 관해서 흥미로운 분석이 실려 있다.

30) 독성의 변화에 따른 증상 같은 질병양상의 변화는 기생체가 새로운 숙주로 옮겨가면 흔히 볼 수 있는 현상이다. Burnet and White, *Natural History of Infectious Disease*, pp.150-151를 참조. 질병과 군거생활에 관해서는 T. W. M. Ca-

　때와 장소는 좀 다르겠지만, 결국 이러한 여러 가지 세균이나 바이러스가 인간집단에 이행되면서 새로운 숙주와 계속적인 관계가 생겨났으리라 여겨진다. 많은 경우에 아마 거의 파멸에 가까운 초기의 적응과정이 있었을 것이다. 그리하여 이렇게 여러 번에 걸쳐 숙주와 병원체가 전멸되는 불행한 사태를 거듭하는 과정을 통해 새로운 숙주집단에는 후천적 면역이 생겨나고, 기생체들도 그 나름대로 적응과정을 거치게 되어 이러한 전염병은 점차 지방병의 형태로 바뀌어 정착되었을 것이다. 근대에 와서 이러한 적응과정이 인간집단에 발생된 일은 없다. 그러나 오스트레일리아에 이식된 야생토끼가 독성이 강한 바이러스에 노출되었을 때 이들이 겪은 운명과, 그것이 그 후 이들 야생토끼들 사이에서 지방병으로 바뀌어져 어떻게 안정된 균형을 이루게 되었는지를 보면 과거의 인간집단이 겪었던 적응과정을 충분히 추측할 수 있다.

　이 야생토끼 이야기는 매우 흥미롭다. 영국에서 이주해 온 사람들이 1859년에 처음으로 오스트레이리아에 토끼를 이식시켰는데 이 대륙에는 토끼의 천적이 없었기 때문에 토끼들은 급속히 오스트레이리아대륙 전역에 퍼져서 엄청난 숫자로 늘어났다. 양떼들이 먹어야 할 목초를 이 토끼들이 뜯어먹어 버렸기 때문에 오스트레일리아의 양모생산이 감소하고 많은 목장의 수익이 감소할 지경이었다. 그리하여 1950년에 사람들은 이 귀찮은 야생토끼의 수를 줄이기 위해 점액종(사람의 천연두와 약간 관계를 가진 바이러스에 의한 병) 바이러스를 이들 야생토끼에 감염시켰다. 곧 새롭고 놀라운 결과가 발생했다. 초기의 성과는 폭발적이었다. 불과 한 계절만에 이 바이러스는 넓은 지역에 퍼져 나갔고, 첫 해에는 야생토끼의 치사율이 99.8%였다. 이듬해의 치사율은 90%였고, 7년 후에는 25%로 멀어졌다. 분명히 야생토끼는 물론 바이러스도 다 같이 무자비한 도태과정을 짧은 시일내에 겪었던 것이다. 야생토끼에서 채취한 바이러스의 표본은 해마다 독성이 약화되었다. 그러나 야생토끼의 수는 이 병이 도입되기 이전 수준을 회복하지 못했다. 앞으로도 오랜 세월에 지난 후에야, 아니면 두 번 다시 회복하지 못할 것이다. 1965년에도 토기의 수는

meron, op. cit., p.237를 참조.

점액종이 퍼지기 전의 1/5 수준에 불과하다.[31]

　이 점액종은 브라질에서는 1950년까지 토끼에게 토착화된 질병으로서, 일부의 야생토기들에게만 가벼운 증상을 일으키는 안정된 균형을 유지하고 있었다. 따라서 브라질의 야생토끼로부터 오스트레이리아의 야생토끼로 이 바이러스가 이행하여 적응했던 과정은 사람 이외의 숙주로부터 인간집단에 이행되었을 경우 상상할 수 있는 적응과정보다는 좀 수월했으리라 여겨지지만 사실은 그렇지 않다. 비록 같은 토끼라는 이름으로 불리고 있지만, 아메리카대륙의 토끼는 유럽이나 오스트레일리아의 토끼와는 동물 분류면에서 종류가 다르다. 따라서 전문가의 견해들에 따르면, 1950년에 오스트레일리아에 새 숙주로 이행된 후 생겨난 결과는 과거에 중요한 질병이 일찍이 동물로부터 사람에게 옮겨져 나타냈던 결과와 거의 유사하다.

　새로운 질병이 발생하는 경우에 예상되는 숙주와 기생체의 상호적응과정은 비록 치사율이 높고 낮은 차이는 있겠지만 본질적으로는 점액종과 같다. 결국 새로운 질병이 새로운 숙주집단에서 안정된 균형을 갖게 되려면 숙주와 병원체가 다 같이 충격적인 첫 만남에서 살아 남아 적절한 생물학적, 혹은 문화적 적응을 통해 상호조정이 이루어져야만 가능해진다.[32] 이 때 세균과 바이러스는 세대간의 교체시간이 별로 길지 않기 때문에 숙주에 비해 유리하다. 병원체가 한 숙주로부터 다른 숙주로 완전히 전파될 수 있도록 유전자 변이가 생겨나는 과정은 사람이 유전적으로 주어진 신체적 형질을 새롭게 변화시키는 데 소요되는 시간에 비한다면 매우 짧다. 다음 장에서 지적하겠지만[33] 과거의 역사적 경험에 비추어 보면 인간집단이 새로운 전염병에 비교적 안정된 관계를 갖게 되려면 최소한

31) Frank Fenner and F. N. Ratcliffe, *Myxomatosis*, Cambridge, 1965, pp.251, 286 이하. 점액종은 1950년대에 영국, 프랑스에 도입되어 심각한 결과를 초래했다. 그러나 그 결과는 이 질병을 전파하는 곤충에 따라 달랐다.
32) 문화적 적응면에서도 변화가 있었다. 일부 관찰자에 따르면, 점액종이 만연하면서 영국의 야생토끼는 과거보다 훨씬 많은 시간을 지상에서 보내고 굴 속에서 사는 시간을 단축시키는 반응을 보였다고 한다. Fenner and Ratcliffe, op. cit., p.346 참조.
33) 제5장 참조.

120~150년이 걸린다.

점액종의 예를 다시 들어보자. 오스트레일리아에서 야생토끼의 수가 가장 크게 감소한 시기는 1953년으로, 점액종이 들어온 지 3년 후였다. 토끼의 세대교체가 짧은 것을 염두에 둘 때—오스트레일리아에서는 출생에서 생식까지 6~10개월이 필요하다[34]—이 3년간이라는 기간은 사람의 경우로 바꾸어 보면 1세대를 25년으로 계산할 때 90년에서 150년에 해당된다.

새로운 숙주집단과 기생체의 적응과정은 이미 형성되어 온 생물학적 균형에 큰 변동을 일으킨다. 최초의 충격은 1950년에 오스트레일리아의 야생토끼 집단에서 볼 수 있었던 바와 같이 철저하고 심각한 모습으로 나타날 수밖에 없을 것이다. 그러나 그것은 그렇게 오랫동안 계속되지 않는다. 이 감염병이 오랫동안 새로운 숙주집단에서 살아 남게 되면 부분적인 변동을 거쳐 평형상태에 이르게 될 것이다. 다시 말하면 이 병이 조금 많이 발생하는 시기와 거의 없어져서 소멸된 것처럼 보이는 시기가 서로 반복될 것이며, 점차 이러한 변동은 줄어들고 그 이후에는 비교적 규칙적이고도 주기적인 감염의 양상을 띠게 될 것이다. 그리고 숙주와 기생체의 장기간에 걸쳐 이룩된 이런 균형은 새롭게 외부의 또 다른 영향을 받지 않는 한 규칙적인 것으로 될 것이다.

이 때 이러한 주기적인 질병발생에는 여러 요인이 작용하는데, 예컨대 계절에 따른 온도와 습도의 변화에 따라 온대지방의 대도시에서는 봄철에 소아전염병의 형태로 유행하게 되기 쉬운 것이다.

한 인간집단에서 차지하는 감수성 있는 사람의 수는, 그들이 모여 사는지, 아니면 떨어져 생활하는지의 여부에 따라 근본적으로 차이가 있다. 근대 이후 젊은이들이 한 곳에 모일 수 있는 대표적 경우는 학교와 군대이다. 서구화된 사회에서 국민학교는 많은 소아전염병을 전파하는 데 중요한 역할을 해왔고, 또한 19세기까지 예방접종이 체계적으로 도입되기 전에 육군에 소집된 시골 청년들은 많은 병을 앓고 나서 거의 면역력을 가지고 있었던 도외지 태생 젊은이들에 비해 전염병에 잘 걸려서 생명을

34) Fenner and Ratcliffe, op. cit., p.42를 참조.

잃는 경우가 많았다. 그 결과 군대에서는 시골 출신의 체력이 좋은 젊은 이들이 도시의 빈민가에서 징집된 허약한 젊은이보다 훨씬 병에 잘 걸렸고 사망률도 높았다.[35]

새로운 숙주를 감염시키는 데 필요한 기생체의 양, 이 숙주에서 저 숙주로 옮기는 데 소요되는 시간, 그리고 여러 가지 전파방법과 전염병 전파에 영향을 끼치는 생활습관과 같은 여러 요인이 어떻게 복합적으로 작용하는가에 의해 언제 얼마나 많은 사람들에게 특정 전염병이 발병하는가가 좌우된다. 한 가지 전염병이 계속해서 존재하려면 대도시와 같은 인간집단을 필요로 한다. 많은 사람이 모여 살면, 기생체가 새로운 숙주로 옮겨 갈 수 있는 기회도 늘어나기 때문에 시골에 흩어져 사는 경우에 비해서 감염의 사슬이 계속될 가능성이 훨씬 높다. 물론 시골에 사는 사람들이 오랫동안 이런 전염병에 노출되지 않아서 감수성 있는 숙주가 많아지면, 경우에 따라 이 전염병은 도시를 벗어나 이 마을에서 저 마을로, 이 집에서 저 집으로 옮겨지는 폭발적 유행을 일으킬 수도 있지만, 이렇게 되면 급속하게 유행 또한 사라지게 된다. 감수성 있는 숙주가 격감하기 때문이다. 그러나 전염병은 유행이 시작되었던 도회지에서는 여전히 명맥을 유지하고 있다. 도회지에는 워낙 많은 사람들이 모여 살기 때문에 병원체는 감수성 있는 새로운 숙주를 쉽게 만남으로써 살아 남을 수 있기 때문이다. 그 후 시간이 흐름에 따라 이 병에 걸린 일이 없는 사람들이 시골에 늘어나게 되면 또다시 농촌에 이 전염병이 유행할 가능성이 생겨날 것이다.

일반적으로 볼 때 이러한 요인들이 오랫동안 복합적으로 영향을 끼치게 되면 비교적 단순한 질병발생 양상을 나타내게 된다. 현대 도시공동체를 중심으로 홍역유행에 관한 통계조사가 실시된 적이 있는데, 그 자료에 의하면 2년이 되기 전에 유행이 주기적으로 발생하는 파상 발생양상을 볼 수 있다. 또한 최근 연구에 따르면 이러한 발생양상이 계속되려면 그 인구집단에 언제나 7,000명 정도의 감수성 있는 사람이 있어야 한다. 오늘날의 출생률과 도시주민의 생활양식, 그리고 어린이들을 학교에 보내

---

35) Andre Siegfried, *Routes of Contagion*, New York, 1960, p.18를 참조.

는 습관—학교에서 처음으로 홍역 바이러스에 접하는 어린이들이 많아서
순식간에 홍역이 유행되기 쉬운 곳—등의 조건을 염두에 둘 때 도시에서
계속 끊이지 않고 홍역감염이 계속되려면 주민수가 최소한 50만 명은 되
어야 한다. 물론 시골에 흩어져 사는 경우에는 주민수가 더 적어도 홍역
감염은 유지될 수 있다. 이 경우에 홍역 바이러스가 살아 남을 수 있는 최
소한의 인구수는 30만~40만 명이다. 이는 주민수가 이 수치를 넘어서는
경우와 미치지 못하는 도서지역에서 나타난 홍역의 유행양상으로도 증명
된 바 있다.[36]

오늘날 흔히 볼 수 있는 질병으로 홍역만큼 그 발생이나 유행양상이
제대로 밝혀진 전염병은 없다. 홍역은 수많은 사람들이 함께 사는 공동체
를 필요로 한다. 다른 소아전염병에 비해 홍역은 정확한 조사를 통해 많
은 것이 밝혀졌다. 다른 전염병은 대부분 국가에서 인위적인 예방접종을
통해 감염양상을 근본적으로 변화시켜 버린 경우가 많다. 그러나 19세기
에 이르자 매우 흔한 일부 소아전염병은 그 증상이나 발생빈도에 커다란
변화가 나타나기 시작했다. 19세기부터 유럽의 여러 나라들은 이런 전염
병에 걸리는 환자를 중심으로 질병통계를 잡기 시작했고 그 결과 일부 전
염병의 감소를 확인할 수 있다. 이 결과는 전염병을 발생시키는 병원체와
숙주인 인간 사이의 적응과정이 과거는 물론 현재에도 진행되고 있지만,
19세기 이후 환경과 인간의 생활조건이 달라짐에 따라 급격하게 진화되
어 왔음을 반증하고 있다.

오늘날 우리가 알고 있는 소아전염병이 언제, 어디서 인류를 처음 침범
했는지 현재 우리가 가지고 있는 역사적 문헌만으로는 밝혀 낼 수가 없
다. 우선 먼 옛날에 씌어진 의학용어를 오늘날의 질병분류에 맞추는 것

36) M. S. Bartlett, "Deterministic and Stochastic Models for Recurrent Epidem-
ics," *Proceedings of the Third Berkeley Symposium in Mathematical Statistics and Pro-
bability* 4, Berkeley and Los Angeles, 1956, pp.81-109; M. S. Bartlett, "Epi-
demics," in Janet Tanur et al., *Statisties: A Guide to the Unknown*, San Francisco,
1972, pp.66-76; M. S. Bartlett, "Measles Periodicity and Community Size,"
Journal of the Royal Statistical Society 120, 1957, pp.48-70; Francis L. Black,
"Measles Endemicity in Insular Populations: Critical Community Size and Its
Evolutionary Implications," *Journal of Theoretical Biology* 11, 1966, pp.207-211.

자체가 쉽지 않다. 또한 같은 질병의 증상이 변화될 수도 있다. 실제로 많은 전염병의 증상이 바뀌어져 오늘날에 와서는 같은 질병이라 생각하기 어려운 것도 많다. 새로운 질병이 들어오면 대개 심한 증상을 나타내지만, 그 후 숙주인 사람들이 오랜 세월 동안에 저항력을 갖게 되면 저절로 이런 증상은 사라지기 때문이다.

유럽에서 매독이 처음 크게 유행했을 때에는 증상이 아주 심했다고 한다. 독립된 공동체에 새 전염병이 침입하면, 언제나 위험한 사태가 생겨난다는 것은 오늘날에도 잘 알려져 있다. 세균학적인 병리검사를 하지 않고 단순히 증상만으로는 이 질병을 다루는 전문가들도 오진할 수 있는 것이다. 실제로 캐나다 원주민들이 최초로 결핵에 걸렸을 때 이 세균은 사람의 여러 신체조직을 침범했는데, 그 증상은 과거에 결핵에 감염되었던 인구집단에서 나타났던 증상과는 전혀 다른 것이었다. 즉 뇌척수막염처럼 무서운 악성증상을 나타내고, 병의 진행도 매우 빨랐던 것이다. 따라서 의사들은 현미경을 통해 이 전염병이 결핵이란 사실을 밝혀 내기까지 제대로 그 정체를 알지 못했다. 그러나 원주민들에게 결핵이 들어온 후 3세대가 지나자, 숙주와 결핵균의 적응이 이루어져 오늘날 도시에서 흔히 볼 수 있는 감염양상으로 바뀌면서 결핵균의 침범은 주로 폐를 중심으로 일어났다.[37]

이렇게 숙주와 기생체의 적응과정은 매우 빠르게 일어난다. 따라서 오늘날 우리가 알고 있는 각종 전염병의 감염양상도 역사를 통해 크게 변했으리라 상상되며, 우리는 이렇게 변화되어 온 현재의 증상만을 알고 있을 뿐이다. 그러나 오늘날의 현대 도시 같은 공동체에서도 홍역의 감염이 계속되려면 적어도 50만 명의 인구가 필요하다는 사실로 미루어 볼 때, 가장 오래된 고대문명의 발상지인 수메르의 총인구도 이 정도를 넘어섰으리라 생각된다. 실제로 최근에 실시된 인구에 따르면 수메르의 인구가 이 정도 규모였다는 사실이 입증되고 있다.[38] 고대문명의 발상지였던 여러

---

37) Rene Dubos, *Man Adapting*, p.134를 참조.
38) Robert J. Braidwood and Charles A. Reed, "The Achievement and Early Con-
sequences of Food Production: A Consideration of the Archaological and

도시들은 밀접한 접촉을 가졌고, 따라서 하나의 큰 질병발생지를 형성해서 같은 질병의 계속적인 발생이 가능했으리라 여겨진다. 이 때 총인구수는 50만 명을 넘어섰을 것이며, 따라서 오늘날의 소아전염병의 경우처럼 감염의 사슬이 끊기지 않고 계속될 수 있었을 것이다. 그 후 몇 세기 동안에 발생한 다른 도시문명에서도 같은 질병이 끊기지 않고 계속되었을 것이다.

확실히 단언할 수는 없지만 아마 사람에서 사람으로 전염되는 문명 특유의 여러 전염병은 기원전 3000년 전에도 확실하게 뿌리내리지 못했을 것이다. 그러나 그 후 여러 지역에서 지방병으로 뿌리를 내려 감염이 계속되면서, 유라시아대륙 여러 곳에서 생겨난 문명의 중심지마다 여러 종류의 전염병이 퍼지기 시작했다. 이런 주장을 합리화할 수 있는 증거는 많다. 그리스에서도 기원을 전후해서, 그동안 별로 관계를 갖지 않고 떨어져 발전해 온 문명사회 간에 접촉과 교류가 조직화되면서 한 문명 중심지로부터 다른 문명 중심지로 전염병이 퍼져나가곤 했다. 그 결과는 1950년 이후 오스트레일리아의 야생토끼들이 겪었던 결정적인 재난보다는 덜한 것이었겠지만, 당시 인간사회에 무서운 영향을 끼쳤던 것은 틀림없었을 것이다.

이 결과에 관련된 보다 구체적인 설명은 다음 장으로 미루겠다. 단지 이 곳에서는 기원전 3000년부터 500년 사이에 별로 수는 많지 않았지만 이런 문명중심지의 인구밀도가 높아지면서 여러 가지 질병이 정착되어, 새로운 역사적 의미를 갖게 되었다는 점만을 밝혀 두고 싶다.

우선 분명히 지적해야 할 것은 인구재생산에 관련된 적응문제이다. 고대문명은 각종 질병의 침범으로 인한 인구감소에 적응하기 위해 주변 농촌으로부터 계속적인 인구의 유입을 받지 않을 수 없었다. 농촌인구의 도시 이동 없이는 그 구성원을 제대로 유지할 수가 없어서 문명사회의 존속 자체가 불가능했던 것이다. 실제로 이런 경향은 가까운 과거까지 계속되었다. 도시생활은 사람들의 건강을 해치는 수많은 위험을 지닌다. 오늘날

Natural-Historical Evidence," *Cold Spring Harbor Symposium on Quantitative Biology* 22, 1957, pp.28-29.

에도 흔한 소아전염병 같이 기침이나 재채기를 통해 공중에 살포된 병원
체의 비말(飛沫)을 호흡함으로써 사람으로부터 사람으로 전염되는 질병
이외에도 고대도시는 불결한 음료수를 통해 수많은 전염병이 발생되기
쉬웠고 각종 곤충이 매개하는 전염병에 걸리기도 쉬웠다. 게다가 도시의
외부로부터 식량이 제대로 공급되지 않으면 기근에 빠지기 쉽다. 이런 여
러 사정을 따져 볼 때, 도시가 그 자체로는 제대로 유지되기 어렵고, 기근
이나 질병, 그리고 이미 토착화된 각종 지방병으로 인해 잃게 되는 인구
를 농촌으로부터 유입받지 않고는 제대로 발전할 수 없었다는 것은 자명
한 사실이다.

따라서 문명화된 고대도시가 생겨나면서 농촌에 사는 농민들에게는 두
가지 의미에서 새로운 부담이 생겨났다. 우선 농민들은 도시에 사는 사람
들을 위해 식량을 생산해야 했고, 아이들도 많이 낳아서 결국 이 아이들
을 도시에 유입시켜 도시주민의 감소를 방지하는 역할을 감당해야 했다.
즉 농촌의 잉여인구는 전쟁·약탈과 같은 문명사회에서 일어나기 쉬운 문
명의 거대기생에 수반되는 인구감소 혹은 기근과 같은 사태 때문에 생겨
나는 소모를 보충해 주어야 했다. 그러나 이런 농촌인구의 과잉재생산과
그 과잉생산된 인구에 의한 도시인구 감소의 방지라는 안정된 균형은 언
제나 계속된 것은 아니었고 계속되어도 단기간에 끝나는 경우가 많았다.
과거 4세기에 걸쳐 유럽역사상 중요한 의미를 지녔던 새로운 개척지의
출현과 많은 사람들이 이런 개척지에 진출함에 따라 이런 안정된 균형이
위협을 받기도 했던 것이다. 변경지대에 개척가능한 토지가 늘어나면 농
촌의 과잉인구가 그 고장에 진출해서 농업기반을 확대했고, 실제로 이러
한 경향이 두드러지기도 했다. 물론 두드러진 성공을 한 경우는 많지 않
았지만, 여러 가지 위험이 도사리고 있는 도시로 이주하는 것보다는 안전
했다.

인구통계를 어느 정도 믿을 수 있는 1650년경 이전에는 인구이동이 어
느 정도 이루어졌는지 알 길이 없지만 인구이동은 이미 고대도시가 생겨
났을 때부터 존속했을 것이다. 예컨대 기원전 3000년부터 2000년 사이
에 고대 메소포타미아에 셈어를 쓰는 집단이 수메르어를 쓰는 종족을 대

신해서 살게 되었다는 놀라운 사실로 미루어 보면, 인구이동을 짐작할 수 있다.[39] 추측컨대 샘어를 쓰는 종족이 과거에 수메르어를 써 온 여러 도시에 이동해서 수메르어를 쓰는 주민들을 압도했을 것이다. 물론 수메르어는 학문 또는 종교적 용도로 남겨졌지만, 일상용어는 완전히 샘계 아카드(Akkad)어로 바뀌었다. 이런 언어의 대치에 관여했으리라 여겨지는 도시의 급격한 팽창 또는 전쟁과 질병, 기근 때문에 과거의 도시주민이 급격하게 감소했을 것이다.

19세기에도 이와 비슷한 일이 있었다. 1830년 이후, 특히 1850년이 지나자 유럽의 도시가 급속하게 팽창하고 콜레라가 크게 만연했는데, 이로 인해 오랫동안 확립되어 온 합스부르크 제국의 문화적 구조가 붕괴했던 것이다.[40] 즉 보헤미아 지방이나 헝가리에 살게 된 농민들은 도시에 이주하면 곧 독일어를 배우는 것이 오래된 습관이었고, 2~3대 후에도 언어나 의식면에서 모두 독일인이 되어 버리곤 했는데 19세기에 접어 들자 그런 과정이 무너져 버렸던 것이다. 합스부르크 제국의 여러 도시에서 슬라브어·헝가리어를 쓰는 주민수가 급격하게 늘어나자 이들은 더 이상 일상용어로 독일어를 배울 필요가 없어졌고, 그 후 민족주의 경향이 강해지고, 독일적인 것이 비애국적인 것으로 비춰지기 시작한 결과, 반세기도 되지 않아 프라하는 체코어를 쓰고 부다페스트는 헝가리어를 사용하는 도시로 바뀌어졌다. 먼 옛날에 세계문명의 여명기에 생겨났던 문명중심지들은 사용 언어가 같았기 때문에 고대 메소포타미아나 합스부르크 제국의 경우와 같이 분명한 언어의 교체가 이루어지지는 않았겠지만, 먼 태곳적은 물론 근대에 이르러서도 도시인구의 소모율이 매우 높았다는 것은 틀림

---

39) 이러한 언어교대에 따른 군사적인 혼란은 일어나지 않았다. Thorkild Jacobsen, "The Assumed Conflict between Sumerians and Semites in Early Mesopotamian History," *Journal of the American Oriental Society* 59, 1939, pp.485-495를 참조.

40) Emil Schultweiss and Louis Tardy, "Short History of Epidemics in Hungary until the Great Cholera Epidemic of 1831," *Centaurus* 11, 1966, pp.279-301에 따르면, 1831년에 유행한 콜레라 때문에 헝가리에서는 25만 명이 사망했다고 추정되는데, 이 중 대부분은 도시주민이었다. 도시주민들이 많이 죽자 주변 농촌에서 많은 사람들이 유입되었는데 이들은 자신들이 써 온 언어도 가지고 왔다.

없는 사실이다.

농촌의 과잉인구가 어떻게 도시에 유입되고 그와 같은 경향이 계속될 수 있었는지는 오늘날 잘 알 수 없다. 확실히 시골에 사는 사람들이 훨씬 건강했을 것이며, 도시에 흔했던 여러 가지 전염병도 시골에 사는 농민들에게는 유행하기 어려웠을 것이다. 그러나 어떤 전염병이든 일단 농촌지방에 퍼지게 되면 이미 이 병에 노출되어 상당한 수준의 면역을 갖게 된 도시주민들보다 훨씬 심각한 사태가 일어났으리라 여겨진다. 게다가 시골에 사는 농민 중 많은 사람들은 만성적인 영양실조에 시달렸다는 점도 생각해야 하며, 농민들이 정도 이상으로 많이 낳아서 도시로 유입시킬 아이들은 양육할 수 있었는지도 의문스럽다. 이는 식품을 과잉생산해서 도시에 공급하는 것이 용이하지 않았던 것과 마찬가지였을 것이다.

그러나 큰 안목으로 볼 때, 농민들은 이 두 가지 과업을 훌륭히 완수했다. 역사상 어느 도시도 농촌으로부터의 식량의 공급과 계속적인 인구의 유입 없이는 존속할 수 없었다. 따라서 농촌주민 사이에는 높은 출생률을 유지하고 권장하는 일종의 윤리적 규범이 존재했으며, 이 윤리적 규범은 문명사회의 불가결한 기반이었다. 원시수렵사회에서는 여러 가지 방법으로 공동체 구성원의 급격한 증가를 막았으나 문명사회의 출현과 함께 그런 방법은 농민의 경우에 거의 이용되지 않았다. 오히려 대부분의 농촌사회는 조혼(早婚)과 다산(多産)을 일종의 도덕률 또는 신의 은총을 입을 수 있는 증거로 믿었다. 아이가 많으면 확실하게 노후를 보장받을 수 있었다. 키우는 과정에서 죽는 애가 있더라도 다른 애가 살아 남아 노후를 보살펴줄 수 있었던 것이다. 이러한 태도는 농지에 대한 개인의 소유권을 인정하는 사회제도와 관계가 있는데, 이러한 권리는 조세나 연공을 징수할 필요가 있는 정부의 입장에서 강력하게 추진된 경우가 많았다. 이러한 문화적·사회적 요소와 생물학적 요인들이 어떻게 작용하고 어떻게 서로 영향을 미쳤는지는 정확하게 알 수는 없다. 오늘날 우리가 분명하게 알고 있는 사실은 과거에 크게 발달하고 성공한 모든 문명은 언제나 농촌에서 도시로의 자원·인구의 유입을 전제로 이루어졌으며, 이러한 현상은 종교와 법률, 그리고 관습을 통해 촉진되었다는 점이다.

또한 폭발적인 인구증가에 직면하고 있는 오늘날의 입장에서 볼 때 쉽게 이해할 수 있듯이 농촌지역에 인구과잉이 생겨나기 쉬운 잠재적 위험을 들 수 있다. 농촌출신이 도시, 군대, 변방의 개척지에서 성공할 수 있는 기회가 마련되지 않는다면, 늘어난 과잉인구는 그대로 농촌에 머무르게 될 것이므로 도시생활에 수반되는 높은 치사율도 감수할 수밖에 없었을 것이다. 이 때 자진해서 도시로 나가는 경우도 있겠지만, 할 수 없이 고향을 떠나 도시로 가는 경우도 있었을 것이다.

이런 상황에서 인구의 안정적인 균형을 유지하기란 매우 어려웠고, 그것은 오늘날도 마찬가지다. 도시에서나 군대의 사망률이 농촌주민의 출생률과 정확하게 맞아떨어져야 한다. 또한 공동체 내부의 안정된 균형을 깨뜨릴 정도의 매우 강력한 외부영향으로부터 스스로 방어할 수도 있어야 한다.

그러나 이러한 모든 조건을 충족시킬 수 있는 안정된 거시기생구조(巨視寄生構造)가 장기간 계속되었던 적은 거의 없다. 문명의 역사는 높고 낮은 파도가 거듭된 변동의 역사였다. 평화와 번영의 기간이 어느 정도 계속되면 인구가 증가해서 거시기생의 처리능력(주로 학살에 의한 처리)의 한계를 초과하게 된다. 이 때 기존 사회질서가 붕괴함으로써 사망률이 급속하게 상승된다. 즉 농민반란이나 내란, 그리고 외적의 침입과 약탈, 이에 따른 무서운 기근과 전염병이 나타나서 농민의 수를 규제해서 인구집단을 파멸적으로 감소시키는 것이다.

이렇게 사망률이 높게 올라가면 농촌인구가 과거에 비해 급격히 감소하여, 다시 성공적인 정치체제가 생겨나 국내정치가 안정을 되찾을 때까지 농촌인구는 증가하지 않는다. 이 때 전염병을 일으키는 병원체는 물론 외적인 침입 같은 '외부'의 침입이 이러한 주기적 변동에 영향을 주기도 했으며, 농작물에 심각한 영향을 끼치는 기상이상현상이 영향을 주기도 했다. 대부분의 문명세계에서는 이 세 가지 외적 요인이 매우 강력한 영향력을 행사해 왔다. 겉으로는 농촌 주민수의 감소나 사회적 안녕질서의 파괴 등으로 나타났지만 보다 깊이 분석해 보면 이런 상호관계가 언제나 존재해 왔다는 것을 알 수 있다. 그러나 중국의 경우는 예외이다. 중국의

역사상 문명화된 인간집단은 지리적 장벽 때문에 외적의 침입을 별로 받
지 않았으며 외부로부터의 정치적인 영향이나 군사적 개입도 많지 않았
으므로 나름대로 거의 정확한 주기적 현상이 계속되었다. 그러나 이 경우
에도 엄격히 보면 외적 요인이 전혀 없었던 것은 아니다. 때로는 이로 인
해 감소된 인구가 회복되는 데 몇 세기나 걸린 적도 있었다.

이외에도 문명사회는 농촌지방에 생겨나기 쉬운 과잉인구를 소모시킬
수 있는 또 다른 방법을 지니고 있었다. 많은 왕들은 자기 나라와 인접한
지역에서 군사행동을 일으켜 영토를 확장하고 그 나라 사람들을 이주시
킬 수 있는 새로운 지역을 획득했는데, 이런 국가적인 사업은 과잉인구를
해소시키는 데에 매우 효과적인 방법이었다. 전쟁에서 이기든 지든 사망
자를 증가시킨다는 점에서 그 효과는 마찬가지였다.

교역 또는 인구과잉을 해소시킬 수 있는 또 하나의 돌파구였다. 수세기
전만 하더라도 육로를 통한 물자교류에는 많은 사람들이 필요했다. 사람
들은 교역을 위해 흔히 바닷가나 항해가능한 하천을 따라 살았는데, 문명
의 초기단계부터 사람은 배를 이용해서 먼 곳으로부터 식량과 여러 가지
자재를 실어 날랐다. 교역에 종사한 사람들은 완제품과 각종 식품, 그리
고 원자재를 상호교환하는 형태로 교역에 힘썼다. 그러나 이러한 교역의
안정된 균형을 유지하기란 정치적으로 같은 공동체 안에서 안정된 인구
의 균형을 유지하는 것과 같이 어려웠다. 때로는 교역이 확대되기도 했지
만 극단적으로 축소되기도 해서, 국내정치나 전쟁과 비슷한 변동이 있었
다.

이러한 여러 가지 불안정한 요인들을 생각해 볼 때, 역사 이래 문명사
회는 오늘날에 이르기까지 거시기생면에서는 조화가 잘된 생태학적 균형
에 이르지 못했다. 마치 면역력을 가지고 있지 못한 새로운 숙주집단에
침입한 전염병처럼 거시기생은 무서운 맹위를 떨쳐서, 전 역사시대를 통
해 심한 변화와 격동을 거쳐 왔다. 때로는 너무 많이 늘어난 농민들이나
그 사회를 지탱해 온 각종 종사자를 죽여 버리는 경우가 있었는가 하면
때로는 이용가능한 식량자원에 비해 너무 많은 사람들을 없애 버리는 경
우도 있었다.

그러나 이처럼 지역에 따라 부분적 퇴보가 자주 거듭되었음에도 불구하고 점차 문명화된 형태의 사회조직이 지배하는 지역이 오랜 세월에 걸쳐 착실하게 증가해 왔다. 물론 개별적으로 독립된 문명권의 수는 많지 않았다. 문명생활의 양식은 다른 문명과 구별하는 기준에 따라 각기 다를 수 있지만, 다 합해야 6개 내지 24개 정도로 압축된다. 어느 문명이건 주변지역의 기존 제도나 사상과 기술에 자극을 주어 발전을 촉진하고 높은 수준으로 끌어올린 것은 아니었다. 때로는 이미 발전의 극에 달한 문명의 큰 중심지로부터 여러 문화적 요소가 다른 지역에 수출되기도 했는데, 물론 상대방도 새롭게 창조하기보다는 다른 문명을 모방하는 쪽이 훨씬 편리할 수도 있었을 것이다. 그러나 여기에는 또 하나의 중요한 요인이 있다. 이는 역사상 문명사회가 별로 어려움을 겪지 않고 새로운 지역에 어떻게 확대되었는지 설명해 줄 수 있다. 그것은 의도적인 정책이나 거시기생구조에서 얻어진 결과가 아니라 미시기생, 즉 질병의 역학 내지 결과로 나타난 현상이었다.

조밀한 인구집단에서만 여러 소아(小兒)전염병이 존재할 수 있다는 것을 염두에 둘 때 이는 역사상 문명사회의 또 하나의 강력한 생물학적 무기가 된다. 이 무기는 오랫동안 고립되어 생활해 온 작은 인구집단과 만날 때 언제나 무서운 위력을 발휘했다. 문명사회의 이런 전염병은 그 병원체에 노출된 경험이 없는 사람들과 만나게 되면, 전염병의 유행을 가져왔다. 그것은 무섭기는 하지만 감당할 수 있는 단순한 소아전염병이 아니라 노소를 막론하고 모든 사람들의 생명을 빼앗는 무서운 전염병으로 되었던 것이다.[41]

역사상 전염병이 끼쳤던 파멸적인 영향은 단지 많은 사람의 생명을 빼앗는 데 머무르지 않았다. 즉 살아 남더라도 정신적으로 충격을 받은 사람들은 전염병의 재앙을 제대로 막아 주지 못한 그들의 전통신앙이나 관습에 대해 완전히 믿음을 잃고 배반하게 된다. 게다가 전염병은 그 인구

---

41) 이 전염병 유행에 관련된 실례와 이런 전염병에 대한 면역력 획득에 관련된 요인에 대한 설명을 보려면 Rene Dubos, *Man Adapting*, New Haven and London, 1965, pp.171-185를 참조.

집단 중에서도 젊은 청·장년층에게 피해를 가장 많이 주기 쉽다. 그 이유는 체내에 침입한 병원체에 대한 항체반응이 젊은이들 사이에서 가장 왕성하기 때문이란 주장도 있다.[42] 어쨌든 20대에서 40대에 이르는 청·장년층이 피해를 가장 많이 입게 되면, 어린이나 노인층보다 사회 전체에 끼치는 피해는 월등히 크다. 많은 젊은이들이 단 한 번의 전염병 유행으로 죽어 버린 사회공동체는 물질적·정신적으로 더 이상 자립하기 어렵다. 더구나 계속해서 문명사회로부터 각종 전염병이 계속 들어오게 되면 어느 사회건 제대로 명맥을 유지할 수 없게 된다. 역사상 도시문명의 주변에 인적이 거의 없는 변방지역이 생긴 것도 이런 이유 때문이었다. 문명화된 도시주민과 접촉을 갖게 되면 변방의 사람들은 언제나 질병피해의 위험을 갖게 되었고, 살아 남은 사람들도 별 저항 없이 문명사회의 지배체제에 귀속될 수밖에 없었던 것이다.

이런 전염병의 역학적 전파과정은 전쟁과 밀접한 관계를 가졌으며, 전쟁에 의해 숨겨진 경우도 많았다. 또한 군사행동, 침략행위와 별로 다르지 않은 요인으로 교역을 들 수 있다. 교역은 문명사회의 주민들이 새로운 지역에 드나드는 또 다른 방법이었다. 전쟁이나 교역과 관련해서 우리는 역사상 꽤 많은 기록을 가지고 있지만 문자를 갖지 못했던 변경의 약소민족에 유행했던 전염병에 관한 기록은 전해진 것이 없다. 따라서 대부분의 역사가들은 종래 문명사회의 도시적인 생활환경 때문에 일찍부터 도시주민의 혈액 속에 자리잡고 있었던 생물학적 무기에 대해 별로 관심을 나타낸 적이 없다. 그렇지만 기록이 없다고 해서 소아전염병을 체험하고 성장할 수 있었던 문명사회 주민들의 질병역학상 우월성을 무시해서는 안될 것이다.

물론 변경에 사는 많은 주민들이 문명사회로부터 유입된 하나 또는 그 이상의 전염병으로 인해 목숨을 잃고 정신적으로도 심각한 타격을 받았지만, 문명사회의 지배를 거부하고 효과적으로 그 침식을 막아낸 경우도 있었다. 경우에 따라서는 토지가 너무 건조하거나 춥고, 늪지대나 산이

---

42) Burnet and White, op. cit., pp.79-81, 97-100. 1818~19년에 걸친 인플루엔자 대유행에서 청·장년층들이 가장 큰 피해를 본 것으로 나타난다.

너무 많아서 문명사회의 사람들의 농경법으로는 농사를 지을 수 없었던 고장에서는 다시 생물학적으로 되살아나거나 먼 변방으로부터 다른 지방민을 흡수해서 다시 인구수가 늘어나기도 했을 것이다. 문명의 중심지와 주변에 사는 사람들 사이에 접촉이 오랫동안 계속되면, 문명 특유의 전염병도 잦은 접촉에 의해 그다지 무서운 위험이 될 수는 없을 것이다. 물론 그 후에도 다른 전염병이 생겨날 수 있다. 예컨대 전혀 새로운 전염병이 출현하거나 변방지역의 인구밀도가 늘어나 또다시 전염병이 전파되는 데 좋은 조건을 제공해 주거나, 아니면 문명중심지 깊숙한 곳에 뿌리내린 전염병과 드물게 만나게 되거나, 아니면 너무 오랫동안 이런 전염병이 유행하지 않은 경우에 생겼을 것이다. 그리고 지리적으로나 기후면에서 특별한 장벽이 있지 않는 한, 일단 변방의 주민들이 미지의 질병과 만나면 제대로 저항할 수 없었을 것이다. 이러한 과정은 마치 사람의 소화과정과 비슷해서 매우 흥미롭다. 우선 공동체들의 조직구조가 전쟁(이것은 음식물을 씹는 것에 해당된다)과 질병(위·장의 물리학적인 활동에 해당된다)으로 붕괴된다. 한 지방의 주민이 완전히 죽어 없어지는 경우는 있겠지만 반드시 그렇지는 않았을 것이다. 파멸적인 결과가 초래된 후에도 그 지역에는 문화적으로 의지할 가치를 상실한 많은 사람들이 남게 되는데, 이 사람들은 개인 또는 가족, 아니면 부락단위로 큰 문명사회의 조직 속으로 흡수된다. 그리고 그 후 문명중심부에서 흘러나온 사람들이나 또는 피난민과 교류해서, 결국 해당 문명사회의 지배 아래 있었던 변방의 다른 농촌과 별로 차이를 나타내지 않게 될 것이다. 이러한 역사적 과정은 사람의 소화작용이 음식물의 화학적 조직을 규칙적으로 파괴시켜 그 분자나 원자를 사람의 조직구조 속에 흡수하는 방식과 매우 비슷하다고 생각된다.

문명사회의 입장에서 볼 때, 그들의 영향권 밖에 살아온 변방의 주민이 대량으로 일시에 죽게 되면 변방사회가 지녔던 자체 방어기능도 무너져 문명사회의 과잉 농촌인구에게는 새로운 개척지를 제공해 주고 신천지에 진출할 수 있는 기회를 열어 주었을 것이다. 그러나 많은 경우 이 현상은 국지적으로 나타나거나 우발적으로 생겨나기 일쑤였다. 물론 기존의 문명사회가 언제나 충분한 땅과 과잉인구를 가졌던 것은 아니다. 그렇지만 과거의 문명사회가 역사시대를 통해 그들의 지배와 영토를 확장해 온 배경에는 바로 이러한 관계가 내재되어 있었다.

또한 세력을 팽창하려는 문명 사이의 충돌도 있었다. 예를 들어 메소포타미아와 이집트제국은 기원전 1300년 이후 시리아와 팔레스티나 등지에서 충돌했다. 한 문명이 또 다른 문명을 전염병에 의해 역학적으로 흡수하거나 문화적인 소화를 통해 흡수함으로써 문명을 가진 공동체가 해체되는 경우도 있었는데, 1500년 이후 아메리카대륙에 살았던 원주민의 운명이 바로 그러했다. 이집트와 메소포타미아도 국경을 넘어 여러 곳을 정복하면서 이런 현상을 겪었는데, 7세기에 이슬람의 정복에 의해서 마침내 완결되었다.

일부 독자들 중에는 필자의 지나친 독단적 주장과 연역적인 단정에 놀라는 사람도 있으리라 믿는다. 특히 문명사회를 일반화시켜 지역별 차이나 시대에 따른 변화를 무시했기 때문에 그러한 생각은 더해졌을 것이다. 물론 시대적 차이나 지역적인 변화는 분명히 있었다. 그러나 현재 가지고 있는 자료만으로는 그것을 밝혀 내기가 어렵다. 왜냐하면 필자가 생각하기에 문자를 알았던 과거의 한정된 소수의 사람들은 오늘날 우리가 쏟고 있는 이런 생물학적 과정의 존재조차도 몰랐고 알 수도 없었을 것이기 때문이다.

따라서 이렇게 지배적인 문명에 살면서 기록을 남긴 과거의 저자들은 자신이 속했던 문명의 매력이나 가치를 높게 평가했고, 따라서 그 문명의 확대는 당연하다고 생각했을 것이다. 오늘날의 역사가들도 무의식중에 이런 태도를 취하기 쉽다. 그러나 인간은 모두 자신이 살아온 생활양식에 애착을 갖게 마련이라고 할 때, 내부적으로 전혀 문제가 없는 인류공동체가 스스로 생소한 사회체제의 일부로 편입되는 것을 바랐으리라고 상상할 수는 없으며, 아무리 외국의 문명공동체의 기술이나 부와 지식이 우월하더라도 그러한 주장은 받아들이기 어렵다.

물론 문명사회를 정복한 야만족이 결국 정복한 사회의 문명에 매료되어 문화적으로는 오히려 정복당한 경우는 있었다. 그러나 침략자의 경우에도 조상으로부터 이어받은 그들의 생활양식이 어떻게 바뀌어질지 예측하지는 못했을 것이고, 사태가 심각해지자, 예를 들어 부패하고 타락하자 그 문명에 저항했을 것이다. 더욱이 지배자 내지 정복자로서 언제나 자신의 장래를 보다 긍정적으로 보았던 이들과 변방에서 가난하게 살았던 사람들이 품었을 암담한 장래에 대한 생각은 비교될 수 없는 것이다.

따라서 오늘날 우리가 가지고 있는 역사자료의 구조적인 잘못을 알아야만 한다. 이런 잘못을 고치지 않고는 과거의 모든 문명이 주변의 이민족을 언제나 자기 문명권에 수월하게 흡수시킨 사실을 제대로 설명할 수가 없다. 오직 질병을 중심으로 한 역학적인 흡수과정으로 보는 것만이, 과거의 수많은 문명사회가 계속 그들의 문화적 경계를 확장했던 사실을 이해할 수 있다.

필자의 주장과 관련해서 인도가 좋은 실례이다. 인도에 고대문명이 처음으로 생긴 곳은 반(半)사막의 북서지역인데, 이 지역은 인더스 강이 히말라야의 고지로부터 사막이 많은 지역을 거쳐 바다로 흘러내려 가는 곳이다. 이런 자연환경은 고대 메소포타미아나 이집트와 흡사하며 인더스 문명을 지탱해 온 관개농법은 고대중동의 2대 문명과도 매우 비슷했다. 인도 역사의 기본적 골격은 기원전 1500년 이후 당시 야만족이었던 아리안 족의 대규모 침입과 이에 뒤따른 완만한 문명생활 형태의 출현으로 이루어졌는데, 이런 사실 또한 큰 강을 끼고 발전해 온 다른 문명의 고대사와 매우 흡사하다.[43]

그 후 기원전 800년부터 점차 문명화된 사회조직이 인도의 북서지방에 정립되어 차이가 나기 시작했다. 이 도시공동체들은 남부·동부의 숲에 사는 많은 사람들과 경계를 맺고 살았는데 숲에 사는 이들은 대개 자급자족적인 작은 공동체를 형성하고 있었다. 이러한 소집단들은 온대지방에서 생겨난 문명사회 특유의 전염병에 피해를 받기 쉬웠다. 그러나 이들은 결코 사회가 무너지거나 없어지는 불행을 겪지 않았고, 반대로 역학적으로 도시문명의 생물학적 무기에 충분히 대항할 수 있는 반격수단을 가지고 있었다. 즉 고온다습한 환경에 잘 유행하는 열대 특유의 각종 질병과

---

43) William H. McNeill, *The Rise of the West*, Chicago, 1963, ch.4, 5를 참조.

전염병이 온대지방에 흔한 문명사회의 일방적인 침식작용으로부터 이들을 보호해 주었던 것이다. 그리하여 이 고장 특유의 질병으로 인해 인도 북서부의 건조지대에서 발달한 문명은 이 지역을 신속하게 정복하지 못했다. 다시 말하면 질병역학의 관점에서 볼 때 일종의 균형이 형성되었던 것이다. 즉 숲에서 살아온 사람들이 문명권의 사람들과 접촉했을 때 문명 특유의 전염병으로 인해 많이 희생되었겠지만 문명사회에서 침입한 사람들도 숲에서 살아온 사람들에게는 이미 적응과정이 끝난 열대병 또는 기생충병에 걸려 똑같은 피해를 보았을 것이다.

그 결과가 어떻게 되었는지 우리는 잘 알고 있다. 인도문명은 히말라야 북쪽에서와는 달리, 인도 동·북부에 살아온 여러 원시공동체를 일방적으로 흡수하지 못하고 카스트, 즉 힌두문화권에 편입시켜 반자율적인 기능을 갖는 구성요원으로 만들어 냈다. 이리하여 여러 지방의 문화와 사회적 전통은 파괴되지 않고 그대로 인도의 사회구조에 편입되었고, 따라서 몇 세기에 걸쳐 여러 가지 원시적인 종교행사나 의례가 존속될 수 있었다. 이러한 사실은 인도의 역사기록에도 나온다.

물론 이외에도 여러 가지 태도나 요소가 인도의 전통사회에서 이룩된 카스트 원리의 형성과 유지에 영향을 끼쳤다. 카스트의 차이에 따라 신체적 접촉을 금지하는 여러 가지 금기와 이런 금기를 범했을 때 몸을 깨끗이 하기 위해 지키는 여러 가지 규정을 보면 전통 사회집단 사이에 거리를 유지함으로써 각종 질병이 침범되지 않게 하려는 동기가 있었다는 것을 알 수 있다. 오랜 기간을 통해 여러 가지 전염병과 관계를 가지면서 이러한 전염병에 대한 항체가 생겨나 면역력이 생기고 각종 기생충 감염에도 저항력이 늘어나 당초의 차이가 줄어들거나 같아진 연후에야 비로소 아리아어를 쓰는 침입민족과 타밀어 또는 옛날의 고대어를 써 온 주민들이 서로 안전하게 공존할 수 있게 되었다. 이런 과정에는 유전자의 상호 혼합도 있었을 것이다. 엄격한 규제에도 불구하고 각기 다른 카스트 간에 결혼이 행해졌고, 따라서 전염병에 관련된 역학적 교류현상도 있었으리라 믿어진다. 그리고 상당히 엄격한 자연도태가 다 같이 숲 속에 살았던 사람들과 비교적 문명화된 생활양식을 가졌던 침입자인 아리안족 쌍방의 유전자에 큰 변화를 일으켰을 것이다.

그러나 이와 같은 이민족 간의 동화과정은 구세계의 다른 문명과 다르다. 거기에서는 한 문명에 의한 소화흡수라는 현상을 전혀 볼 수가 없다. 유라시아대륙 북쪽에서 생겨난 문명의 특징이라 할 수 있는 비교적 단순하고도 획일적인 구조에 비해 인도의 경우에는 각 종족 간의 문화가 다르고 사회적인 일체성을 이루는 경우가 많지 않다. 물론 이런 인도 특유의 문명양식이 갖는 특징을 우연히 생겨난 것으로 볼 수도 있겠지만, 반대로 의식적인 선택의 결과로 볼 수도 있다. 이런 우연과 선택은 카스트제의 원리를 결정하는 데 동시에 영향을 주었다고 믿어진다. 그러나 역시 인도 문명의 초기 발전단계에서 직면했던 질병을 중심으로 한 역학적 상황이 가장 큰 영향을 미쳤을 것이다. 즉 다른 문명에선 결코 볼 수 없었던 특이한 역학적 상황이 카스트제에 영향을 끼쳤고, 구조적으로 다른 문명과 크게 다른 인도 특유의 문명사회를 형성하는 데 영향을 끼쳤을 것이다.

아메리카대륙은 이와는 또 다르다. 유라시아대륙의 주요 문명도시에 토착화되어 있던 문명 특유의 전영병들은 1500년경 이전에는 멕시코나 페루에 없었다. 그렇지 않았다면 몬테즈마는 침략자인 스페인 사람들에게 더 효과적인 역학적 반격을 가할 수 있었을 것이다. 그러나 아메리카대륙의 질병양상에 대해서는 다음 장에서 자세하게 검토하기로 하자.

여기에서 전염병에 관련된 현대적인 사고방식에 기초해서 지금까지 제시된 추측이나 주장을 일단 요약해 보자. 결정적인 문헌이나 고고학상 증거가 있는 것은 아니지만 구세계의 모든 고대문명은 도시문명이 발생해서 기원전 500년에 이르는 사이에 거의 독자적으로 사람에게서 사람으로 옮겨지는 일련의 전염병을 갖게 되었다. 수인성 전염병은 물론, 곤충매개 전염병과 피부 접촉을 통한 여러 감염병이 여러 사람이 모여 사는 대도시나 주변의 인구밀도가 높은 지역에 널리 퍼져 나갔다. 그리고 그에 의해 각종 전염병에 어느 정도 저항력을 갖추게 된 문명권의 주민은 그 전염병에 노출된 적이 없는 사람들에게는 생물학적으로 매우 위험한 존재였기 때문에, 이러한 생물학적 무기에 힘입어 문명사회는 힘들이지 않고 영토를 확장시켰다.

  여러 질병이 흔한 이른바 질병 발생지는 정확하게 경계지을 수가 없다. 분명히 개별적인 전염병 유행의 지리적 분포는 사람들의 이동이나 병원체 자체의 독성변화, 그리고 그 전염병이 정착되어 있는 문명중심의 내부의 발전양상 등에 따라 해마다 다르며, 극히 불안정하다. 문명사회가 만들어 낸 미시기생과 거시기생에 관련된 생물학적 균형은 통신·교통상의 중요한 변화에 의해 깨어질 가능성이 높다. 다음 장에서는 기원전 500년부터 기원후 1200년에 이르기까지 이러한 균형이 어떻게 바뀌어졌는지 살펴보기로 하자.

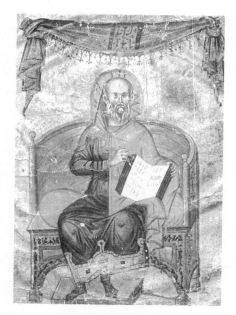

▲ 14세기에 그려진 히포크라테스의 초상

제3장 질병문화권과 유라시아대륙
기원전 500년~기원후 1200년

1. 서아시아 문명권의 전염병

기원전 500년경이 되자 유라시아대륙의 문명화된 모든 지역에서 나름 대로 각기 다른 미시기생과 거시기생의 균형이 확립되었다. 숙주인 인간 집단과 문명 특유의 새로운 질병 간에는 불안정하지만 일정한 수준의 적응이 이루어지기 시작했다.

이러한 문명발상지 중 비교적 잘 알려져 있는 서아시아의 문명권에서 당시 질병의 균형이 어떠했는지 오늘날 확실히 밝혀져 있지 않다. 이 문명권에서는 우선 관개시설이 생겨났고 그 중심지를 핵으로 해서 기원전 2000년경부터 강우량이 풍부한 주변의 지방에서 도시와 국가조직이 생겨났다. 농사를 짓기 쉬운 농토가 있는 곳에 문명사회의 조직구조가 정착되었던 것이다. 그리하여 메소포타미아의 동·서쪽 유역에 폭넓은 문명사회가 출현했고, 이집트에서는 동아프리카와 서아프리카로 작은 띠 모양의 문명권이 확대되었다.

이런 환경에서 생겨난 여러 제국의 흥망의 역사는 잘 알려져 있다. 아카드(Akkad), 바빌로니아, 카시트(Kassite), 미타니아(Mittania), 히타이트(Hittite), 이집트, 앗시리아, 칼데아(Chaldea) 그리고 페르시아의 여러 정복자들이 전쟁과 변방으로부터 많은 야만족의 침입과정에서 생겨나면서 그 통치기구의 규모가 점차 확대되고 조직이 정비되었다. 영토의 확장은 경작이 가능한 지역에까지 계속되었는데 기원전 6세기에 페르시아제국이 성립한 후에 정복은 한계에 도달했다. 기원전 500년경에 이 제국의 국경은 북·남·동쪽으로 초원과 사막지대까지 뻗쳐나갔는데, 더 이상 나아갈 경우 당시의 농경법으로는 확장된 이 제국의 행정기구를 지탱할 정도로 충분한 수확을 거둘 수 없었던 것이다. 그러나 에게 해의 좁은 관문을 통해 서쪽으로 나아가면 이 대제국의 거시기생을 계속시키기에 알맞은 비옥한 신천지가 있었고, 따라서 영토확장의 가능성이 있었다. 그리하여 기원전 480~479년에 그런 가능성이 시험되었지만, 크세르크세스(Xer-xes) 왕의 군대는 보급부족과 그리스 도시연합군의 선전 때문에 패배하고 말았다. 또한 영토확장의 가능성은 멀리 인도의 도아브(Doab) 지역에도 있었는데 이 지역은 인더스·갠지스 강 사이에 낀 비옥한 지방이었다. 그러나 페르시아인이 이 지역을 정복한 흔적은 없다. 그 후 마케도니아의 알렉산더대왕이 기원전 326년에 시도했으나, 군대가 반란을 일으켜 명령에 따르기를 거부했다. 히말라야의 북쪽으로부터 침입한 외국의 군대는 언제나 수많은 전염병의 위협을 받았는데, 바로 이 전염병의 위협으로 인해 이 지역은 외국군의 침입으로부터 안전했던 것이다.

한편 서아시아 문명권의 미시기생은 기원전 500년경에는 자연적 한계에 도달했다. 관개농법이 보편화됨으로써 물 속에서 오랫동안 지내야 했던 농부들이 걸리기 쉬운 각종 감염병과 기생충병도 기원전 500년에 이르자 거의 안정된 균형에 도달했다. 관개농법은 그 당시 이미 3천 년의 역사를 가지고 있었다. 또한 이 기간중에 이집트와 메소포타미아, 그리고 인더스 강 유역의 고대문명 간에는 상당한 수준의 상호교류가 계속되었는데 따라서 이 지역에는 거의 비슷한 기생생물이 분포하고 있었을 것이다. 유충이나 다른 기생생물에 현저한 변화가 있었다는 기록자료는 전혀 없지만, 이것은 별로 문제가 되지 않는다. 과거에 문자를 이해하고 기록을 남길 수 있었던 사람들은 들에 나가 일을 해야 할 농민의 실제 생활에는 거의 관심을 쏟지 않았고, 또한 당시의 각종 의학관계서적에 쓰여진 질병들을 오늘날 우리가 쓰고 있는 질병분류법에 맞추어 보면 분명히 않은 것이 너무나 많기 때문이다.

그러나 고대 서아시아에 전염병이 유행한 사실은 문자로 기록된 자료를 통해 분명히 알 수 있다. 바빌로니아의 길가메쉬(Gilgamesh) 서사시에는 대홍수보다 무섭다는 네 가지 재앙의 하나로 전염병의 유행을 가져오는 역신(疫神)이 찾아오는 얘기가 나오며 같은 시기의 이집트의 기록(기원전 2000년)에서도 파라오의 위력을 역신에 대한 두려움에 비유한 바 있다.[1] 오늘날 해독할 수 있는 기록을 보면, 중국에서도 기원전 13세기경에 이미 전염병 유행이 중요한 관심사였다는 것을 알 수 있다. 그 기록에 따르면, 중국 안양지방의 지배자가 점쟁이에게 그 해에도 전염병이 돌아서 많은 사람들이 죽을 것인가를 묻고 있다.[2] 이에 대해 점쟁이는 이 질문을 귀신들에게 해답을 얻으려는 의식에 사용되었던 양의 견갑골에 방식으로 새겨둠으로써 오늘날 그 사실을 알게 해 주었다.

이런 기록에 비하면 구약성경은 훨씬 뒤에 만들어졌지만 오랜 옛날에 있었던 구비전설(口碑傳說)을 많이 내포하고 있다. 출애굽기에 있는 이집트의 전염병 유행에 관한 기록은 역사적인 근거가 충분하다고 여겨진다. 모세가 퍼뜨려서 이집트를 파멸로 몰아넣은 전염병 중에는 사람과 짐승 몸에 고름집이 생기는 종기가 있었다는 얘기가 나온다.[3] 또한 하룻밤 사이에 이집트의 전 가정에 태어난 장자를 죽였던 치사율이 높은 병에 관련해서도 죽은 사람이 없는 집은 한 집도 없었다고 기록되어 있으며[4] '결약의 궤(the Ark)'를 빼앗은 필리시테 사람에게 가해진 징벌로 전염병이 돌았다는 이야기도 나온다.[5] 그리고 다윗왕이 백성의 숫자를 헤아린 죄로 인해 일어난 전염병 유행과 관련해서 이스라엘과 유대의 남자 130만 명 중 7만 명이 죽었다고 하며[6] 한밤중에 전염병이 돌아 앗시리아 군의 진

---

1) *Epci of Gilgamesh*, Tablet 11, line 184; "Story of Sinuhe," in J. B. Pritchard(ed.), *Ancient Near Eastern Texts Relating to the Old Testament*, Princeton, New Jersey, 1950, p.19.
2) 조셉 차가 번역했다.
3) 출애굽기 9 : 9.
4) 출애굽기 12 : 30.
5) 사무엘전서 5 : 6 ~ 6 : 18.
6) 사무엘후서 24.

중에서 18만5천 명이 죽는 바람에 앗시리아 왕 세나케리브는 예루살렘을
정복하지 못하고 유대땅에서 철수할 수밖에 없었다는 기록도 있다.7)

이와 같이 구약성경을 쓴 사람들은 기원전 1000년부터 동 500년 사이
에 수많은 사망자를 냈던 전염병을 하나님에 의해 아루어진 결과로 풀이
하고 있다. 또한 근대에 성경을 오늘날의 형태로 번역한 사람들은 이러한
전염병을 흔히 '좋지 못한 전염병' 또는 악역(plague)이라 써 왔는데, 아
마도 이는 18세기에 이르기까지 유럽에서 전염병으로 계속해서 나돈 병
이 선페스트(bubonic plague)였기 때문일 것이다.8) 그러나 성경에 나오는
전염병의 유행이 모두 선페스트였다고 생각할 만한 증거는 거의 없다. 홍
역, 천연두,9) 그리고 인플루엔자 같은 호흡기를 통한 전염병은 물론 장티
푸스나 이질 같이 사람의 입을 통해 전염되는 병 또한 성경의 기록처럼
돌발적으로 생겨나서 많은 사망자를 낼 수 있기 때문이다.

어쨌든 이러한 기록으로 미루어 보면, 기원전 500년 이전에 벌써 고대
서아시아의 주민들 사이에 많은 전염병이 자주 유행했다는 사실을 알 수
있다. 전염병의 유행은 지나치게 늘어난 인구밀도를 적당한 선으로 떨어
뜨리고 군사행동에 영향을 주기로 해서 중요한 역할을 했을 것이다. 그러
나 전염병은 완전히 군사행동을 저지하거나 제국의 건설에 결정적으로
지장을 줄 만큼 인구를 감소시키지는 않았다. 그렇지 않았다면 이미 기원
전 9세기로부터 동 5세기 사이에 앗시리아 제국이나 페르시아 왕국이 제
대로 번영할 수는 없었을 것이다. 성경에 전염병의 유행이 나오지만 이러

7) 이사야서 37 : 36.
8) G. Sticker, *Abhandlungen aus der Seuchenge schichte und Seuchenlehre*, Giessen,
1908, p.1, 17에 따르면, 페스트 이전의 질병을 시대별로 기록하는 데 이런 잘
못에 빠지기 쉽다고 했다.
9) Marc Armand Ruffer and A. R. Ferguson, "Note on an Eruption Resembling
That of Variola in the Skin of an Egyptian Mummy of the Twentieth Dy-
nasty(1200~1100 B.C.)," *Journal of Pathology and Bacteriology* 15, 1911, pp.1-3
에 따르면, 미이라의 피부 파편을 현미경으로 검사해 본 결과, 천연두에 걸린 사
실을 밝혀 낼 수 있었다고 한다. 그러나 이들의 기술은 오늘날의 현미경이나 화
학적인 분석법에 비해 유치해서 신뢰하기 어렵다. 그렇다고 최근 기술에 의해
뚜렷한 성과를 거두지도 못했다. T. Aidan Cockburn, "Death and Disease in
Ancient Egypt," *Science* 181, 1973, pp.470-471를 참조.

한 전염병의 유행이 당시의 문명사회를 구조적으로 붕괴시킬 정도로 빈번하거나 심하지는 않았던 것이다. 다른 입장에서 보면, 병원체들이 이미 숙주인 인구집단과 일정 수준의 적응관계에 도달해 있었다고 볼 수도 있다. 선페스트의 경우와 같이 동물이 전염병 유행과 유행 사이에 이들 병원체의 숙주가 되어 병원체를 살아 남게 하는 중요한 역할을 하는 경우도 있었지만, 고대 서아시아의 인구집단은 이미 인구수가 많아서 오늘날 우리가 알고 있는 소아전염병 같은 것은 일시적으로 유행할 수는 있었겠지만 이미 지방병으로 토착화되었다고 추측된다.

많은 인구가 모여 교류의 중심지가 된 고대 문명사회에서는 사람을 숙주로 한 전염병의 유행이 계속되어, 결코 감염의 사슬이 끊기는 경우가 없었을 것이고, 따라서 오늘날 우리가 알고 있는 발생양상과 비슷하게 대부분의 전염병은 이미 소아전염병으로 바뀌었을 것이다. 그리고 전염병의 유행으로 부를 만한 대유행은 주로 인구밀도가 충분치 못해서 감염의 사슬이 계속될 수 없었던 일부 변방 주민들 중에서 생겨났을 것이다. 그런 지역에서는 군사행동과 같은 환경의 변화가 생겨나면 전염병이 폭발적으로 유행하고 많은 사람들이 죽었을 것이다. 그리고 이런 상황에 직면했던 당시의 유식한 성직자나 학자들이 전염병 유행에 관심을 갖고 기록한 것이 성경에 나오는 전염병에 관한 기록이라 생각된다.

이러한 필자의 주장이 맞는다면 고대 서아시아에 흔했던 문명 특유의 각종 전염병은, 관개농법이 발달해서 문명이 발달한 후 숙주인 인간집단 사이에 일정한 수준의 균형을 이룰 수 있었을 것이다. 이 지구상에서 가장 오래된 문명의 발상지로서 기원전 5세기에 서아시아에는 많은 사람들이 모여살게 되었고, 따라서 이 지역에서는 이미 거시기생과 미시기생이 함께 당시의 도시와 농촌에서 안정된 균형을 이룰 수 있을 만큼 기회와 시간적 여유가 있었을 것이다. 보다 구체적으로 따져 보면, 이 지역에서 발생한 전염병에 관한 가장 오래된 기록은 기원전 2000년 전으로 거슬러 올라가므로 기원전 500년까지는 충분한 시간이 있었던 것이다. 가장 찬란한 고대문명의 발상지로서, 그 후 거듭된 전쟁에도 불구하고 이 지역에서는 전염병이 오랜 기간을 통해 안정된 균형을 이루게 되었을 것이다.[10]

이와는 대조적으로, 고대문명이 발달한 다른 지역에서는 안정된 관계
가 완전히 이루어지지 못했다. 자연환경이 완전히 다른 세 곳을 들 수 있
는데 첫째, 항상 홍수가 잘 드는 유역의 평야지대와 갠지스 강 유역의 몬
순지대, 그리고 지중해 연안이다. 이런 지역들은 서아시아보다 훨씬 뒤늦
게 문명사회의 조직구조를 갖추었는데, 기원전 500년경에도 아직 생태학
적 균형이 안정되지 못해서 전염병의 정착도 훨씬 뒤늦게 이루어졌다고
믿어진다.

기원전 500년 이전은 물론 그 이후에도 이 세 문명권에서는 생태학적
균형이 제대로 이루어지지 못했는데 이는 대규모의 인구증가가 있었던
사실로도 짐작할 수 있다. 직접적인 증거는 없지만 당시의 상황으로 볼
때 거의 확실하다. 주민수가 계속 증가하지 않고는 지리적인 영토확장이
불가능했기 때문이다. 3대 문명의 인구증가는 영농기술의 급격한 발전과
아울러 거시기생면에서 정치문화적 구조가 발달하면서 가능했으며, 그
후에도 이 특징은 뚜렷하게 계속되었다.[11]

2. 중국문명과 전염병

중국의 농업은 기원전 600년경부터 장마가 잘 드는 황하 유역 평원에
서 비약적인 발전을 거듭했다. 초기의 중국 농업이 기반으로 했던 반사막

---

10) 이 추정을 뒷받침할 수 있는 반증은 많다. 이집트와 메소포타미아에서는 예로
부터 의사는 전문직업인이었다. 기원전 17세기경 바빌로니아의 의학관계 문헌
을 보면, 일부 질병은 전염병이란 확실한 견해가 이미 있었다는 사실을 알 수
있다. 예컨대 현재 우리가 가지고 있는 당시의 편지를 보면, 한 여인이 전염병을
앓고 있기 때문에 이 여자가 쓴 컵으로 물을 마셔서는 안되며 그녀의 의자나 침
대를 써도 안되고, 그녀의 숙소를 방문해서도 안된다고 나온다. 물론 감염에 관
련된 이런 사고방식이 당시에 유행했던 마술과 관련이 있었는지 알 수는 없다.
그러나 상당한 수준의 경험에 따른 기초가 있었다고 여겨진다. "Medicine in
Ancient Mesopotamia," *History of Science* 8, 1969, p.96를 참조.

11) 그리스나 인도, 그리고 중국문명에 대해서는 William H. McNeill, *The Rise of
the West*, ch.V를 참조.

의 건조한 황토지대에 새로운 영농법
을 도입함으로써 재배작물이 수수에서
벼로 바뀌었다. 홍수가 범람하던 땅에
제방을 쌓고, 배수로를 만들고 운하를
건설하고 늪지대를 메움으로써 농토를
확장시켜 벼농사를 지었는데, 이에는
많은 노동력이 필요했다. 그리고 그와
같이 넓은 지역이 개간되면서 홍수와
한발의 위험을 막아내기 위해 황하의
물줄기를 통제할 수 있는 고도의 기술
도 요구되었다.

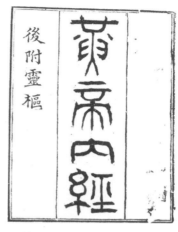

▲ 황제내경(皇帝內徑)의 후대 판본의 속표지

황하는 이 지구상에서 지질학상 가
장 활동적인 강이다. 이 강은 최근에도 지류와 합류해서 수량을 증가시켰
는데, 황토흙이 많은 중류지역을 지나면서 방대한 양의 토양을 침식하여
수로를 깊이 파낸다. 그렇지만 황토흙이 담뿍 들어 있는 물줄기가 평야지
대에 이르면 유속이 급격히 떨어져 토사의 침강현상을 일으켜 퇴적되므
로 제방을 쌓아 강의 흐름을 고정시키기가 매우 힘들다. 매년 하상이 조
금씩 높아져 제방 또한 높게 쌓을 수밖에 없고, 그 결과 황하는 주변의 토
지보다 높은 곳을 지나 바다로 흘러 들어가게 된다. 따라서 강의 물줄기
를 고정시키는 데는 많은 사람의 노력이 필요하다. 제방이 틈이 생겨서
물이 조금이라도 밖으로 새게 되면 다시 제방을 쌓지 않는 한 제방에 쉽
게 구멍이 뚫리고 물줄기 자체가 바뀐다. 이렇게 되면 황하 전체가 수로
에서 벗어나 멋대로 새로운 물줄기를 찾게 된다. 이리하여 황하는 그동안
몇 번씩 물줄기를 바꾸어 왔다. 때로는 산동지방의 높은 고지(현재의 물
줄기가 그렇다)를 지나고 때로는 남쪽으로 몇 백 마일씩 이동해서 흐르기
도 했다.12)

---

12) 이 강은 서기 11년부터 최근 1937년까지 여러 번 진로를 바꾸었다. 서기 11년
의 진로변화에 따른 피해와 주민에 끼친 영향에 관해서는 Hans Bielenstein,
"The Census of China During the Period 2-742 A.D.," *Museum of Far Eastern*

사람들의 활동에 의해 이러한 황하의 불안정성이 악화된 것은 아니지만, 아직 황하는 불안정 상태에 있다. 앞으로도 이 강이 스스로 수로를 올바로 찾아내서 안정되려면, 오랜 시간이 걸릴 것이다. 그러나 고대 중국의 불안정한 생태학적 균형에 관여했던 요소 중에는 인간활동과 밀접한 것도 있었다. 예컨대 벼농사가 잘 되어서 식량이 대량으로 생산되자 제후들 사이에 전쟁이 수세기에 걸쳐 계속되었다는 점이다. 기원전 221년에 이르자, 한 사람의 정복자가 나타나 황하뿐만 아니라 황하의 남북으로 연결된 넓은 지역을 지배하게 되었고, 그 후 짧은 기간의 내전을 거쳐 새로운 왕조인 한나라가 기원전 202년에 중국을 통일했다. 그리고 명목상으로 보면 기원후 221년까지 한나라는 중국의 모든 지역을 지배했다.

한나라의 관료행정조직에 의한 내부 평화는 그 이전에 전란이 끊이지 않았던 시절에 비해 농민의 부담을 어느 정도 감소시켰다. 그러나 이러한 한나라의 비교적 평화스러웠던 시대는 벼농사, 수수재배에 힘썼던 농민들에게 이중의 거시기생을 정착시키는 결과를 가져왔다. 농민의 입장에서 볼 때 소작료를 거두어들이는 지주와 조세를 징수하는 정부의 관리는 확실히 경쟁관계였지만, 이들은 서로 효과적으로 도와 주었던 것이다. 근본적으로 볼 때 정부관리나 지주의 이해는 같았다. 대부분의 정부관료는 토지를 소유하고 있던 불로소득계층으로 이루어져 있었다.

이처럼 고대 중국에서 분명하게 모습을 갖추게 된 거시기생의 균형에는 또 다른 강력한 요인이 존재했다. 중국의 지주계급이 농민에 대한 요구를 점차 강화시키는 과정에서 이들의 사상과 행동규범을 제약하는 윤리체계가 토지소유계층과 관료들에게 뿌리를 내리기 시작했는데, 그것이 곧 유교였다. 유교는 성인 공자(기원전 551년~479년)가 새로운 이념을 분명하게 나타냄으로써 발전되었다. 이와 같이 유교문화가 정부의 관료계층과 지주계층 간에 확대되면서 내면화된 윤리규범에 의해 권력의 지나친 횡포와 자의적인 행사가 엄격히 규제되기 시작했고, 그 결과 농민에게 부과되는 강제적인 징수가 농민들이 감당할 수 있는 범위내로 점차 제한되었다.

Antiquities, Bulletin 19, 1947, p.140를 참조.

그 결과 무제(기원전 140~87년)의 시대에까지 농민에 기생하는 두 사회계급 사이에 매우 안정된 균형이 계속되었고, 이러한 안정된 균형은 20세기에 이르기까지 약간의 수정은 있었지만 기본구조는 계속 보존되어 왔다. 지주와 정부관료의 수탈이 가혹한 경우도 있었지만 전체적으로 이들은 '최소한 농민에게 필요한 양'의 수확물을 남겨 주었다. 그렇지 않았다면 점차 황하 유역으로부터 인접지역은 물론 점차 남하해서 양자 강 유역에 진출하고, 이 곳에서 더 남쪽으로 나아가는 완만한 고대 중국문명의 영토확장은 불가능했을 것이다. 또한 일부지역에서는 발전보다는 후퇴한 경우도 여러 번 있었고, 장기간에 걸쳐 전국적으로 정체된 기간도 있었지만, 중국의 전통문화와 이러한 국가체제를 지탱해 줄 수 있는 기반이 강화되고 확대되지는 못했을 것이다.

현재 우리가 갖고 있는 기록만으로는 고대 중국문명이 어떻게 남쪽으로 확장되었는지 알 수 없다. 확실한 것은 중국 남부지방의 발달은 한왕조가 끝난 이후였다는 점뿐이다. 즉 황하의 치수사업이 본격적으로 시작된 후 약 천 년의 세월이 흐르고 난 뒤에야 양자 강 유역에서도 이와 비슷한 발전이 있었다는 점이다.[13] 오늘날에는 거의 중국의 중심부라고 말할 수 있는 중국 남부지역에 이처럼 정착이 늦었다는 점은 이상하게 볼 수도 있을 것이다. 이러한 결과에 정치·군사적 요인은 별로 큰 영향을 주지 않았다. 농사를 지을 수 있는 조건으로 본다면 오히려 이 지역의 발전이 더 촉진되었을 것이다. 기후는 따뜻하고 농작물의 성장기간도 길며, 비가 많이 와서 가뭄이 들 위험도 거의 없었기 때문이다. 게다가 양자 강은 서쪽의 높은 고산지대로부터 흘러나와 여러 호수를 지나 흐르기 때문에 황하처럼 토사가 대량으로 가라앉아 물의 흐름이 방해될 가능성도 없다. 황하의 가장 큰 골칫거리인 하상의 상승을 걱정할 필요가 없는 것이다. 따라서 황하의 경우와 같이 제방이나 수로망 구축이 그렇게 힘들지 않았다. 다시 말하면 황하 유역에서 잘 발생하는, 무섭고 피하기 어려운 여러 가

---

13) 앞의 주에서 지적한 빌렌스타인의 논문 부록인 인구분포도를 보면, 황하유역의 평야지대에서는 18세기에 이르기까지 인구밀도가 매우 높았다는 사실을 알 수 있다.

지 기술적인 장애나 재해는 거의 없었다. 이렇게 양자 강 유역은 황하지역에 비해 분명히 많은 이점을 갖고 있었지만 역사상 기록에도 남겨져 있지 않고 우리 눈으로도 볼 수 없었던 강력한 장애로 인해 북쪽에서 발전된 벼농사와 도시문화가 남쪽으로 빨리 침투할 수 없었을 것이다. 즉 남쪽에 온 중국의 고대 개척자들은 많은 전염병에 노출될 수밖에 없었던 것이다.

중국 북부지방과 남쪽의 기후 차이는 미국 뉴잉글랜드 주와 플로리다 주의 차이쯤으로 비교될 수 있지만, 지세와 계절풍 때문에 미국 동부지역과 실제로 많이 다르다. 우선 높은 산들이 일종의 방벽이 되어 양자 강 유역을 춥고 건조한 북서풍으로부터 보호해 준다. 이 바람은 겨울에 몽고고원에서 시작하여 황하 유역을 지나는 계절풍이다. 또한 여름에는 남중국해로부터 습기찬 공기를 실은 계절풍이 불어와서 양자 강 유역에 많은 비를 내리게 한다. 그러나 이 여름철의 계절풍은 황하 유역에 이르기 전에 남북으로 가로놓인 산악지대에 부딪혀 비를 뿌릴 뿐, 그 북쪽에는 강우량이 적어 제대로 수리시설을 갖추지 않은 농토는 한발의 피해를 받을 수밖에 없었다.

그 결과, 중국 북부지방과 중부지역은 기후가 뚜렷하다. 특히 남쪽은 온도도 높고 습기가 많아서 북쪽에서는 살아 남기 어려운 수많은 기생생물들이 만연할 수가 있다. 황하 유역에서는 추운 겨울이 오랫동안 계속되어 빙점하의 기온에서 동면상태로 생존할 수 있는 기생생물을 빼고는 거의 살아 남을 수가 없다. 병원균을 매개하는 곤충도 북쪽의 춥고 습도가 낮은 자연조건에서는 살아 남기 어려워서 정착할 수가 없다. 그러나 큰 산이 막고 있는 남쪽의 양자 강 유역에서는 사정이 전혀 달랐다. 따라서 중국 북부의 질병에 친숙했던 인구 집단이 남쪽으로 이동하여 전혀 다른 기생생물과 제대로 적응해 살아 남기에는 많은 어려움이 있었을 것이다.

황하 유역에서도 마른 황토땅에서 농사를 짓다가 관개시설을 이용해서 벼농사를 짓게 되자 아마도 농민들은 그 초기에 매우 무서운 여러 가지 질병에 걸릴 위험부담을 안게 되었을 것이다. 이런 영농법의 변화에 따라 필요하게 된 미시기생의 적응과정은 훨씬 표면적으로 눈에 잘 띄고 오래 걸렸던 거시기생의 적응과정과 동시에 진행되었을 것이다. 수리시설을 이용해서 황하를 제대로 치수하는 데는 몇 세기에 걸친 노력이 있었을 것이고 농민들에게 강요된 거시기생의 지나친 부담을 줄여 나가는 데도 오랜 시간이 걸렸을 것이다. 더 늘어난 전염병에 대한 적응과정도 사회적 변혁과 여러 가지 기술적인 발전에 발맞추어 이루어졌다.

이 중 어떤 것이 더 중요한 의미를 지니는 것일까. 이에 대한 정확한 대답은 누구도 할 수 없겠지만, 거시기생의 적응과정이 훨씬 느리고 시간이 걸렸다고 생각된다. 그 근거는 기원전 3세기 말까지는 중국이 정치적·군사적으로 안정을 이룰 수 없었다는 점이다. 이른바 전국시대(기원전 403~221년)을 거쳐서 기원전 221년에야 반야만국가인 진나라가 중국 전역을 지배하게 되었다. 그리고 한왕조(기원전 202~기원후 221년)의 지배체제 아래 새로운 국가체제가 이루어진 동안 중국의 농민은 4세기 동안이나 벼농사의 경험을 쌓아 왔는데, 이 정도의 긴 세월은 황하 유역에서 새로운 관개농법의 도입에 따른 전염병을 중심으로 한 역학적 관계가 안정되는 데 충분했을 것이다. 그것은 거시기생이 어느 정도 균형을 이루기 훨씬 전인 한 세기 또는 수세기 전에 달성될 수 있었을 것이다.

중국의 농민들이 벼농사를 위해 오랫동안 고인 물에서 작업하게 되면서 각종 질병이 늘어났다는 것은 의심할 여지가 없다. 그러나 그런 새로운 질병이 점진적인 인구증가를 억제하지는 않았다. 충분한 인구증가 없이는 계속되는 제방이나 수로망 건설에 필요한 인력을 보충할 수 없었을 것이고, 하물며 늘어만 갔던 군대조직에 필요한 인력을 공급하지도 못했을 것이다. 그러나 기원전 3세기 말에 기술적 진보와 안정된 국가행정기구, 그리고 윤리적 기반이 갖추어져 중국이 중남부로 진출할 수 있었음에도 불구하고, 그 진출을 억제한 것은 질병 이외에는 없었다. 질병의 장애가 얼마나 컸는지는, 한나라의 개척자들이 양자 강 유역에 많이 이주해서 정착하는 데 5세기 내지 6세기가 걸렸다는 사실로도 충분히 짐작된다. 쉽게 표현하면, 춥고 습도가 낮은 북쪽에서 온 사람들이 너무 많이 죽어서 빠른 개발이 불가능했던 것이다.

필자의 이러한 주장은 모두 구체적인 증거가 없고 연역적인 일면을 지니고 있다. 서아시아의 경우와 마찬가지로 옛날 기록에서 사람에게 위협

을 주었던 기생생물이 무엇이었는지를 찾을 길은 없다. 저술가들은 남쪽
에서 걸리기 쉬웠던 여러 가지 질병의 위험에 크게 관심을 기울이지는 않
았지만 간혹 관련된 기록도 있는데, 중국역사학의 창시자로 볼 수 있는
사마천(기원전 145~87년)은 이렇게 지적했다. "양자 강 남쪽의 땅은 낮
고 기후가 습하다. 성인남자는 젊어서 죽는다.14) 또한 이 지방에 농사짓
기 좋은 토지가 많고, 인구가 적다고 했다. 사만천은『사기』를 쓰기 위해
중국 여러 곳을 샅샅이 돌아다녔기 때문에 이 지적은 확실히 권위 있는
증언이라 하겠다. 사마천 이후에 남겨진 각종 문헌에 따르면 남쪽이 북쪽
에 비해 매우 비위생적인 것은 당연하다고 한다. 남쪽을 여행하려는 사람
을 위한 안내서를 보면, 좋지 못한 병에 걸렸을 때 써야 할 처방이나 약의
이름이 나온다.15) 물론 이런 안내서는 별로 도움이 되지 않았다. 남쪽에
파견된 관리들의 임기는 매우 짧았고, 이들 중 많은 사람들이 죽었다는
기록도 있다.

　오늘날 중국의 주요 질병분포를 지역적으로 살펴볼 때 기온과 습도가
높은 남쪽에 전염병이 훨씬 많다. 전염병이 유행가능한 경계선을 그어 보
면 북쪽으로 황하와 양자 강 사이에 놓이는데 기후풍토로 볼 때 이러한
전염병 양상의 차이는 옛날과 틀리지 않을 것이다.16) 물론 중국의 고의서
들을 뒤져 봐도 지역적 차이에 대한 지적은 많지 않으며 오히려 계절에

14) Shih-chi, ch.129, trans. by Ping-ti Ho.
15) 중국 남부지방의 여러 가지 건강문제에 관련된 문헌은 The collection of references assembled in Edward H. Schafer, The Vermilion Bird: T'ang Images of the South, Berkeley and Los Angeles, 1967, "Miasmas," pp.130-134를 참조.
16) Ernst Rodenwaldt et al.(eds.), *World Atlas of Epidemic Diseases*, Hamburg, 1952~1956에 기록된 질병 중 중국남부에는 있지만 북부지방에서는 볼 수 없는 것으로 필자가 계산한 것만 따져 보아도 다섯 가지나 된다. 이 지도는 오늘날 20세기의 질병분포를 기록한 것이다. 중국에 관련된 자료가 부족해서 중국 전역을 한 단위로 다루었다. 따라서 오늘날 지역에 따른 차이는 이 지도에서는 찾을 수 없다. 앞으로 더 정확한 자료가 얻어진다면, 이런 지도에 의해 남쪽과 북쪽의 차이가 분명하게 밝혀 질 수 있을 것이다. 또 하나 지적하고 싶은 것은 원충류 감염에 의한 일종의 전염병인 칼라 아자르(Kala Azar) 같은 것이 중국 북부지방에만 기재되어 있다는 것이다. 그런 의미에서 볼 때 기후가 따뜻해질수록 질병이 많아진다고 단정하기는 어렵다고 본다.

따른 질병들이 주로 기록되어 있다. 말라리아를 비롯한 몇 가지 질병은 오늘날에도 분명하게 인식할 수 있지만 다른 많은 질병은 대개 오늘날의 전염병 분류법으로는 제대로 분간하기 어렵다. 이는 갈레(Galen, 130~200: 그리스의 의사)가 썼던 의학용어를 오늘날 우리가 쓰고 있는 말로 고치기 어려운 것과 비슷하다.[17]

오늘날 말라리아는 가끔 북쪽에서도 발생하지만, 엄격히 따져 볼 때 남쪽의 중요한 보건문제였다.[18] 아마 말라리아는 중국의 개척자들이 남쪽으로 진출하는 데 가장 큰 장애였을 것이다. 또한 모기가 매개하는 뎅그열(dengue fever)은 황열병(yellow fever)과 생물학적으로 밀접한 관계를 갖지만 사망률은 별로 높지 않은데, 이것도 중국 남부의 여러 지방에 분포되어 있다. 말라리아처럼 뎅그열도 옛날부터 존재해 온 것으로 여겨지는데 이 병에 전혀 노출된 적이 없고 저항력조차 갖지 못했던 개척자들에겐 이 병 또한 위험한 존재였을 것이다. 말라리아의 일종이라 믿어지는 재귀열을 위시해서 수많은 열병이 중국의 고의서에 분명하게 기록되어 있는데, 이 사실로 미루어 볼 때 중국의 고대문명이 확장되던 최초 수세기간에는 이러한 병들이 매우 중요한 문제였으리라 추측할 수 있다.[19] 19세기에 만들어진 중국의 전통 약전에는 탁월한 효과가 있는 여러 가지 해열제가 들어 있는데, 서양의사의 입장에서 보더라도 이들 약재는 키니네와 전혀 손색이 없다.[20]

주혈흡충병도 근대 이후 중국 중남부지방에서는 중요한 보건문제였다.

---

17) Lu Gwei-Djen and Joseph Needham, "Records of Diseases in Ancient China," in Brothwell and Sandison(eds.), *Diseases in Antiquity*, pp.222-237에서는 중국의 전통적인 질병들을 현대의학에서 쓰는 용어로 바꾸어 놓았다. 과거의 각종 질병을 오늘날의 질병분류법으로 바꾸어 놓을 수 있다는 저자들의 전제가 아직 완전히 합의된 것은 아니다.

18) Mark F. Boyd(ed.), *Malariology: A Comprehensive Survey of all Aspects of this Group of Diseases from a Global Standpoint*, II, Philadelphia and London, 1949, p.816.

19) C. A. Chamfrault, *Traite de Medicine Chinoise*, 5 vols., I, 2nd ed., Angouleme, 1964, pp.697-706.

20) C. A. Gordon, *An Epitome of the Reports of the Medical Officers of the Chinese Imperial Customs Service from 1871 to 1882*, London, 1884, p.118.

이 병 역시 옛날에도 기후풍토에 의해 좌우되는 유형지역에만 분포되어 있었을 것이다. 근래 기원전 2세기경의 것으로 보이는 미이라가 발견되었는데, 만성적 주혈흡충병에 걸려 있었다는 사실이 확인되었다.21) 이는 중국의 개척자들이 양자 강 유역을 개발하여 황하 유역과 비슷한 수준으로 끌어올리기 훨씬 전부터 이 병이 중국에 존재했다는 사실을 알려 준다.

요약컨대 고대 중국인들은 약 기원전 600년 이후에 황하 유역에 진출해서 기술적·정치적으로 성공했으며, 질병적응을 중심으로 한 역학적인 측면에서도 성공을 거두었다. 또한 기원전 200년 이후에는 농민과 농민에 기생했던 계층 간에도 상호허용가능한, 매우 안정적인 거시기생의 균형을 이룩하는 데 성공했다. 그러나 미시기생의 측면에서 볼 때 기원전후 수세기에 걸쳐 남부지역에서는 대규모의 적응과정이 진행되었다. 기원전 221년 또는 그 이전부터 중국의 지배하에 있었던 많은 지역들은 각종 전염병과 같은 장해 때문에 220년에 한나라가 멸망하고 나서야 완전히 중국사회에 동화되었다. 이 때 질병에 대한 근본적이고 심각한 적응과정이 진행되었다는 사실을 다시 한번 지적하고자 한다.

3. 인도문명과 전염병

인도의 경우 갠지스 강 유역과 인접한 뱅갈만 지방에 초기농업이 어떻게 발전했는지를 알 수 있는 자료가 전혀 없다. 초기부터 벼농사가 중요한 위치를 차지했겠지만, 그것이 언제 시작되었는지 알 수 없다. 또한 수리사업이 어느 정도 발달했는지도 알 수 없다. 갠지스 강 유역에서는 계절풍에 따른 강우량이 충분하므로 농사를 짓기 위해 특별히 강으로부터 물을 끌어들일 필요는 없지만, 다모작을 하려면 관개시설이 필요하다. 왜냐하면 여름부터 가을에 걸쳐 몬순에 따른 강우가 끝나기 때문에 다음 우기가 될 때까지 농토는 놀릴 수밖에 없고 따라서 인위적으로 물을 끌어들일 필요가 생긴다. 과거 몇 세기에 걸쳐 다모작이 크게 이용되었지만, 다

---

21) "A Lady from China's Past," *The National Geographic* 145, May, 1974, p.663.

모작이 언제부터 생겨났는지 만족할 만한 해답은 가지고 있지 못하다.

단지 우리가 알고 있는 것은 기원전 600년경부터 넓은 지역을 지배했던 강력한 왕국이 여러 개 있었다는 사실이다. 그러나 알렉산더 대왕의 침공(기원전 327~325년)이 있은 지 얼마 지나지 않아서 찬드라굽타 마우리아(기원전 321~297년) 지배하의 왕국이 이 지역을 한 국가로 통일시켰고 그 2대와 3대째 되는 후계자가 인도대륙으로 영토를 확장시켰다. 이런 정치적 발전의 초기단계에 부처(전승기록에 따르면 기원전 563~483년)가 나타나서 비슷한 시대에 살았던 중국의 공자와 놀랄 만큼 흡사한 역할을 했는데, 그는 일종의 세계관을 제시하고 스스로 생활양식을 다른 사람에게 보여 주면서 광범위한 영향을 끼쳤다.

그러나 기원전 500년 전후에 생겨난 정치기구와 사상체계는 중국에 비해 불안정해서 강력한 통일체를 이루지 못했다. 그 이유 중 하나가 바로 인도의 전 역사를 통해 언제나 볼 수 있는 결정적 요소인 미시기생의 계속적인 위협이었다. 인도에서 농사를 짓기에 적합한 갠지스 강 유역과 다른 지방은 모두 고온다습해서 항상 이러한 위험을 내재하고 있었다.

인도문명이 뿌리를 내렸던 도시나 국가들은 인더스문명이 발생했던 반사막지대와는 환경면에서 전혀 양상이 달랐다. 초기 인도문명이 생겨난 지역의 기후는 메소포타미아, 이집트와 비슷했다. 인더스 강 유역에는 강우량이 적어서 농사를 지으려면 수리시설을 이용해야만 했다. 그러나 갠지스 강 유역에는 몬순에 의한 강우량이 풍부했으며 북쪽으로는 히말라야 산맥이 방벽 역할을 해서 기온은 0℃ 이하로 떨어지는 일이 없었다. 이 지역의 기후풍토는 전염병이 너무 많아서 제대로 정착하기가 어려웠던 양자 강 유역보다도 훨씬 고온다습했다. 이렇게 중국의 경우보다도 훨씬 감당하기 어려운 기후풍토 아래 고대 인도문명은 형성되었다.

오늘날에도 갠지스 강 유역에는 콜레라, 말라리아, 뎅그열은 물론 여러 가지 다세포 기생생물에 의한 각종 감염병이 흔하며, 추운 지역이더라도 도시와 문명이 발달한 곳에서는 유행하기 쉬운 전염병이 흔하다. 물론 먼 옛날에 이 지역에 어떤 병원체가 많았는지 확실히 알 수는 없다. 그러나 갠지스 강 유역의 기후조건으로 볼 때 사람들이 많이 모여살면서 각종 기생생물이 크게 늘어났을 것이다.

이런 풍토조건에서 살아 남을 수 있게끔 일단 적응에 성공하면 나름대로 여러 가지 혜택을 누릴 수 있다. 갠지스 강 유역의 자연환경에 적응한 사람들은 라미푸트라(Brahmputra) 강, 살원(Salween) 강, 그리고 메콩(Mekong) 강처럼 갠지스 강 유역과 환경이 비슷한 다른 지역에 진출해서 정착할 수 있는 가능성을 갖게 된 것이다. 이리하여 기원전 100년경부터 기원후 500년 사이에 대인도가 형성되었는데, 그 형성은 인도의 상인들이나 전도사들의 활동을 통해서였다. 이들은 여러 지역의 왕후나 사람들에게 문명화된 생활양식을 전수했는데 인도네시아의 일부 섬들도 이 발전과정에 참여했다. 몇 세기에 걸친 인도문명의 해외진출은 폭넓은 지역으로 확대되어 문화사적으로도 의의가 컸다. 고대의 시실리 섬과 남부 이태리의 대그리이스도 동남아시아나 인도네시아의 대인도에 비하면 아주 작은 규모의 것이었다.

물론 전염병이 많으면 각 개인의 건강이나 노동력을 감소시켰을 것이고, 따라서 농민이 가족은 물론 국왕과 지주, 그리고 군대와 정부관리를 부양하는 데 필요했던 식량생산능력도 그만큼 떨어졌을 것이다. 멀리서 보면 인도는 매우 부유한 나라로 보였을 것이다. 더욱이 보석이나 향료를 생산한다는 점에서 보면 매우 번영했다고 생각되겠지만, 인도는 전체적으로 언제나 빈곤상태에서 벗어난 적이 없었다. 농민이 생산하는 식량생산량과 그들 자신의 생존을 위해 필요한 식량 사이에서 기대되는 잉여농산물량은 별로 많지 못했다.

이런 사정은 일종의 에너지 균형현상으로 이해할 수 있다. 농민 위에 군림했던 지배계층과 군대 그리고 도시주민의 생존을 위해 농민들로부터 거두어들이는 식량과 농민들 몸 안에 있는 각종 병원체 때문에 빼앗기는 식량은 실제로 농민들이 이용할 수 있었던 에너지량에서 빼야 한다. 그 중에서도 기생체에 빼앗기는 양이 많을수록 농민들이 실제로 이용할 수 있는 분량은 줄었을 것이다. 인도 농민들이 히말라야 북쪽의 사람들보다 훨씬 많은 미생물을 몸 안에 갖고 있었던 것이 사실이라면, 정부가 조세로 거두어들일 수 있는 식량이나 전쟁 또는 정부활동에 징발할 수 있었던 농민의 노동력 또한 줄어들 수밖에 없었을 것이다. 따라서 인도의 지배계층과 도시가 이용할 수 있는 잉여에너지는 별로 많지 않았을 것이다.

이런 사실은 인도의 역사를 통해 많은 왕국이 구조적으로 취약했고 오래 지속되지 못했음을 반증한다. 험준한 산맥이 방벽을 이루고 있었지만 북서부로부터 자주 외적이 침입해서 쉽게 인도를 정복한 원인은 바로 이러한 정치군사적 취약점일 것이다. 반면 인도에 많았던 여러 가지 전염병이 오히려 인위적으로 만들어낸 방어수단보다 훨씬 확실하게 외적의 침입을 막는 방어장치이기도 했는데, 히말라야 북쪽에서 쳐들어 온 외국 군대는 북인도의 평야지대에서 언제나 수많은 미생물과 만나 많은 사망자를 낼 수밖에 없었다. 따라서 기원전 15~12세기의 아리안족의 침입으로부터 기원후 18세기에 이르기까지의 인도의 정치군사적 역사는 외국 군대의 용맹과 질병 간의 균형에 의해 좌우되었다고 말할 수 있을 것이다.

또한 인도문명에서 특징적으로 볼 수 있는 두 개의 또 다른 면도 역시 전염병의 만연과 관련이 있었다. 하나는 앞 장에서 설명했듯이 인도사회 고유의 카스트제도에 관련된 것이다. 즉 천연두처럼 문명사회에 흔한 전염병에 이미 적응한 아리안족이, 인도 남·동부의 고온다습한 환경에 많은 전염병에 이미 저항력을 가지고 있었던 '숲 속의 원주민'과 만나게 되자 서로 직접적인 접촉을 피하려는 태도가 생겼던 것이다. 그러나 카스트 원칙은 사회적으로 보편화된 규범으로 정립되면서 국력을 저하시키는 방향으로 작용했다. 정치적 충성심은 카스트에 따른 귀속의식을 뛰어넘을 수 없기 때문이다. 즉 군주는 다른 카스트에 지나지 않았고, 따라서 가능한 한 다른 카스트에 속한 사람들과는 접촉을 피했을 것이기 때문이다.

또 다른 요인은 인도종교에서 흔히 볼 수 있는 초월주의 경향인데, 이는 가난 속에서 수많은 전염병에 시달렸던 농민들의 현실에 매우 부합되는 것이었다고 할 수 있다. 중국의 유교는 당시 제후들 중심으로 생겨난 국가구조를 지탱해 주고 이를 조정하는 역할을 담당했으나, 불교와 힌두교는 근본적으로 유교보다는 비정치적이었다. 이 두 종교는 사람의 오관(五觀)을 통해 지각할 수 있는 모든 것을 부정하고, 세속의 영화나 부와 권력을 물리치도록 권한다. 공자가 지나친 권력의 남용을 억제할 수 있는 행동규범을 제시해서 지배계층의 거시기생을 규제하려 했던 경우와는 대조적이다. 인도의 승려들은 정치나 사회문제에 등을 돌리고—어떤 의미에서는 절망한 나머지—추종자에게 검소한 생활을 요구하면서 해탈의 성스러운 경지에 이르려면 물질적 욕구를 최소한으로 줄여야 한다고 했다. 그런 의미에서 단식을 통해 현세를 초월한 경지에 이르고자 모든 감각과 육체적인 생리기능을 억제하고자 힘썼던 성자들은 보다 많은 식량을 생산하도록 강요되었던 농민들의 생산능력이 빈약하다는 사실과 일치되었다.

모든 사람이 겪는 삶의 고통으로부터 벗어나려는 생각과 제물에 대한 욕심에서 벗어나라는 부처의 주장은 결국 정치적 유대를 약화시키고, 정치적 영향력을 떨어뜨리는 결과를 가져왔다. 그러나 이런 초현세적인 태도나 가치관 그리고 카스트제의 완성과 아울러 고대 인도농업의 기술적인 한계 같은 요소들이 고대 인도국가를 얼마나 취약하게 만들었는지는 잘 알 수 없다. 하물며 이런 특징적인 인도문명의 형성에 당대의 각종 질병이 어떻게 작용하고, 어느 정도 역할을 담당했는지 제대로 측정하는 것은 더 불가능하다. 우리가 알 수 있는 것은 이 모든 요소가 복합적으로 역할을 수행해서 인도대륙의 고대문명이 특징적으로 형성되고 지속적인 적응이 계속되어 왔다는 사실뿐이다.

요컨대 고대 인도에서는 정치·문화적으로 혜택을 누렸던 특권층이 농민으로부터 수탈할 수 있었던 농산물의 양은 전염병이 훨씬 적었던 중국보다 적을 수밖에 없었을 것이고, 따라서 인도의 고대국가가 취약하고 단명했던 특징 또는 초현세적 생활양식은 일종의 현실적 적응에 의한 결과였다고도 생각할 수 있다. 즉 겨울 동안 감염의 사슬이 끊겨서 전염병이 많지 않은 풍토에서보다는 상상하기 어려울 정도로 각종 병원성 미생물이 많은 인도에서는 잉여생산물이 그다지 많지 않았기 때문에 그러한 현상이 나타났다는 것이다.

인도문명이 발생한 기후풍토는 아프리카의 사바나 지역 같이 우기에만 비가 집중적으로 쏟아지고 연중 따뜻한 열대지역인데 이러한 기후풍토는 인류가 태어났던 지역의 기후풍토와 같다. 인간이 원인으로부터 진화되는 오랜 세월을 통해 아프리카의 각종 기생생물도 숙주집단인 인간과 함께 진화해 왔는데 이런 풍토에서 생겨난 문명은 거시기생의 좋지 못한 영향을 비교적 적게 받았을 것이다. 그러나 아프리카대륙에서는 인구집단의 증가 자체를 위협하는 기민병 같은 생물학적 위협이 존재했지만 인도에는 그런 질병이 없었기 때문에 문명발달에 수반되는 거시기생에 의존하는 지배계층이—비록 취약했지만—생겨날 수 있었으리라 짐작된다.

그리하여 기원전의 약 10세기 동안 거시기생과 미시기생에 의해 중국과 인도의 농민들은 수없이 수탈되면서도, 적은 양이지만 잉여농산물을 간직할 수 있었던 것은 틀림없는 사실이다. 따라서 인구는 계속 증가될 수 있었고, 그 결과 새로운 땅으로 많은 사람들이 진출해서 또다시 도시를 중심으로 고도의 경제적 구조나 정치문화적 발전을 이룰 수 있었던 것이다. 그렇지 않았다면 인도와 중국의 문명은 제대로 발달하지 못했을 것이다.

4. 그리스문명과 전염병

기원전 10세기 동안에 에게 해 연안에서, 더 일반화시키면 지중해 연안 전역에서도 비슷한 상황이 전개되었다. 여기서도 중국과 인도처럼 문화적 발전을 계속한 일부 지역에서는 새로운 영농법이 개발되어 더 큰 가능성을 제공했다. 그렇지만 에게 해의 체계는 인도나 중국보다도 복잡했다. 여기서는 경제적으로 다르게 분화된 지역 간에 생산품을 교환해야만 했는데 그것은 선박에 의해 대규모로 값싸게 물자를 수송할 수 있는 수단을 가지고 있었기 때문에 가능했다. 이러한 교류는 농업에도 결정적인 영향을 끼쳤다. 경우에 따라서는 포도나 올리브나무를 심고 몇 해씩 자라기를 기다려, 포도주나 기름을 생산해서 유리한 조건으로 곡식이나 다른 일용품과 교환할 수가 있었다. 이렇게 되자 고장에 따라서는 포도주나 기름을 생산해서 곡식을 교환하면 훨씬 경제적으로 많은 곡식을 얻을 수 있었다.

에게 해 연안의 주민들이 생산품을 포도주와 기름으로 한정시키는 데에는 필요한 곡식이나 금속, 목재, 그리고 노예 같은 주요 자원을 안정적으로 공급받을 수 있는 야만사회가 필요했는데 이는 어떤 의미에서는 그리스 문명 발달에 빼놓을 수 없는 조건이었다. 이러한 대규모 잉여농산물의 생산이 어떻게 가능했는지 정확한 기록은 없다. 그러나 지중해나 흑해 연안지방에 살았던 추장이나 권력자들은 포도주나 기름 같은 문명 생산물의 가치를 알게 되었을 것이고, 따라서 백성으로부터 곡식이나 여러 가지 일용품을 비축해서, 그리스에서 선박으로 운반되어 온 문명상품과 물물교환을 했으리라는 것은 쉽게 상상이 된다.

이 경우 지중해에서 멀리 떨어진 고장에서 곡식을 생산한 농민들은 서아시아나 중국, 그리고 인도의 농민들이 사회적으로 맡았던 역할을 대신했다고 볼 수 있다. 농민들은 도회지 사람들을 위해 식량을 공급했지만, 반대급부는 별로 많지 않았지만, 지중해에서 멀리 떨어져 살던 변방 지역의 농민들은 좀 달랐다. 그리스 시민들은 그들에게 양식을 공급해 주는 이른바 야만족과 멀리 떨어져 생활했다. 그리스인들은 경제적으로 자유로운 시민 사이에서 물건을 사고 팔며, 정치적으로도 자유계약에 기초해서 생활한다고 여겼다. 문명의 중심이 되었던 도시 주민은 그들에게 식량을 공급하는 농민들도 다 같이 정치공동체의 구성원으로서 대등한 입장에서 물건을 팔고 사며 전쟁에 참여하고 정치적인 모임에도 관여한다고 믿었던 것이다.

이처럼 지중해 연안에서 생겨난 거시기생 현상은 중국이나 인도와는 좀 달랐다. 그것은 일종의 집단 거시기생의 형태를 갖추었으며, 소외되고 억압된 농민의 역할을 변방의 야만인들이 담당했다. 도시문명과 변방의 농민 사이에 정착된 상호관계는 몇 세기 동안 통일제국의 지배체제에 귀속되지 않았다. 다른 문명화된 지역에서는 대개 외국과의 통상교역은 일부 도시주민에게만 허용되었으며 이러한 교역은 정치권력과 밀접한 관계를 갖고 지배계층의 엄격한 규제를 받았지만 지중해 문명의 교역방식은 매우 개방적이었고, 대부분의 사회계층이 이에 참여했다. 따라서 기름이나 포도주 같이 수출할 수 있는 좋은 잉여농산물이 생산되는 고장에서는 문명의 중심지로 도시가 많이 생겼다.

그 결과 이 지역에서는 오랫동안 정치적 불안정상태가 계속되었고, 지역적인 전쟁이 되풀이되었는데 따라서 도시주민에게 식량을 공급한 지중해 주변의 농민들은 제국의 관료조직이나 군대를 유지하는 데 필요한 부담을 오랫동안 지지 않았고 심한 수탈을 받지 않았다. 이러한 현상은 중국이나 서아시아 문명에는 없는 뚜렷한 차이점이었다.

기원전 30년 전 드디어 지중해 지역도 로마제국의 지배체제에 들어갔지만, 당시의 중국이나 오래된 서아시아의 정치형태에 비해서는 제국의 지배체제가 정착하는 데는 오랜 세월이 걸렸다. 전시는 물론 상품교역에서 각자의 이익을 지키기 위해 만들어진 독립적인 지방조직들을 하나의 통일된 지배체제에 흡수시키기에는 많은 곤란이 뒤따랐다. 독립된 환경 아래 발전해 온 그리스와 로마의 정치사상이 강력한 제국의 지배체제에 반발하곤 했던 것이다. 축적된 부가 수탈의 대상이 되고 시민들이 군대에 소집되어 전쟁터에 나가게 되자 전제군주에 복종하지 않고 오히려 반항하는 경우가 생겨났다. 기원전 499년에 있었던 이오니아 지방의 페르시아제국에 대한 반란이나 기원전 404년 아테네제국의 붕괴는 이를 잘 증명해 주고 있다.

조직된 군대에 의한 군사행동이나 전쟁에 의해 교역의 안정성이 상실되었는데, 그것이 로마제국의 관료조직보다 지중해 지역의 주민들에게 더 부담이 되었는지 확실치 않으며, 따라서 기원전 30년 이전에 지중해 지역의 식량공급자에 대한 수탈이 같은 시대의 중국이나 서아시아보다 더 심했는지를 단언하기는 어렵다. 그러나 수많은 자치도시가 가능한 한 자신들의 정치경제에 관련된 문제를 스스로 판단해서 처리하려는 경향은 지중해문명은 물론 그 후 유럽문명의 자유에 대한 강력한 관심을 심어 주었다. 대신 이러한 정치적인 다변화 혹은 세분화는 전쟁을 자주 불러일으켰는데, 고대 유럽인들은 이러한 대가를 거리낌없이 치렀다.

이제 생태학적 균형을 이루는 데 중요한 위치를 차지하는 미시기생을 살펴보기로 하자. 지중해 연안 지역은 아마 질병이 많지 않아 인구가 증가하는 데 매우 좋은 환경이었을 것이다. 당시 개발된 영농법이 새로운 미시기생을 초래하지는 않았을 것이다. 올리브는 사람이 재배하기 전부터 그리스에서 야생으로 자라고 있었기 때문에 그것을 재배한다고 해서 기존 환경이 크게 변하지는 않았다. 특히 올리브는 다른 식물이 성장하기 어려운 돌산이나 구릉지대에서도 잘 자랐다. 포도는 북쪽의 강우량이 많은 지방에서 유래되었다고 믿어진다. 전설에 따르면 포도주의 신 디오니소소는 트레이즈에서 왔다고 하는데 아마도 그 지방에서 포도가 유래되었을 가능성도 있다. 물론 다른 데서 왔다 하더라도 포도 재배가 기존의 생태학적 균형을 근본적으로 변화시키지는 않았다는 점은 확실하다. 같은 시대에 생겨난 중국과 인도의 벼농사가 기존의 생태학적 균형을 철저하게 바꾸었던 데 비해 큰 변화는 주지 않았던 것 같다. 흑해 연안이나 지중해 연안에 밭농사가 발전하면서 생겨난 변화도 그리 크지는 않았다. 밀·보리는 근동지방이 원산지인데, 사람이 재배하기 전부터 이 원생종은 잡초와 더불어 자라고 있었고, 따라서 생태계의 균형은 곡물증산에 의해 영향을 받지는 않았다.

이처럼 지중해 연안에 새로운 작물의 재배가 이루어지면서 전염병의 감염이 늘어났다고 생각하기는 어렵다. 물론 인구밀도가 높아지면 여러 가지 전염병이 늘어나기 쉬운데, 가장 많이 늘어난 것이 말라리아였을 것이다. 많은 사람들이 도회지에 모여서 살고 수도 증가함에 따라 불결한 음료수를 통해 전파될 수 있는 수인성 전염병도 증가되었으리라 믿어진다.

그리스 의학의 시조 히포크라테스(기원전 460~377년)는 여러 질병의 증상에 대해 정확하고 상세한 기록을 남겨서, 고대 그리스에 각종 감염병이 있었음을 알려 주었다. 그러나 그 기록에 나오는 병이 오늘날 우리가 알고 있는 질병분류법으로는 어떤 전염병이었는지 알기 어렵다. 타소스 섬에 유행성 이하선염이 유행했다는 기록이 남겨져 있는데,[22] 3일 또는 4일 간격으로 열병이 났다고 기록된 이 병은 아마도 오늘날의 3일열 또는 4일열성 말라리아였을 것이다.[23] 확실히 단정하기는 어렵지만, 오늘날 많은 의학 전문가들은 히포크라테스의 기록을 통해 이미 결핵이나 인플루엔자 아니면 이 양자를 발병시킨 유행, 그리고 디프테리아의 만연이 있었음을 짐작하고 있다. 그러나 히포크라테스 전집에는 천연두나 홍역

---

22) Hippocrates, *Epidemics* I, p.1.
23) Hippocrates, *Epidemics* I, p.vi; W. H. S. Jones, *Malaria and Greek History*, Manchester, 1909, pp.62-64를 참조.

에 관한 기록이 전혀 없다. 천연두 또는 홍역이 나타내는 증상이 뚜렷하고 질병과정이 분명하다는 점을 유념할 때 확실히 히포크라테스나 히포크라테스 전집을 썼던 당시의 사람들에게는 이런 병이 발견되지 않았던 것 같다. 또한 페스트에 대한 기록도 전혀 찾을 수 없다.

이 사실을 볼 때, 중국이나 인도의 고대 농민들에 비해─기생충 감염이 아주 많았던 이집트를 뺀다면─고대 지중해 지역의 주민들은 편안한 생활을 누릴 수 있었던 것 같다. 물론 지역에 따라서는 말라리아 감염의 위험이 매우 높아서 영농지역의 확대 자체가 지장을 받은 경우도 있었던 것 같다. 그러나 로마와 로마 부근의 평야지대와 이탈리아 반도의 상당 지역은 후세에 이르러 말라리아가 창궐하는 지역이 되어 버렸지만, 기원전 6~3세기에는 많은 사람들이 여기서 농사를 지었다는 것도 확인할 수 있다. 당시에 이미 수도관을 땅 속에 묻어 음료수를 공급하고 늪지대의 배수와 관개시설을 갖추기 시작했는데, 이런 토목공사를 위해서는 많은 인력이 소요되었지만 물을 제대로 관리했기 때문에 악성 말라리아가 로마시 주변지역에는 침입할 수 없었던 것 같다. 물론 후세에 이르러 이 지역은 말라리아 때문에 황폐화되고 인구도 감소했다.24)

오늘날에는 여러 종류의 모기 중 특정지역에 특별한 종류의 모기가 많이 번식하는 구체적 자연조건에 대해 잘 알고 있고, 지중해 지역 중 어느 한 고장에서 유독 말라리아가 다른 고장에 비해 많이 발생할 수 있는 자연환경에 대해서도 알고 있다. 이 중 가장 중요한 모기번식의 결정요인을 들자면 모기가 산란하기 좋고 부화하기도 좋은 충분한 물이 있느냐는 것이다. 모기 중에는 고인 물 이외에도 흐르는 물 속에서 산란기를 보낼 수 있는 것도 있고 담수가 아닌 바닷물이 섞인 물 속에서 번식하는 것도 있다. 또한 물에 들어 있는 극히 작은 성분이 모기번식에 중요한 역할을 하기도 한다. 사람과 가축수의 비율도 전혀 관계가 없는 것 같지만, 모기번식에 깊은 관계를 갖는 수가 많다. 실제로 유럽에서 가장 강력한 말라리아 매개곤충인 일부 모기들은 사람보다 가축의 혈액을 더 좋아한다. 이들

24) Angelo Celli, *The History of Malaria in the Roman Campagna from Ancient Times*, London, 1933, pp.12-30.

이 본래 좋아하는 혈액을 충분히 얻을 수만 있다면 구태여 잠재적인 숙주
인 사람의 피까지 흡혈하지는 않을 것이다. 따라서 가축들이 말라리아를
매개하는 모기들에게 충분한 양의 혈액을 제공한다면 사람의 감염은 더
이상 없을 것이다.[25]

이렇게 미묘하고도 사소해 보이는 여러 가지 조건들에 의해 지중해 지
역 중 특히 말라리아가 많이 만연하는 지역이 결정된다. 물론 이런 요인
을 완전히 다 안다고 주장할 사람은 아무도 없다. 더욱이 과거에 이런 자
연환경에서 언제 어느 정도 말라리아가 인간의 활동을 방해했는지, 그리
고 가장 중요한 결정요인이 무엇이었는지를 지금에 밝혀 내기란 거의 불
가능하다. 그러나 다음과 같은 일반적인 관찰을 할 수는 있다. 즉 기원전
700년경에 이르러 지중해 연안의 문명이 크게 발달하면서 농사를 짓기에
적합한 지역은 점차 에게해에서 가까운 시리아나 팔레스티나 같은 동지
중해 지역에서 북아프리카나 좀더 건조한 흑해 연안이나 이탈리아 같은
추운 지방으로 확대되었다. 이 지역들은 지중해 연안보다는 건조하고 기
후가 추워서 비록 인구가 늘어나도 각종 전염병의 증가를 억제할 수 있었
을 것이다.

역사상 말라리아의 유행이 인간생활에 큰 타격을 준 경우도 있었는데,
히포크라테스가 기록한 만성열병환자의 증상은 이러한 사실을 잘 나타내
고 있다. 고인 물—히포크라테스는 말라리아 발생 원인을 고인 물로 보았
다—을 마신 사람은 모두 비장(脾臟)이 커지고 굳어지며, 위가 딱딱하고
얇고 더워지게 되며, 환자의 어깨와 쇄골, 그리고 얼굴이 쇠약해진다. 이
는 비장에 필요한 영양을 공급하기 위해 지방질이 분해되기 때문이다.[26]
또한 도시가 커지면 반드시 전염병이 늘어나고 사람의 수명이 짧아진

---

25) 지중해 세계의 복잡한 말라리아 전염에 관련된 알기 쉬운 입문서는 L. W.
Hackett, *Malaria in Europe: An Ecological Study*, London, 1937를 참조. 좀 어렵
지만 최근의 저서를 보려면 George Macdonald, *The Epidemiology and Control of
Malaria*, London, 1957과 Marston Bates, "Ecology of Anopheline Mosqui-
toes," in Mark F. Boyd(ed.), *Malariology* I, Philadelphia, 1949, pp.302-330를
참조.

26) *Airs, Waters, Places*, VII.

다.[27) 그렇지만 이러한 히포크라테스의 기록에도 불구하고 지중해 지역은 계속 문명이 발달했고 사람들에게도 비교적 건강한 자연환경이 될 수 있었다.

오늘날 고대 그리스나 로마, 그리고 카르타고의 사회상을 잘 알 수 있는 사람은 없다. 그러나 현재 알고 있는 사실을 근거로 판단해 보면 로마와 카르타고가 서지중해에서 패권을 놓고 충돌했던 기원전 3세기 후반에 이르기까지 이 지역의 인구는 급속하게 증가했다. 기원전 480~403년의 짧고 화려했던 아테네제국의 번영은 이런 사실을 잘 나타내고 있다. 해마다 아테네는 약탈을 목적으로 한 군대와 함대를 파견했고 때로는 원정군이 큰 피해를 받는 경우도 있었다. 예컨대 기원전 454년에 90~100척으로 이루어진 함대가 이집트에서 완전히 괴멸되었지만, 4년 뒤에 200척으로 형성된 함대가 키프러스 섬을 공격했다. 그러나 이 전쟁에 의한 인력손실이 아테네의 인구증가를 억제하지는 않았다. 융성기의 아테네는 약소민족이 지배하던 땅을 빼앗아 아테네의 가난한 시민을 이주시켰는데, 이들은 이주한 식민지에서 지주가 되어 보다 나은 시민으로 생활할 수 있었다. 기원전 431년의 펠로폰네소스 전쟁이 일어날 때까지 적어도 이러한 해외식민지가 9개나 되었다.[28)

그러나 그 후 아테네제국은 급속히 쇠퇴했다. 융성하던 전 기간에 걸쳐

27) J. Szilagyi, "Beiträge zur Statistik der Sterblichkeit in der Westeuropäischen Provinzen des Romischen Imperium," *Acta Archaeologica Academica Scientiarum Hungaricae* 13, 1961, pp.126-156에 따르면 로마시대에 매장된 시체라 여겨지는 표본을 써서 평균사망연령을 추정해 보면 다음과 같다.

로마 시	29.9세	이베리아	31.4세
북아프리카	46.7세	영국	32.5세
독일	35.0세		

이 수치는 통계적으로 충분치 못한 소수의 표본조사에 따른 추정치이고 보존상태가 좋지 않은 유골을 자료로 사용했기 때문에 잘못 추정된 것도 꽤 많으리라 생각된다. 이 수치를 단순하게 훑어보면 도시생활자들이 빨리 사망한 것으로 생각되지만 믿을 만한 자료는 아니다.

28) M. L. W. Laistner, *Greek History*, Boston, 1931, p.250.

아테네의 인구가 계속 증가했듯이, 후세의 마케도니아와 로마제국 또한 전성기에 이르기까지 농민수가 급속하게 증가했다. 알렉산더 대왕의 짧은 기간의 대원정이 있기 전은 물론 그 후에도 계속 아시아지역으로 많은 그리스인이 이주했고 로마가 발달하면서 이탈리아반도 전역에 식민지가 늘어난 사실만 봐도 급속한 인구증가가 있었다는 것을 알 수 있다. 카르타고의 경우에도 이와 비슷한 인구증가가 있었던 것으로 추측되지만 로마에 의해 멸망된 이후 거의 모든 기록이 없어져 카르타고의 인구변화는 알 길이 없다.

오늘날 우리는 급격한 인구증가시대에 살고 있으며, 따라서 과거의 인구증가에 별로 큰 관심을 나타내거나 특별히 그 이유를 따지지 않는다. 그러나 지구상에서 계속된 인류의 역사를 볼 때 인구가 급속히 늘어난 시기는 예외적인 것이다. 거시적으로 지구의 역사라는 척도에서 볼 때, 급속한 인구증가는 생태학적 균형이 붕괴되어 생기는 일시적인 현상이며, 몇 세대 동안에는 계속 증가하지만 자연적 제약이 생겨나서 또다시 인구의 증가를 억제하기 마련이었다.

나는 이런 자연적 제약요인으로 거시기생과 미시기생을 꼽고 있고, 또한 그럴 수밖에 없다고 믿는다. 이 중 미시기생의 변화가 서기 2세기부터 지중해 지역 주민들에게 심각한 영향을 끼치기 시작했는데, 이에 대해서는 앞으로 좀더 자세히 알아보기로 하겠다. 새로운 전염병의 출현으로 인해 인구가 급격하게 감소하기 훨씬 전부터 로마제국의 발달에 수반된 거시기생에 의한 여러 변화가 부정적인 영향을 주었는데, 전쟁과 약탈은 광범위한 파괴를 거듭했고 노예제도와 소작농제도 또한 지중해 주민의 인구성장을 결정적으로 저해했다. 기원전 200년경에는 사람이 살지 않는 버려진 촌락과 경작되지 않는 농토가 많은 곳에서 나타났고, 인구증가가 거듭되던 같은 고장에서 농민들의 자취가 아예 사라진 곳도 있었다. 그러나 서기 150년경까지는 이 지역―그리스 남부와 이탈리아처럼 도시문명 발달의 중심지가 되었던 지방―의 인구감소는 지중해 연안 이외의 다른 지역―스페인과 프랑스 남부 그리고 지중해 기후권 밖에 있는 라인 강과 다뉴브 강 유역처럼 매우 먼 지방―의 인구증가에 의해 겨우 균형을 이룰

수 있었다.[29)]

이런 사실을 종합해 보면 기원전 10세기 간에 걸쳐 인구가 급격히 늘어난 3대 문명중심지에서는 지속적인 인구증가와, 거시기생과 미시기생의 일정한 균형이 나타나서 문명사회가 확대될 수 있었다. 그 결과 기원 이전에 중국과 인도, 그리고 지중해 지역의 문명은 보다 앞서 문명화된 중동지역에 버금갈 수 있는 규모로 발전했다. 이 중에서 당시의 인구를 추계할 수 있는 곳은 로마와 한나라시대의 중국뿐이다. 벨로크(Beloch)의 추계에 따르면 서기 14년에 아우구스투스 황제가 죽은 시점에 로마의 인구는 5,400만 명이었고 서기 2년에 실시된 한나라의 인구조사에서는 5,950만 명(또는 5,760만 명)이었는데, 비슷한 인구수를 지녔다는 것을 알 수 있다.[30)] 아마 이 숫자는 제대로 전체 인구를 나타냈다고 보기는 어렵다. 대개 과세와 부역을 위해 실시되는 정부의 조사에서는 흔히 인구수를 줄이는 경향이 있었기 때문이다.[31)] 그러나 이 수치는 양쪽 모두 믿을 만한 것이라 생각된다.

이렇게 많은 사람들 중 상당수가 몇 개의 도시에 집중되어 있었다. 이 도시는 여러 지방에서 바치는 공물에 의존하는 황제와 군대, 그리고 관료

---

29) Julius Beloch, *Die Bevölkerung der Griechische Römischen Welt*, Leipzig, 1886은 오늘날에도 매우 중요한 문헌이다. 최신의 전문적인 이 분야의 연구는 A. W. Comme, *The Population of Athens in the Fifth and Foruth Centuries B.C.*, Oxford, 1933; Tenney Frank, *An Economic Survey of Ancient Rome*, 5 vols., Baltimore, 1933~1940를 참조.

30) Michel Cartier and Pierre Etienne Will, "Demographie et Institutions en Chine: Contribution a l'Analyse des Recensements de l'Epoque Imperiale(2 ap. J.C. 1750)," *Annales de Demographie Historique*, 1971, pp.161-235; the review of this work by Hans Bielenstein in T'oung Pao 61, 1975, pp.181-185. 중국 인구에 관해서는 Hans Bielenstein, "The Census of China During the Period 2~742 A.D.," *Museum of Far Eastern Antiquities, Stockholm*, Bulletin 19, 1947, pp. 125-173를 참조. 인용된 두 수치에 차이가 나는 것은, 인용문헌이 하나가 아니라 둘이기 때문이다. 어느 것이 더 믿을 만한 것인지 단언하기는 어렵다. 빌렌스타인은 그의 논문에서 작은 쪽 수치만을 써 놓았다.

31) 지나치게 과소추정했다고 생각되는 벨로크의 견해에 관해서는 Adolphe Landry, "Quelques apercus concernant la Depopulation dans l'Antiquite Greco-romaine," *Revue Historique* 177, 1936, p.17를 참조.

조직이 모인 고장으로서 오늘날 볼 수 있는 소아전염병이 흔했을 것이다. 그러나 앞에서 지적했듯이 히포크라테스 시대 이전까지 천연두와 홍역 같은 전염병은 없었던 것 같다.

그러나 도시중심지에 새로운 전염병이 들어오면서 초래했던 무서운 결과는 기원전 430~429년 아테네에서 있었던 사태가 잘 보여 주고 있는데, 투키디데스의 자세한 기록을 통해 유명해진 이 전염병 유행[32]으로 인해 아테네 군인의 1/4이 죽었다.[33] 이 전염병이 오늘날 무슨 병인지는 확실치 않지만,[34] 투키디데스의 기록을 전적으로 믿는다면 이 병은 새로운 병으로서, 아테네와 '사람이 많이 살던 도시들'만 침범한 뒤 유행이 시작된 때와 똑같이 신비스럽게 사라져 버렸다. 이 전염병은 "최초로 이집트 너머 에티오피아에서 발생해서 이집트와 리비아, 그리고 페르시아의 여러 지방에 퍼져 나갔다. 그 후 별안간 아테네에 들어와 '피라에우스'의 주민을 침범하고, 아테네 시로 퍼져 사망자가 점점 늘어났다"[35]고 한다. 피라에우스는 아테네의 외항이었고 동부 지중해 연안의 여러 지역과 잦은 교류를 가졌던 것으로 봐서 이 병은 바다를 건너 왔는데, 그 후 아테네 시민들의 혈액 속에 충분한 양의 항체가 생겨남으로써 감염의 사슬이 끊어지게 되었다고 믿어진다.[36] 그러나 단 한 번으로 끝난 이 전염병의 유행

---

32) II, pp.47-55.

33) A. W. Gomme, *Population of Athens*, p.6.

34) J. F. D. Shrewsbury, "The Plague of Athens," *Bulletin of the History of Medicine*, XXIV, 1950, pp.1-25는 종래 많은 사람들이 주장한 발진티푸스, 천연두, 장티푸스 또는 선페스트 같은 가설을 부정하고 홍역이었다고 주장한다. 모든 전염병은 문명사회에서 숙주인 인간과 적응과정을 거치게 되고, 따라서 증상도 크게 바뀌기 때문에 이런 논의는 결론을 내리기 어려울 것이다. 오늘날에도 문명사회에 흔한 감염병이 이 병에 전혀 경험이 없는 주민들을 침범했을 때는 문명사회에서 볼 수 있는 증상과는 전혀 다르게 나타난다. 이러한 차이에 관련해서는 이 책의 서장을 참조.

35) II, p.48, R. Crawley translation.

36) 오늘날 홍역이 그 감염의 사슬이 끊기지 않고 계속 퍼져 나가려면 40만 명 이상의 인구가 필요하다. 아테네의 인구는 Gomme, op. cit., p.47에 따르면, 기원전 430년경에 약 15만 명 정도로 추정된다. 그런 의미에서 볼 때 아테네에 돌았던 질병은 슈루스베리(Shrewsbury)가 주장했듯이 오늘날의 홍역과 같은 점이 많다. 그러나 홍역이었다고 단정하기는 어렵다. 천연두나 이미 사라져 버린 다른

에서 아테네 사회는 다시 회복하지 못했다. 투키디데스가 지적한 바와 같이 이 전염병의 대유행으로 인해 스파르타의 펠로폰네소스 동맹을 공격하려는 아테네의 계획이 좌절되었는데, 아테네가 이 전쟁에서 이겼더라면 고대 지중해 지역의 정치사는 근본적으로 달라졌을 것이다. 그러나 현실은 그렇지 못했다. 아테네의 역사는 3세대 이상 가지 못해서 병원미생물의 수명을 척도로 비교해 볼 때 기원전 430년부터 429년에 걸쳐 유행했던 전염병 병균보다도 단명했다. 이 신비에 싸인 전염병은 아무 흔적도 남기지 않고 사라져 버렸고 그 후 오랫동안 지중해 지역은 이 전염병과 비교될 만한 질병의 유행을 경험하지 못했다. 중국이 겪은 과거의 전염병 유행에 관해서는 상세한 기록이 남아 있지 않지만, 한나라 역사서나 옛 기록을 보면 각종 질병의 돌발적 유행이 많이 나온다. 그러나 그 질병명을 오늘날 어떤 의학용어로 표현할지 불가능한 경우가 많다. 단지 결론적으로 말할 수 있는 것은 중국 역시 지중해 지역과 똑같이 여러 가지 전염병을 경험했고 매우 심각한 전염병의 유행이 있었다는 사실이다.[37]

고대 인도의 문헌에는 거기에서 유행했으리라고 짐작되는 전염병에 관한 기록은 아무 것도 없다. 현재 남아 있는 이 지역의 전통의학 관계서적은 오래 전에 만들어졌다고 하지만 오랜 기간에 걸쳐 구전을 통해 전달되는 과정에서 많은 사람들의 개정과 삽입이 있었으리라고 짐작된다.[38] 따라서 인도에 오랜 옛날부터 천연두 같은 전염병이 존재해 왔다고 되어 있지만 결코 이러한 기록만으로 고대 인도에 천연두가 있었다고 확실하게 보기는 어렵다. 물론 기후풍토로 인해 문명 특유의 사람에서 사람으로 옮겨지는 전염병은 일찍부터 존재했을 것이다. 인도의 더운 기후조건은 사람의 체온에서 번식하기 쉽도록 진화된 작은 미생물이 한 숙주에서 다른

전염병이 이런 양상으로 유행했을 가능성 또한 배제하기 어렵기 때문이다.

37) A. Chamfrault, *Traite de Medicine Chinoise* I, p.722에 따르면, 고대중국의 의서에는 돌발적으로 발생하는 전염병에 대한 언급이 그다지 없지만 천재지변과 함께 전염병 유행에 관한 기록은 많은데 그 자료를 조셉 차 박사가 수집하여 이 책의 부록으로 만들었다.

38) 언제 어떻게 고대 중국의 두 가지 의서가 만들어졌는지를 알고 싶다면 H. R. Zimmer, *Hindu Medicine*, Baltimore, 1948, p.45를 참조.

숙주로 옮길 때 생겨나기 쉬운 위험부담을 줄여줌으로써 그 전파나 번식
에 매우 좋은 조건을 제공해 준다는 것은 분명하다. 따라서 오래 전부터
가축에 이미 정착되어 있던 여러 가지 전염병이 사람 같은 숙주집단에 이
행하기도 날씨가 추운 지방보다는 훨씬 용이했을 것이다. 또한 천연두 같
은 전염병이 인간에게 처음으로 옮겨 와서 생존하는 데 성공했다고 보이
는 고대에 인도처럼 많은 사람들이 밀집해서 여러 가축들과 접촉하며 생
활했던 지역도 없었다. 그러므로 천연두가 인도에서 생겨났다고 보는 오
늘날의 통설에도 거의 확실한 근거가 있는 것으로 보인다.[39] 이는 뒤에서
자세히 설명하겠다. 그러나 좋지 않은 병은 다른 나라에서 유래된 것이라
고 믿으려는 사람들의 성향 때문에[40] 전염병이 처음 생긴 지역을 문헌을
통해 설득력 있게 찾아내기는 거의 불가능하다.[41]

앞서 지적했듯이 성경에는 중동지역에 기원전 10세기 동안 각종 전염
병이 유행했다는 사실이 나와 있는데 이 전염병은 중동지방뿐만 아니라
지중해 지역에도 유행했을 것이다. 투키디데스에 따르면, 아테네를 침범
한 기원전 430년 전염병도 두 지역 모두 침범했다. 일부 전염병은 지중해
지역과 중동지방의 경계를 벗어나 사람들이 별로 살지 않았던 지방을 거
쳐 인도로 들어가기도 했을 것이다. 아마 경우에 따라서는 중국에까지 침
범했을 것이다.[42] 그러나 일반적으로 독립적으로 멀리 떨어져 발달한 고

---

39) 필자가 아는 한 이러한 애기는 19세기경에 인도에 주재했던 영국 의사들로부
   터 시작되었다. 영국 의사들은 옛날에 이런 의서가 만들어졌다는 인도 전통의료
   시술자들의 주장을 그대로 옮겼는데, 일단 영어문화권으로 이런 주장이 들어오
   자 이를 부정할 만한 주장이 없어서 계속 통용될 수밖에 없었다. 이에 관련된
   최근의 문헌을 보려면 T. Aidan Cockburn, *The Evolution and Eradication of
   Infectious Diseases*, p.60; C. W. Dixon, *Smallpox*, London, 1962, p.188를 참조.
40) 16세기에 매독의 발생지로 여러 나라가 지목된 사실을 참조.
41) 인도의 전통의서에는 말라리아나 여러 가지 피부질환과 기생충병에 관해서 분
   명한 언급이 나온다. 그러나 천연두, 홍역, 디프테리아 같은 이른바 문명 특유의
   각종 전염병에 관한 기록은 산스크리트어로 된 과거 문헌에서는 찾아볼 수 없
   다. Jean Filiozat, *La Doctrine Classique de la Medicine Indienne, Ses Origines et Ses
   Paralleles Grecs*, Paris, 1949; G. B. Mukhapadhaya, *History of Indian Medicine*, 3
   vols., Calcutta, 1923-1929; O. P. Jaggi, *Indian Systems of Medicine*[History of
   Science and Technology in India, 4], Delhi, 1973를 참조.
42) 완전하게 알 수는 없지만 16세기의 기록을 보면 백인들과 접촉하기 이전에 북

대문명중심지들 사이에 여러 가지 전염병이 상호교류한 경우는 최소한 기원전까지는 매우 드물었을 것이다.

이 중 지중해처럼 항로가 잘 개발된 내해에서는 바람만 잘 타면 하루에 평균 160km는 항해할 수 있었고,[43] 따라서 지중해의 모든 연안 도시는 비슷한 전염병이 상호교류하는 하나의 질병문화권을 형성했을 것이다. 배를 탈 때는 건강해 보이던 사람도 항해도중에 발병하여 같은 배에 탄 다른 사람에게 전염병을 옮기는 수도 있었을 것이고, 따라서 바다를 통한 빈번한 교류는 수백~수천 km 떨어진 항구에서 항구로 간단하게 전염병을 옮길 수 있었다.

이에 비하면 육로를 통한 교류는 속도가 그리 빠르지 않았다. 또한 도중에 발병한 사람은 두고 떠나는 경우가 많았으므로 전염병이 육로로 옮겨지기는 어려웠다. 그 후 해상·육상의 각종 교류가 늘어나면서 멀리 떨어져 있는 지역에 새로운 전염병을 옮기기가 쉬워졌지만 기원 이전에는 인도와 중국, 그리고 서아시아 간의 정기적인 왕래를 보장할 수 있는 안정된 조직이 마련되어 있지 못했으므로 한 문명세계로부터 다른 지역에 전염병이 전파될 가능성은 예외적인 경우를 뺀다면 별로 많지 않았다. 고대 유라시아대륙에서는 한 문명중심지와 다른 중심지 사이에 사람이 별로 살지 않는 지역이 있어서 대부분의 전염병 전파를 효과적으로 차단해 주었다. 숙주가 되는 사람들이 넓은 지역에 분산되어 살았던 지역에서는 문명 특유의 사람에서 사람으로 옮겨지는 전염병은 계속 존속할 수 없었다. 또한 단일 문명권으로 부를 수 있는 지역에서조차 큰 도시에서는 지방병의 상태로 존속할 수 있는 전염병도 인구가 많지 않은 주변 농촌에서

아메리카대륙의 원주민 사이에 돌았던 여러 가지 전염병의 유행양상을 엿볼 수 있다. 여건만 갖추어지면 감염병은 아무리 사람들이 넓은 지역에 흩어져 거주하더라도 수백 km나 수천 km의 먼 거리를 뛰어넘어 전염된다는 사실을 알 수 있다. 이러한 사실에 관련해서 더 구체적으로 그 근거를 알고자 한다면 이 책의 제4장을 참조.

43) Pliny, *Natural History*, XIX 1를 보면 매우 빠른 속도로 항해한 사실을 알 수 있다. 비록 소수이지만 알렉산드리아에서 푸테오리까지 9일만에 항해했고, 오스티아에서 카디스까지 7일만에, 또한 오스티아에서 아프리카까지 2일만에 항해를 마쳤다고 한다.

는 감염의 사슬이 끊겨 존속할 수 없었고, 인구밀도가 꽤 높은 지역에서
도 인구집단의 규모가 크지 않으면 감수성 있는 연령층의 수가 늘어나서
계속적인 전염이 가능해질 때만 일정한 시간적 간격을 두고 간헐적인 유
행을 일으켰을 것이다.

따라서 개별적인 독립된 문명내에서도 미시기생의 균형은 끊임없이 변
화해 왔을 것이다. 전염병의 발생은 인간이 발병하여 항체가 생겨나거나
세월이 흐름에 따라 줄어드는 과정에 큰 영향을 받았을 것이며, 또한 사
람을 침범하는 기생체와 인간 집단 모두에 생겨나는 유전적인 도태과정
을 통해 특정 전염병의 발생도 좌우되었을 것이다. 이외에도 기후나 식
품, 인구밀도, 그리고 이들의 이동 등 여러 가지 요인이 병원균과 사람 사
이의 미묘하고도 불안정한 생태학적 균형에 영향을 주었을 것이다.

5. 질병의 상호교류

추측컨대 기원을 전후해서 이 지구상에는 적어도 네 개의 독립적인 질
병문화권이 존재하게 되었다고 믿어진다. 이 질병 문화권은 모두 다양한
종류의 전염병을 가지고 있어서 이러한 전염병을 전혀 경험하지 못해서
저항력을 가지지 못했던 주민들을 침범할 경우 많은 사망자를 낼 수 있는
능력을 가졌을 것이다. 한 질병 문화권으로부터 다른 질병 문화권으로 병
이 옮겨지는 일은 자주 일어나지는 않았겠지만, 드물게 우연한 상호교류
를 통해 새로운 지역에 옮겨져 감염의 사슬이 계속되고 한두 계절 이상
계속된 경우는 있었을 것이다. 아테네에서의 전염병의 대유행도 이런 경
우였을 것으로 믿어지는데, 인도, 중국 등에서도 비슷한 전염병의 유행이
있었겠지만 단지 그에 대한 기록이 없을 뿐이다.

그렇지만 중국·인도로부터 지중해를 거쳐 구세계에 이르는 교류가 빈
번해져서 정기적으로 배나 육로를 통해 많은 사람들이 오가게 되자 독립
적으로 발전되어 온 구세계의 문명중심지들은 각종 전염병의 침범을 받
게 되었을 것이고, 그 과정을 통해 구세계의 여러 문명중심지에서 발생하

는 전염병은 거의 비슷하게 되었을 것이다. 이 경우에 이런 감염병에 걸릴 가능성이 있는 감수성 있는 새로운 숙주가 얼마나 되는가 하는 점이 가장 중요한 결정요인이 되는데, 이러한 조건이 충족된 것은 기원 1세기 경이라고 생각된다.

불행히도 우리는 구세계 여러 곳의 문명중심지들이 기원전 200년경부터 서기 200년까지 어떤 모습이었는지 알 수가 없다. 단지 몇 개의 중요한 사건이 기록되어 있을 뿐인데, 예컨대 기원전 128년에 중국의 한 탐험가가 현재 아프카니스탄의 일부인 비옥한 페르가나 계곡에 온 적이 있으며, 기원전 101년경부터는 이 고장에 중국 군대가 주둔하게 되었다. 그러나 이 군사들은 이미 자신이 태어나고 자란 고향에서 소아전염병으로 혼했던 여러 가지 전염병에 걸린 후 회복된 사람들이었을 것이고, 따라서 이들이 수천 km의 거리를 뛰어넘어 중국과 중동 간에 전염병을 옮기지는 않았을 것이다. 새로운 전염병의 교류가 생겨나려면 계속적으로 여행자가 늘어나야 했고, 아시아대륙을 횡단해서 감염의 사슬이 끊이지 않을 정도로 많은 인간 집단이 유라시아대륙에 널리 확산되지 않으면 어려웠을 것이다.

그러나 육로를 통한 대상무역이 확립되면서 그 조건이 충족되었다. 중국 황제의 사신들이 거쳐 온 길을 따라 대규모 무역과 정기적인 교류가 중국과 시리아 간에 이루어지기까지는 21세기 가까운 세월이 걸렸다. 이 여행에는 막대한 비용이 들었다. 중국 북서부와 서아시아를 가로지르는 대상 여행은 몇 달씩 걸렸을 것이며, 또한 도중에서 만나기 쉬운 약탈자에 대한 방비도 갖추어야 했으므로 강력한 전문 무장집단을 고용했을 것이다. 또한 이러한 대상무역의 발전에 가장 중요한 요인으로 사람들이 이토록 위험과 고난에 찬 무역에 의욕적으로 참여할 수 있는 동기가 있어야 했을 것이다. 즉 경제적 이득이나 모험심, 황제의 명령, 아니면 이러한 각종 동기가 복합적으로 작용해서 많은 사람들에게 계속 자극을 줄 수 있어야만 아시아의 동서에서 발달되어 온 문명중심지 간의 왕래가 가능해졌으리라 믿는다. 그 중에서도 특히 경제적 이익은 많은 사람들을 움직일 수 있는 가장 강력한 힘이 되었을 것이다. 목숨을 건 위험한 여행이 가능하려면 이들이 가지고 가는 상품이 상대방 문명사회에서 높은 가격을 유지하고 그것에 대한 수요가 많아야만 했을 것이다. 중국의 문헌을 보면, 서방세계와의 교류는 기원전 126년 이후 짧은 기간 동안 열심히 개척되었지만, 곧 황제의 명령 같은 자극이 없어지자 쇠퇴했다. 그렇지만 서기 1세기에 이르면서 다시 활기를 되찾았는데, 정치상황이 안정되자 중국의 주요 교역품인 비단의 수출이 늘어났던 것이다(그래서 로마인들은 이 교역로를 비단길이라 불렀다). 비단 무역은 서기 100년경에 전성기를 맞이했다. 로마와 지중해 연안도시의 귀부인들은 반투명한 비단옷을 즐겨 입었고, 안티오크에서는 튼튼하게 짠 중국산 비단을 풀어서 느슨하게 짠 반투명의 옷을 만들어 내기도 했다.[44]

아시아대륙을 횡단하는 대상무역이 본격화되자 이 대륙의 거시기생도 많은 영향을 받았다. 비단길을 오가는 상인으로부터 여러 곳의 군주들은 세금을 받았는데, 이러한 세금은 물건이나 돈으로 지불되었으며 그 대가로 호위병이 뒤따랐다. 또한 끝까지 동행하지는 않지만 대상들을 보호하는 호위병들을 여러 유력자들이 제공했을 것이다. 따라서 이러한 무역은 당시 로마의 영토였던 시리아로부터 중국의 변경이었던 북서지방에 이르는 무역로를 중심으로 여러 국가의 정치적 기반을 강화시키는 결과도 가져왔다.

반사막지대였던 비단길 주변의 지배자들은 모두 초원의 유목민이거나 유목민의 후예였다. 유목생활에는 목초지에 흩어져 있는 가축들을 보호해야 할 의무가 수반되었고, 따라서 전사의 자질과 용기가 필요했다. 또한 기마생활을 위주로 하는 유목민은 농민들보다 기동력이 앞서고, 별안간 습격을 받아도 뛰어난 전력을 발휘하기가 쉬웠다. 점차 초원의 유목민들과 중앙아시아의 오아시스에 살던 지배자들 사이에는 교류가 빈번해졌고 그 결과 상상할 수 없을 정도로 큰 규모의 안정된 국가조직이 계속 생

44) A. Herrmann, *Die Alten Seidenstrassen zwischen China und Syrien*, Berlin, 1910, pp.3-9, 126를 참조. 중국이 서방세계로부터 무엇을 수입했는지 잘 알 수는 없지만, 초기에 한혈마(汗血馬)가 왕실에서 크게 인기가 있었다는 것은 확실하다. 서기 1세기경에 들어와 다시 교역이 재개되자 로마로부터 동방에 금속(귀금속 포함)의 수출이 이루어졌던 것 같다.

겨나게 되었다.[45]

　무역상인들과 초원의 지배자들 사이에 이루어진 이러한 공생관계는 매우 미묘해서 때로는 깨지는 경우도 많았다. 대상으로부터 지나치게 세금을 많이 거두어들이면, 위험을 무릅쓰고 무역에 종사하는 상인들의 의욕을 꺾는 결과를 가져온 반면, 무역로를 보호하는 군사력을 제대로 유지하는 데 충분한 비용을 상인들이 지원해 주지 않는 경우에는 유목민들이 대상을 습격하여 물품을 모두 강탈하는 경우도 있었을 것이다. 무역상인들과 초원의 지배자의 상호관계는 마치 새로운 전염병의 침입에 따른 불안정한 생태학적 균형과 흡사했으며, 따라서 새로운 전염병이 감수성 있는 숙주집단에 새롭게 침범한 경우와 비슷하게 대상무역의 보호장치는 오랫동안 안정을 유지하기 어려웠을 것이다. 이런 사실을 고려할 때 대상무역이 서기 2세기 중엽부터 급격하게 쇠퇴해 버린 사실은 별로 이상하지 않다. 결국 비단길 주변의 정치적(그리고 아마도 역학적) 안정이 깨진 결과였을 것이다.[46]

　지중해와 인도, 그리고 중국을 연결하는 해상무역로 또한 비슷하게 발전되었다. 그리스의 한 탐험가가 기원전에 이미 인도양에서 계절풍을 발견했다. 이 때부터 인도 사람들이 야바나스(Yavanas)라 불렀던 이오니아 사람으로 이루어진 무역상인들이 홍해 연안의 항구를 출발해서 인도대륙 연안의 여러 곳에 모습을 나타내기 시작했다. 그러나 얼마나 많은 사람들이 어느 정도로 빈번하게 이러한 해상교육에 관여했는지 알 수는 없다. 또한 벵갈만을 거쳐 남지나해에 이르는 해상교역로도 개발되었다. 이러한 해상교역로의 발달에는 인도를 근거지로 삼았던 사람들 외에도 인도네시아와 아시아대륙의 동남부에 살았던 사람들의 활동도 크게 도움이 되었다.

　인도양과 남지나해에 이르는 해상항로가 개발됨으로써 인도의 왕실문화가 기원전부터 동남아시아 큰 강의 여러 유역과 섬들에 전파되었다. 그

---

45) W. McGovern, *Early Empires of Central Asia*, Chapel Hill, 1939; Rene Grousset, *L'Empire des Steppes*, Paris, 1939.
46) Herrmann, op. cit., p.9.

리하여 기온과 습도가 높다는 기후의 차이만 뺀다면, 갠지스 강 유역과 매우 흡사한 넓은 지역에 문명의 발달이 촉진되었다. 그러나 이렇게 해서 생긴 동남아시아의 여러 국가는 대부분 열대밀림으로 둘러싸여 주변으로 퍼져 나가지 못하고 고립된 문명지대로 남았다. 오늘날에도 농사를 짓기 위해 이 지역에서 주변의 열대밀림을 개발하기란 퍽 힘들다. 그러나 이런 자연환경에서 문명권의 확대가 늦어진 또 하나의 요인으로 열대우림지대에 많은 사람들이 모여 살게 되면 필연적으로 생겨나는 건강상의 문제가 있었으리라는 것은 확실하다. 말라리아나 뎅그열을 위시해서 음료수를 매개로 하는 소화기 전염병과 함께 수많은 다세포 기생생물들이 숙주가 될 수 있는 사람들을 괴롭힘으로써 결국 인구의 증가가 억제되고, 중국이나 인도 같은 문명권처럼 크게 발전하지 못했을 것이다. 지리적으로 보면, 동남아시아의 여러 강을 낀 유역들은 큰 문명의 발전을 허용할 정도로 규모가 크지만 한 번도 중국의 제국이나 인도의 여러 왕국에 비길 만큼 강력한 국가가 생겨나지는 못했다. 바로 이러한 사실은 이 지역의 전통적인 강력한 미시기생의 영향이 있었음을 추측케 하고 있다.[47]

동남아시아의 왕실문화 발달은 무역신장에도 크게 기여했는데 이는 지중해 연안 변방에 살았던 야만족의 지배자들이 지중해의 도시문명을 지탱해 준 교역을 증진시킨 사정과 매우 흡사했다. 그러나 동남아시아의 경우는 좀 달랐다. 즉 지중해와 달리 식량이 주요 교역품이 아니었고, 동남아시아의 여러 도시와 왕실의 지배층은 아시아대륙의 다른 곳과 비슷하게 비교적 가까운 지방, 예컨대 강의 상류에 살던 농민으로부터 받은 조세나 공물에 의존했다.

넓은 남해바다를 연결해 주었던 이러한 교역망은 서기 166년에 로마 상인들이 중국에 도착하면서 눈에 띄었다. 마르쿠스 아우렐리우스 로마 황제의 사자라고 자칭했던 이들이 바친 공물은 중국의 역사가가 기록했던 대로 별로 훌륭한 것이 아니었지만, 이러한 사건은 흔히 있는 일이 아

---

47) G. Coedes, *Les Etats Hindouises d'Indochine et d'Indonesie*, Paris, 1948; H. G. Quaritch-Wales, *The Making of Greater India*, London, 1951에서 당시의 정치와 문화에 대한 구체적 내용을 알 수 있다.

니었기 때문에 한나라 왕실에서 공식적으로 기록에 남겼던 것이다.48) 기원후 약 2세기 동안 이런 남방교역의 규모가 매우 컸다는 사실은 1945~48년에 발굴된 남인도 연안의 폰디체리(Pondicherry) 부근에 있었던 무역기지의 유적조사를 통해서도 잘 알 수가 있다. 로마의 상인들은 아우구스투스 황제(서기 14년 사망) 시절에 통상을 목적으로 이 곳에 기지를 만들고 서기 200년경까지 유지해 왔다.49) 이러한 고고학적 발견은 지리학자 스트라보(srtabo: 기원전 63년~기원후 24년)의 기록이 매우 정확하다는 것을 보여 주는 바, 인도와의 교역은 그가 살았던 시절에도 크게 번창했다는 사실을 잘 알 수 있다.50)

따라서 기원후 2세기에 걸쳐 동지중해 지방과 인도, 그리고 중국 간의 교역이 정기적으로 이루어졌고, 그 이전에 비해 훨씬 대규모로 전개되었음에 틀림없다. 대상들은 육로로 중앙아시아의 오아시스와 사막지대를 누비며 정기적으로 상호교류를 했으며, 바다로는 배가 인도양과 주변 해역을 자주 왕래하게 되었다.

이처럼 멀리 떨어진 지역 간에 정기적인 상호교류의 길이 트이자 물자의 교류뿐만 아니라 전염병도 상호교환되었다.51) 과거에는 알려진 적이 없었던 새로운 전염병이 감수성 있는 주민들에게 널리 확산될 수 있는 기회가 늘어났다. 실제로 서기 2세기 말경에 이르자 일종의 재난과 같은 무

---

48) R. E. M. Wheeler, *Rome Beyond the Imperial Frontiers*, London, 1954, pp. 174-75; Coedes, op. cit., p.38.

49) Wheeler, op. cit., pp.146-150.

50) Strabo, *Geography* 17, p.1. 13을 보면 "과거에는 아라비아 해를 횡단해서 항해할 수 있는 배는 20척도 되지 않았지만 오늘날에는 많은 배들이 인도나 이디오피아까지 다니고 있다. 이런 데서 값 나가는 짐을 싣고 이집트로 운반하고 있다"고 나온다. H. L. Jones, trans. by Loeb Library edition.

51) 대상교역로를 통해 각종 질병이 19세기에서 20세기에 이르기까지 전파되었다. 정확하지는 않지만, 유럽의 의사들에 의해 이러한 사실은 자주 기록되었다. 그 실례로 동아프리카의 소금교역에 따른 회귀열의 전파를 들 수 있다. 구체적인 사실은 Charles M. Good, "Salt, Trade, and Disease: Aspects of Development in Africa's Northern Great Lades Region," *International Journal of African Historical Studies* 5, 1972, pp.543-586를 참조. 이런 사실로 미루어 볼 때 고대에도 각종 질병이 중앙아시아의 대상교역로를 통해 전파되었으리라고 짐작할 수 있다.

서운 전염병이 지중해 지역의 주민들에게 타격을 주었는데 이러한 전염
병의 유행은 중국의 경우도 비슷했다고 생각된다. 그러나 이른바 구세계
의 중심지로 문명이 가장 발달한 지역에서는 그렇게 치사율이 높은 전염
병이 유행해서 인구 자체가 감소된 경우는 별로 없었던 것 같다. 중동지
방이나 인도의 여러 도시들은 이미 주민들 사이에 오래 전부터 지방병으
로 존재해 온 전염병들을 걱정할 필요가 없었으며, 오히려 이 전염병들은
다른 곳으로 전파되어 대유행을 일으키고는 했다. 물론 현존 기록이 불완
전하기 때문에 실제로 얼마나 중동지역과 인도에 이전 전염병이 피해를
끼쳤는지는 확실하게 알 길이 없다.

  간접적인 여러 증거를 종합해 봐도 인도나 중동지방에서 새로운 전염
병이 돌아서 크게 피해를 입었던 것 같지는 않다. 예컨대 메소포타미아에
서 고대의 수로체계를 조사한 자료에 따르면 이 지역 주민들은 서기 200
~600년 사이에 가장 많이 증가했는데, 이 시기는 바로 로마와 중국에서
무서운 전염병이 유행해 인구가 감소했던 때였다.[52] 인도에서는 서기
320~335년에 굽타왕조에 의한 정치적인 통합과 문화적 발전이 이룩되
었다는 사실만을 보더라도 기원초 수세기 동안 거의 독립적으로 발달되
어 온 각기 다른 문명권 간의 빈번한 교류 때문에 새로운 전염병이 인도
에 들어와 인구를 감소시키지는 않았던 것 같다.

  이렇게 겉으로 보기에는 이상하게 보이는 전염병 유행에 의한 피해의
차이는 그 후 1500년부터 세계 5대양에 많은 사람들이 진출하게 되면서
전염병의 상호교류가 이루어진 사태와 비교해 보면 이해할 수 있을 것이
다. 실제로 1500년 이후 유럽대륙은 거의 전염병의 피해를 받지 않았지
만, 대부분의 전염병은 유럽으로부터 출항한 배와 선원들에 의해 전파되
었다. 물론 리스본과 런던에는 외국과의 항해가 빈번해지면서 악명 높은
열병이나 설사를 일으키는 좋지 못한 전염병이 돌고는 했다. 그러나 서유
럽 전체로 볼 때, 전염병의 영향은 별로 크지 않았다. 대신 아메리카대륙
의 원주민이 수백만 명씩 죽어서 새로운 전염병 때문에 파멸적인 재난을

---

52) Thorkild Jacobsen and Robert M. Adams, "Salt and Silt in Ancient Mes-
   opotamian Agriculture," *Science* 128, 1958, p.1251.

입었다. 즉 16세기 말까지 유럽 주민의 입장에서 본다면 다른 지역으로
무서운 전염병을 전파는 했지만 받아들인 전염병은 많지 않았다. 그러나
기원초 수세기 동안 유럽과 중국은 여러 가지 새로운 전염병의 경험이 없
었다. 따라서 16세기경에 아메리카 원주민이 겪었던 경우와 비슷하게 무
서운 영향을 받지는 않았다.

　로마는 서기 2세기부터 6세기 사이에 자주 심각한 전염병의 유행을 겪
었다. 특별히 자료가 많이 남아 있는 것은 아니지만 다른 고대문명에 비
하면 로마에 관련된 기록은 연구가 잘 되어 있다. 이제 유라시아대륙을
횡단하는 정기적 교류가 확립된 수세기에 걸쳐 우선 유럽지역의 전염병
유행에 관련된 자료를 훑어보고 다른 지방에서는 이떤 병이 나돌았는지
알아보기로 하자.

6. 로마문명과 질병

　로마에서는 2세기경에 이미 전염병의 유행은 드문 일이 아니었다. 리
비우스의 기록에 따르면 공화정시대에 기원전 387년부터 적어도 열한 번
의 전염병 유행이 있었다.[53] 서기 65년에도 로마는 다시 무서운 전염병
의 유행을 겪었다.[54] 그러나 이런 전염병의 유행은 서기 165년부터 로마
제국 전역으로 퍼진 전염병의 유행보다는 어느 모로 보나 영향이 크지 않
았다. 이 전염병은 메소포타미아 원정군을 통해 지중해 지역으로 도입되
었는데, 그 후 몇 년 사이에 로마제국 전체로 퍼져 나갔다. 이 전염병의
정체는 오늘날의 질병분류법으로는 어떤 병인지 알 수 없지만 흔히 천연
두 또는 그 비슷한 병으로 추정하는 사람들이 많다.[55] 이 전염병은 최소
한 15년 동안 창궐했고, 매년 다른 지방에 유행하고 때로는 과거에 침범

---

53) Georg Sticker, *Abhandlungen aus der Seuchengeschichte* I, pp.20-21.

54) Suetonius, *Lives of the Caesars*, "Nero" 39:1에 따르면 그 해 가을에 로마시내에
　　서도 3만 명이 죽었다.

55) August Hirsch, *Handbook of Geographical and Historical Pathology*, trans. by
　　Charles Creighton, 3 vols., I, London, 1883〜1886, p.126를 참조.

했던 도시에서 다시 유행하기도 했다.

확실한 증거가 있는 것은 아니지만 이 전염병은 지중해의 주민들에게 는 분명히 새로운 병이었던 것 같다. 전혀 경험한 적이 없어서 선천적·후 천적으로 아무런 저항력도 갖지 못한 사람들에게 특징적으로 나타나는 전염병의 유행과 거의 일치한다. 이 병 때문에 많은 사람들이 죽었는데, 주민의 1/4에서 1/3이 죽기도 했다.56) 이 전염병은 모든 곳으로 확산되지 는 않았다. 따라서 로마제국 전체로 볼 때 인구가 급격하게 감소하지는 않았지만 큰 타격을 받은 것만은 사실이다. 이 전염병의 유행은 그 후 5 백 년 이상에 걸쳐 부분적으로 인구수가 회복된 지역도 있었지만 전체적 으로 볼 때 지중해의 인구감소를 주도하는 역할을 하였다.57)

로마제국의 인구는 계속해서 감소했는데 가장 큰 이유는 미지의 무서운 전염병의 계속된 유행이었다. 서기 165~180년에 걸친 안토니우스 황제 시대의 무서운 전염병의 대유행 이후에 다시 서기 241~266년에 걸쳐 전 염병이 로마에 유행했다. 이 때 로마 시의 사망자수만도 엄청나서 유행이 절정에 이른 때는 하루에 5천 명씩 죽었다. 또한 농촌인구도 큰 타격을 입 었다. 그 피해는 안토니우스 황제 때의 전염병보다 더 컸다고 한다.58)

---

56) 가까운 과거에도 홍역 같은 질병이 과거에 침범하지 않았던 새로운 인간공동 체에 유행하면서 사망률이 25%까지 된 경우도 있었다. 너무 많은 환자가 발생 해서 진료를 제대로 하지 못한 것도 큰 원인이었을 것이다. 홍역의 대유행을 기 록한 고전적 문헌으로는 William Squire, "On Measles in Fiji," *Epidemiological Society of London, Transactions* 4, 1877, pp.72-74를 참조. 1870년대에 일어난 홍 역에 의한 피해는 서기 144~146년과 171~174년에 이집트의 작은 마을에서 있었던 홍역유행과 매우 흡사했다. 이집트에선 두 번에 걸친 홍역 유행 때문에 인구가 33%나 감소했다. 자세한 것은 A. E. R. Boak, "The Populations of Roman and Byzantine Karanis," *Historia* 4, 1955, pp.157-162를 참조. 오늘날 에도 외부세계와 고립된 원주민 사이에서 홍역이 얼마나 치사율이 높은 질병인 지를 알려면 James V. Neel et al., "Notes on the Effect of Measles and Measles Vaccine in a Virgin Soil Population of South American Indians," *American Journal of Epidemiology* 91, 1970, pp.418-429를 참조.
57) 전문가들은 안토니우스 황제 때부터 로마제국의 인구는 감소했다고 본다. A. E. R. Boak, *Manpower Shortage and the Fall of the Roman Empire in the West*, Ann Arbor, 1955, pp.15-21; J. F. Gilliam, "The Plague under Marcus Aurelius," *American Journal of Philology* 82, 1961, pp.225-251를 참조.

안토니우스 황제 때의 전염병과 같이 서기 3세기에 로마를 거의 황폐화시켰던 이 전염병의 정체를 밝힐 수 있는 자료는 별로 없지만 여러 가지 부수적인 정보를 분석해 보면 이는 오늘날의 홍역과 천연두가 지중해 지역의 주민들에게 처음으로 유행한 결과로 추측된다. 앞서 지적했듯이 히포크라테스 전집에는 이 두 전염병에 대한 기록이 나오지 않지만, 주로 바그다드에서 활동한 9세기경의 아라비아의 의사 알 라지(서기 850~923년)는 거의 의심할 여지가 없는 홍역과 천연두의 증상에 관련된 기록을 남겼다. 이러한 전염병들은 서아시아 지역에서는 오래 전부터 잘 알려진 피부에 발진을 일으키는 전염병이었다.[59]

피부에 발진을 일으키는 가장 오래된 열병에 관련된 자료로는 서기 580년에 투르(Tours)의 그레고리우스가 기록한 프랑스 남부에 유행했던 발진성 전염병을 들 수 있다.[60] 그보다 이전 시대로 올라가도 전염병의 유행과 관련해서 피부발진에 대한 기록이 없는 것은 아니지만 분명치 않아서 믿을 만한 자료로 이용하기는 어렵다. 위대한 의학자로 존경받는 갈렌도 많은 의서를 썼고 안토니우스 황제시대의 전염병 유행에서 살아 남았지만 도움이 될 만한 기록을 남기기 않았다. 갈렌은 이 전염병을 폐에 생긴 일종의 농양으로 분류했는데, 그는 가래에 섞여 나오는 혈담을 피부에 생기는 반점보다 중요한 증상으로 믿었던 것이다. 열병의 유행과 고름집 같은 농포의 존재에 관해 기록한 구절이 없지 않으나, 그의 체액병리설에 따르면 이런 증상은 별로 의미가 없다. 따라서 그의 기록은 불행하게도 매우 불명확해서 오늘날의 진단법에 따라 무슨 병인지 밝혀 내기가 어렵다.[61]

---

58) 보크의 주장에 대해서는 *Manpower Shortage*, p.26를 참조.

59) 알 라지가 천연두에 관련해서 처음으로 기록했다고 알려져 있다. August Hirsch, *Handbook of Geographical and Historical Pathology*, I, p.123를 참조. 그러나 알 라지의 시대에서 16세기에 이르기까지 유럽이나 아랍 의서에서는 천연두와 홍역, 성홍열을 혼동해서 써 왔다. Ibid., I, pp.154-155를 참조.

60) Gregory of Tours, *History of the Franks*, trans. by O. M. Dalton, Oxford, 1927, V, 8:14를 보면 "그 해에 무서운 전염병의 유행이 있었다. 많은 사람들이 이런 악성 전염병 때문에 목숨을 잃었다. 그 증상은 고름집이 잡히고 크게 종양이 생기는 것이었다"고 나온다.

유럽 의학자들이 천연두와 홍역을 별개의 질병으로 구별해서 기록하기 시작한 것은 16세기 이후였다. 그러나 당시에는 이미 이 질병들은 흔한 보편적인 소아전염병으로 유럽 전역에서 많이 발병하고 있었고, 때로는 여러 가지 합병증을 일으켜 인구성장에도 영향을 끼쳤다. 요컨대 각종 기록과 자료를 근거로 추측해 볼 때 이 두 전염병이 지중해 세계의 주민들에게 낯익은 전염병이 된 것은 서기 2세기에서 3세기에 걸친 시기였다고 믿어진다. 그리고 두 번에 걸친 무서운 대유행은 우선 서기 165년에서 180년에 걸친 첫 번째 유행과 두 번째로 서기 251년에서 261년까지 창궐했던 대유행으로 이루어지는데, 이러한 시간적 관계를 고려해 볼 때 높은 감염력을 가진 이 두 개의 전염병이 아무런 저항력도 갖지 못했던 지중해 세계의 주민들에게 처음으로 침범함으로써 무서운 피해를 끼쳤다는 주장은 거의 확실하다.

두 번의 전염병 유행 때문에 얼마나 많은 사망자가 생겼는지 우리는 만족할 만한 자료를 갖고 있지 않다. 많은 사람들이 이 전염병 때문에 죽은 것은 틀림없는 사실이지만, 지중해 세계의 주민들에게 나쁜 영향을 끼친 것은 질병만이 아니었다. 서기 235년에 시작된 로마제국의 정치적인 불안과 거듭된 야만족의 침입은 로마제국의 영토 깊숙이 사회적 혼란을 가져왔고, 기근도 자주 일어났다. 서기 2세기경부터는 야만족과의 합의에 의해 군사적인 봉사의 대가로 로마국경 안에서 살 수 있게 된 야만족의 수가 늘어났는데, 이는 로마시민이 다른 곳으로 이주하지 않더라도 새로운 이주민들에게 줄 수 있는 거의 비어 있거나 공지인 토지가 늘어났다는 사실을 알려 준다. 특히 디오클레티아누스 황제(서기 285~305년 통치) 시대에 만들어진 일련의 법들을 보면 모든 농민은 함부로 자신의 농토를 이탈할 수 없으며 다른 직종에 종사하는 사람들도 언제나 세습해서 일할 것을 의무화시킨 바 있다. 이러한 법률은 주민들로 하여금 로마제국의 행

---

61) 고름집과 고열에 대한 갈렌의 언급은 Galen, *Methodi Medendi*, XII 참조. 또한 전염병이 나돌자 갈렌이 로마를 떠나 고향인 소아시아로 도망갔다는 것은 Joseph Walsh, "Refutation of the Charges of Cowardice against Galen," *Annals of Medical History* 3, 1931, pp.195-208를 참조.

정이나 운영상 필요한 업무를 강제적으로 부과하는 데 목적이 있었다. 결국 이러한 입법이 필요했던 가장 큰 이유는 당시에 국가운영에 필요한 기능을 자발적으로 수행할 수 있는 인력이 부족했던 것이라 볼 수 있다.

이리하여 지중해 세계는 악화된 미시기생과 거시기생의 영향을 받아 계속 인구가 감소했다. 서기 1세기에 아우구스투수 황제에 의해 파괴적인 내란에 종지부를 찍게 되어 평화로운 시대가 찾아왔지만 로마제국의 여러 곳에서는—특히 그리스와 이탈리아반도에서는—쇠퇴의 징조가 나타나기 시작했다. 로마제국은 대부분의 세금을 비교적 바다에 가까운 지역에서 징수하고, 이 자금을 변방의 주요 군대에 보냈는데, 아우구스투스 황제시대에 군인들의 봉급을 제대로 지불하지 못하는 어려운 때도 가끔 있었지만 이러한 방식은 계속되었다. 그러나 서기 165~266년에 무서운 전염병이 지중해 지역에 유행하여 국가의 제정을 위태롭게 만들었다. 지중해에서도 가장 상업활동이 활발했던 경제 중심지인 도시주민에게 전염병이 나돌아 많은 사람들이 사망하자 국고의 세입이 급격하게 감소했던 것이다. 그 결과 군인들에게 봉급을 지불할 수 없게 되었고, 반란을 일으킨 군대는 문명사회에 되돌아와 지중해 세계의 심장부를 휩쓸면서 약탈을 자행했다. 그 결과 더 심한 경제적 쇠퇴와 사람이 살지 않는 땅이 늘어났고 인위적인 재앙이 계속되었다.

서기 3세기경이 되자 거듭된 군대의 반란과 내전 때문에 유력한 지주계급이었던 쿠리알레스(로마제국내 자치도시의 실권자로, 참사회원이며 로마제국의 번영에 결정적 영향을 끼쳤다—역자 주)가 급속히 몰락했다. 이들이 내는 세금에 의해 로마제국의 여러 도시는 문명을 유지할 수 있었다. 그대신 농촌의 토지소유자 계층의 위치가 새롭게 두드러졌지만 이들은 흔히 납세의무가 면제되는 경우가 많았다. 이러한 변화에 따라서 로마제국의 농민들은 지방의 지주들에게 세금·부역을 내면 되었고, 따라서 부분적으로는 정부에 바치는 세금을 면제받을 수 있는 가능성은 늘어났지만 현실적으로 농민들의 부담이 줄어든 것은 아니었다. 오히려 지방의 유력자들에게 흘러 들어가는 세금이 더욱 많아지고 중앙정부가 쓸 수 있는 재원이 적어져 국가 전체로는 외부의 공격에 대한 저항력이 급속하게 떨어졌다. 그 결과 이미 지적했듯이 로마제국의 서부지역에서는 중앙정부의 행정조직이 붕괴했고, 많은 사람들이 조밀하게 살고 있었던 동부지방에서만 겨우 명맥을 유지할 수 있었다.

역사가들은 이런 균형의 변화에 관해 흔히 거시기생의 측면만을 강조해 왔다. 오늘날 전해지고 있는 자료에 따르자면 당연한 결과라 하겠다. 우리가 가지고 있는 자료만으로도 서로마제국의 멸망에 이르는 전쟁과 난민, 그리고 인구의 대이동 같은 사실을 비교적 정확하게 재구성할 수가 있다. 그러나 군대의 폭동이나 조세징수자들의 가렴주구(苛斂誅求) 같은 요소도 중요한 요인을 꼽아야 하겠지만, 당시 거듭해서 발생하고 창궐했던 무서운 전염병의 유행만큼 지중해의 주민들을 괴롭힌 것은 없었을 것이다. 언제나 전염병은 행군하는 군대와 도망가는 수많은 피난민들을 무대로 중요한 역할을 해 왔다.

지중해의 여러 곳에서 실제로 일어났던 사태는 다음과 같이 요약할 수 있다. 서기 1세기까지 이 고장에서 로마제국의 군대와 관료조직은 일종의 효과적인 거시기생체계의 지배 아래 그리스·로마의 문화적인 생활양식에 강한 애착심을 가지고 있었던 여러 농촌 지주들의 지지를 받아 존속되었지만, 2~3세기경에 이르러 전염병이 나돌자 심각한 타격을 받았고, 드디어 몰락했던 것이다. 그 후 거시기생으로 인해 인구와 생산활동이 함께 감소하고, 이에 따라 기근과 수많은 사람들의 인구이동, 그리고 직업 없이 떠도는 사람들이 늘어났는데, 여기에 전염병이 나돌면서 인구는 더욱 감소했다. 이러한 거시기생과 미시기생에 의한 악순환은 그 후 일시적인 안정이나 국지적 인구증가에도 불구하고 로마 전체로는 수세기 동안 계속 악화일로를 걷게 했다.[62]

---

62) 능률적인 중앙행정조직이 무너지면서 넓은 영토를 지녔던 당시 로마의 인구는 제대로 추정할 수 없게 되었다. 성벽으로 둘러싸인 여러 도시들의 인구 규모를 기준으로 산출해서 당시 로마제국의 인구감소를 추정한 연구는 J. C. Russell, "Late Ancient and Medieval Population," *American Philosophical Society Transactions* 48, 1958, pp.71-87를 참조. 럿셀은 아우구스투스 황제시대로부터 서기 543년까지 로마제국에 약 50%의 인구감소가 있었다고 했다. 이 주장에 대해 반대하는 사람이 많다. 추계에 이용된 자료 또한 단편적이고도 정확하지 못하다.

　로마제국의 쇠퇴과정에 미친 이와 같은 전염병의 영향에 대해 오래 전부터 많은 역사가들도 알고 있었다. 그러나 저항력·면역력을 갖지 못한 인구집단에 새로운 전염병이 침범했을 때 얼마나 피해가 큰지를 제대로 알지 못했기 때문에 역사가들은 대부분 로마제국의 멸망과 관련해서 두 번에 걸쳐 무서운 전염병의 유행이 얼마나 큰 역할을 했는지 제대로 평가하지 못했다. 물론 역사는 미지의 새로운 전염병이 감수성 있는 주민들에게 유행할 때 얼마나 무서운 결과를 초래하는지 잘 말해 주고 있다. 제5장에서 설명하겠지만, 미지의 전염병이 새로운 지역에 들어와서 파멸적인 사태를 초래한 사례는 1500년 이후 종래 고립되어 살아왔던 여러 민족들이—아메리카대륙의 원주민이 그 대표적인 경우이다—유럽의 여러 전염병과 만난 후 파멸적인 결과가 거듭해서 생겨났다는 사실로도 잘 알 수 있다.

　지중해 여러 곳에서 거시기생과 미시기생의 좋지 못한 영향을 받아 생겨난 정치·경제·문화적 현상은 자세히 알려져 있으므로 여기서는 더 이상 설명하지 않겠다. 야만족의 거듭된 침입과 이에 따른 도시의 황폐화, 그리고 여러 직종의 기술자들이 지방으로 도망가고, 글을 쓰고 읽을 수 있는 기술자들이 줄어들어서 로마제국의 행정기구는 무너지고 말았는데, 이는 유럽의 소위 암흑기의 시작을 알리는 징조였다.

7. 유럽의 암흑기와 질병

　이 시기는 기독교에 의해 과거의 세계관이 근본적으로 변화된 때인데, 이 시기에 기독교도들이 지닌 가장 큰 차이점은 다른 이교도들과는 달리 무서운 전염병들이 극성을 부리는 가운데서도 병든 사람들을 돌보는 것을 일종의 종교적 의무로 간주한 점이다. 통상적인 의료활동이 거의 없어진 극단적인 상황에서 기독교도의 간호봉사는 큰 도움을 주었다. 예컨대 먹을 것과 마실 물을 주어서 병자를 보살핌으로써 몹시 쇠약해서 스스로의 힘으로는 먹을 것도 챙기지 못한 채 오직 죽음만을 기다리던 병자들에게는 결정적인 도움이 되었다. 이러한 보살핌으로 목숨을 건진 사람들은 자신의 목숨을 구해 준 사람들에게 감사하는 생각과 따뜻한 유대감을 갖게 될 수밖에 없었다. 따라서 전염병의 유행으로 인해 기존의 모든 질서가 무너지고 붕괴했지만 기독교의 교세와 교회는 강화되었다. 기독교도들은 이런 힘의 원천을 잘 알고 있었다. 이교도들은 무정하게 병든 사람들을 돌보지 않고 도망갔지만, 기독교도들은 서로 도와 가며 전염병환자들을 도운 사실을 자랑스럽게 기록에 남겼다.[63]

이교도들에 비해 기독교도들은 또 하나의 결정적 차이점을 갖고 있었다. 즉 그들은 신앙에 따라서 갑작스럽게 많은 사람들이 죽어가는 와중에서도 인간의 삶은 의미 있는 것이라 여겼다. 고통으로부터의 해방이란 현실적으로 언제나 가능한 것은 아니었지만 적어도 모든 사람들은 그렇게 되기를 소망했다. 전쟁이나 전염병 때문에 또는 이런 두 가지 재앙으로 인해 고통을 받으면서도 기적적으로 목숨을 보존할 수 있었던 일부 생존자들은 전쟁이나 전염병 때문에 죽은 친척이나 친구를 생각할 때, 언제나 착한 기독교인으로 죽었기 때문에 천국에서 영생을 누릴 수 있으리라 믿었고, 거기에 위안받을 수 있었다. 신은 재앙이 닥친 불행한 시기는 물론 행복한 시기에도 마찬가지로 인생에 특별한 의미를 부여했으며 오히려 예측하지 못한 재앙은 평화로운 시대보다 훨씬 가깝게 신의 존재를 나타내는 것이었다. 요컨대 기독교는 고난과 질병, 그리고 횡액(橫厄)이 판을 치는 혼란의 시대에도 잘 적응할 수 있는 사상적·정서적인 체계를 갖고 있었다.

기독교도들은 이러한 사실을 잘 알고 있었다. 카르타고의 사제였던 키프리아누스는 서기 251년의 전염병의 유행을 오히려 찬미하는 소책자를 썼는데, 그 내용은 다음과 같다.

죽음의 재앙 속에서 우리들 중 많은 사람이 죽어 가고 있다. 아니 우리들 중 많은 사람들이 이 세상에서 자유롭게 되고 있는 것이다. 이 무서운 죽음의 재앙은 이교도들이나 유태인들에게는 분명히 무서운 환란이지만, 신을 모시는

---

63) 그 실례는 Eusebius, *Ecclesiastical History*, VII, pp.21-22를 참조.

기독교인들에게는 이것은 새로운 행운을 위한 출발이다. 종족의 차이도 따지지 않고 올바른 사람과 나쁜 사람들을 다 죽이는 이 재앙에 직면해서 너는 이 재앙이 착한 사람이나 악인들에게 모두 똑같이 온다고 생각하지 말라. 올바른 사람들은 다른 생명을 부여받기 위해 소환된 것이고, 나쁜 사람들은 괴로움을 받기 위해 부름받은 것이다. 믿음을 가진 사람들에겐 언제나 보살핌이 주어지고, 믿음이 없는 사람들에겐 징벌만이 주어진다. 언뜻 보기엔 두려운 존재이지만 전염병의 유행은 바른 사람들을 골라 내고, 이들의 마음을 검증해서 적절한 조치를 취하니 얼마나 합당한 것인가.[64]

들어 보지도 못했던 무서운 전염병에 대한 충격이나 공포도 컸지만, 이에 대처할 수 있는 기독교의 포용력을 로마제국의 억압을 받아 왔던 하층 사람들에겐 가장 큰 위안을 주었고, 그것이 기독교의 가장 큰 매력이었다. 이러한 기독교의 교리에 비해 당시의 스토아철학이나 이교도들의 사상체계는 비인간적인 힘에 의한 생성과 소멸을 설명하는 자연법칙은 제시했지만, 별안간 노약자나 젊은이는 물론 부자와 가난한 사람, 선인과 악인을 다같이 죽음에 몰아 넣는 불합리한 결과를 제대로 설명하지 못했다. 그리하여 서기 165년 이후 미시기생은 로마제국이 종교와 문화는 물론 사회·정치적 변화에도 영향을 끼쳤다.

물론 이런 주장은 본질적으로 틀린 것은 아니지만 역시 추측에 머무를 수밖에 없다. 현재의 자료로는 분명하게 입증할 수 없기 때문이다. 이제 역사적으로 확실한 근거에 입각해서 지중해 연안에서 발생했던 질병의 역사로 되돌아가 보자. 이 지역에 다시 전염병이 퍼진 것은 서기 542년이었고 그 후 750년까지 간헐적으로 유행이 계속되었다. 프로코피우스가 남긴 상세하고 정확한 기록에 따르면 서기 542년경부터 543년까지 이 지역에 유행했던 이른바 유스티니아누스 황제시대의 역병의 정체는 선페스트로 거의 단언할 수 있다.[65] 그러나 그 후 2세기에 걸쳐 지중해 연안의 여러 지방에서 끊이지 않고 발생했던 전염병도 모두 선페스트로 보기는

---

64) Cyprian, *De Mortalitate*, trans. by Mary Louise Hannon, Washington, D.C., 1933, pp.15-16를 참조.

65) Procopius, *Persian Wars*, II, pp.226-230. 유스티니아누스 황제도 이 병에 걸렸지만 회복되었다.

어렵다.[66] 선페스트 또는 비슷한 병이 기원전 3세기경에 이집트와 리비아에 돌았다는 사실은 에페소스의 루프스가 기원전 200년경에 지적한 바 있는데 그 후 이 병은 유스티니아누스 황제시대에 이르기까지 완전히 모습을 드러내지 않았던 것이다.[67]

선페스트 유행의 원인으로 외국과의 교류가 빈번해진 사실을 뺄 수 없는데, 이 병은 인도의 동북부 또는 중앙아프리카 지역에 있었던 이 병의 문화권에서 지중해 지방으로 들어왔을 것이며, 지중해에 들어와서는 선박에 의해 여러 고장에 번졌을 것이다. 이런 사실은 프로코피우스가 기록한 자세한 감염경로나 발병양상으로 미루어 볼 때 거의 확실하다. 아마도 처음에 인도양과 홍해를 항해했던 배가 이 전염병을 먼 곳으로부터 지중해로 들어오게끔 했던 것 같다.

프로코피우스의 기록을 신뢰할 수 있는 또 다른 근거는, 그것이 근대의 선페스트 전파양상과 완전히 일치한다는 점이다. 19세기와 20세기에 이르러 연구를 통해 특별한 환경에서 이 병은 환자의 기침이나 재채기를 통해 공중에 떠돌게 된 작은 점액의 비말이 직접 폐로 들어가서 사람들로부터 사람에게 전염된다는 사실이 판명되었다. 근래 개발된 항생물질 없이는 공기감염을 통해 옮겨진 폐페스트 환자는 예외 없이 죽으며, 따라서 공기감염에 의한 폐페스트는 참혹한 결과를 남기지만 그 유행은 오래 지속되지 않는다. 가장 흔한 감염경로는 이 병원균을 가진 벼룩에 몰려서 옮겨지는 것이다. 벼룩은 페스트에 걸려 발병된 쥐 같은 설치류에 기생하는데 쥐나 설치류가 페스트에 걸려 죽으면 본래의 숙주를 떠나 사람으로 옮긴다. 감염된 쥐와 같은 병균을 가진 병원소 없이 공기감염만으로는 페스트는 오랫동안 전파될 수 없으므로 대체로 사람에게 옮겨지는 페스트는 쥐나 설치류 같은 동물이 감염을 매개할 수 있을 정도로 그 수가 많고 감염을 옮길 수 있는 인간과의 접촉도 손쉬운 지역에서만 일어날 수 있

66) J. N. Biraben and J. LeGoff, "La Pestedans le Haut Moyen Age," *Annales: Economies, Societes, Civilisations* 24, 1969, pp.1492-1507를 참조. 서기 542년부터 750년까지 유행한 전염병의 주기와 지역을 나타내는 도표와 지도가 들어 있다.

67) Hirsch, op. cit., I. pp.494-495.

다.

유럽에 페스트를 매개했던 곰쥐는 원래 원산지가 인도라 생각된다. 오늘날에도 이 쥐는 인도의 여러 곳에서 야생상태로 살고 있는데, 오래 전부터 사람들이 사는 집이나 주변에서 '좋지 않은 동물'로서 생활해 왔을 것이며, 또한 고향을 떠나 먼 고장에서도 사람들에게 좋지 않은 동물로 살았을 것이다.[68] 쥐가 멀리 여행하는 데 가장 좋은 수단은 사람과 마찬가지로 배였다. 곰쥐는 높은 데 올라가는 능력이 뛰어나므로 배의 돛 따위에 쉽게 올라가 숨어 들 수 있었을 것이며, 먼 이국의 항구에 도착한 후 상륙하는 것도 어렵지 않았을 것이다. 이처럼 곰쥐가 지중해 지방에 들어온 것은 이집트·인도와의 해상교역이 활발해진 결과였으리라 짐작된다. 그 후 수세기에 걸쳐 이들은 항구로부터 내륙으로 깊숙이 세력을 확장했겠지만, 유스티니아누스 황제시대까지는 북유럽에 도달하지 못했던 것 같으며, 따라서 당시의 유행 또한 지중해 연안지역에서만 발생한 것 같다.[69]

그러나 곰쥐와 페스트의 관계도 안정된 균형상태는 아니다. 사람과 마찬가지로 곰쥐도 이 병에 걸리면 높은 사망률을 나타낸다. 쥐가 이 병에 걸리는 것은 같은 쥐들 사이에서 벼룩을 옮겨 받아 생길 수도 있지만 야생의 전혀 다른 설치류와 접촉해 전염받는 경우도 있다. 여러 가지 야생 설치류가 땅 속에 파놓은 굴에는 페스트균인 파스튜렐라 페스트스균이 있는 경우가 많은데, 오늘날에도 땅 속에 구멍을 파고 사는 설치류가 많은 지역은 대개 파스튜렐라 페스티스균에 오염되어 있다.[70] 이런 오염지

---

68) M. A. C. Hinton, *Rats and Mice as Enemies of Mankind*, London, 1918, p.3.

69) J. F. D. Shrewsbury, *A History of Bubonic Plague in the British Isles*, Cambridge, 1970, pp.71-131; Biraben and LeGoff, op. cit.; J. C. Russell, "That Earlier Plague," *Demography* 5, 1968, pp.174-184 참조. 또한 선페스트의 유행에 관한 보다 과학적인 이해를 위해서는 R. Pollitzer, *Plague*, World Health Organization, Geneva, 1954를 참조.

70) 20세기에 선페스트가 여러 지역에 일종의 지방병으로 정착되었던 분포상황은 Geddes Smith, *Plague on Us*, New York, 1941, p.320; D. H. S. Davis, "Plague in Africa from 1435 to 1949," *World Health Organization, Bulletin* 9, 1953, pp.665-700; Robert Pollitzer, *Plague and Plague control in the Soviet Union:*

역은 그리 오래되지는 않았다. 20세기 들어서 생겨난 곳도 있다. 그러나 옛날부터 내려온 곳도 세 곳이나 되는데, 하나는 히말라야 산맥의 언덕이고, 두 번째는 중앙아프리카의 큰 호수가 있는 곳이며, 세 번째는 만주에서 우크라이나에 이르는 초원지역이다. 다음 장에서 살펴보겠지만, 이 초원지대는 14세기 이후부터 오염되었다고 생각되는데 그 이전까지는 오염지역이 아니었을 것이다. 중앙아프리카나 인도의 동북부지역의 어느 한 곳에서 먼 옛날부터 페스트균과 구멍을 파고 사는 설치류의 집단들이 공동생활을 시작해서 오늘날까지 계속 살아왔다고 생각된다.

이 두 지역 중 어디가 더 오래된 페스트균의 병원소(病原巢)인지를 밝혀 낼 수 있는 근거는 없다. 페스트균이 사람에게 감염되는 데 필수적인 조건은 페스트에 감수성이 있는 설치류의 수가 많아야만 한다는 것인데, 이러한 역할은 곰쥐와 이에 기생하는 벼룩에 의해 수행된다. 아마 먼 옛날에 사람들의 활동이 늘어나면서 인도의 곰쥐들이 이용할 수 있는 식량이 늘어나서 점차 그들의 활동범위도 확대되고, 이에 따라 확실하게 꼬집어 말할 수는 없지만, 아마도 아프리카 같은 곳에서 페스트균과 처음 만났을 것이다. 그리하여 인도양 연안의 여러 곳에서 생겨난 선박의 항로를 따라 이 전염병이 히말라야 지방의 설치류에게 전염되고 거기서 계속 안정적인 감염증이 되었으리라 추측된다. 혹은 처음부터 페스트균과 설치류의 적응이 진화과정을 통해 히말라야 지역에서 직접 생겨났으리라 추측할 수도 있는데 이 때 페스트균은 곰쥐에 의해 확산되어 언제인지 분명히 밝힐 수는 없지만 과거 일정 시기에 중앙아프리카의 설치류에 새로운 안정적인 숙주집단을 만들었다고도 생각된다. 다음 장에서 지적하겠지만, 20세기 들어서도 이 감염증은 남북아메리카와 오스트레일리아, 남아프리카의 설치류에 전파되었으며, 그 전파양상도 비슷했다.

페스트균의 최초 발생지가 어디인지 밝히기는 어렵지만—아마 중앙아프리카일 것이다—히말라야 지역은 아무리 늦게 보더라도 기원전후나 그 이전부터 오염되었으리라 믿어진다. 결국 지구상의 여러 곳에는 기록을 통해 확인할 수 있는 것보다 훨씬 오래 전부터 선페스트가 존재해 왔다고

History and Bibliography to 1964, New York, 1966를 참조.

믿어진다. 기록이 없다고 해서 지중해 지역에 유행되기 이전에는 인도나 아프리카 같은 데서 사람들이 선페스트에 걸린 적이 없다고 단정할 수는 없기 때문이다.

또한 성경에 나오는 악역(惡疫)을 모두 페스트로 보면 아무런 논의도 불가능하다. 악역(plague)이란 말은 제임스 왕 때 만들어진 성경의 번역자들이 쓴 말인데 17세기까지 이들에게 무서운 기억을 남긴 전염병은 선페스트뿐이었기 때문에 그 후 이 역병이란 말이 영국인에게 특별한 의미를 갖게 되었던 것이다. 유럽의 다른 국가에서도 사정은 비슷했다. 그리하여 게오르그 스티커(Georg Sticker)를 위시한 많은 학자들은 19세기에 사뮈엘전서 제5장 6절에서 제6장 18절까지에 나오는 필리시테 사람들의 역병을 선페스트로 보는 통념을 답습했다. 그러나 이 악역을 뜻하는 히브리말은 특정 질병을 의미하지 않는다. 성경 속의 역병을 무조건 선페스트로 보는 통념을 타파하려는 학문적인 노력이 계속되어 왔지만, 아직도 선페스트는 먼 옛날부터 존재해 왔다는 생각이 우리 주변에는 뿌리깊게 남아 있다.[71]

인도양 연안의 여러 항구에서는 오래 전부터 쥐와 벼룩 그리고 사람 사이에 이 병이 계속 발생했지만, 홍해와 지중해가 방벽의 구실을 해서 유럽에 들어오지는 못했다. 그러나 예기치 못한 돌발적인 사태 때문에 이 병이 통상적인 지리적 경계를 뛰어넘어 지중해 지역의 감수성 있는 주민들에게 발생하자 심각한 결과가 나타났다. 지중해 연안의 주민들은 과거의 감염에 의한 저항력도 없었고 이 전염병에 효과적으로 대처할 수 있는 방법도 알지 못했다. 인도·아프리카에서는 오래 전부터 이 전염병이 있었으므로 스스로 터득한 지혜나 합리적인 예방법이 발전되었겠지만, 유스티니아누스 황제시대에 지중해 지역에 새로운 전염병으로 들어온 이 병은 수많은 사람들을 죽였다.

역사상 여러 가지 증거에 따르면 지중해 지역에 서기 6세기로부터 7세기에 나돌았던 페스트는 오늘날 많은 사람들이 알고 있는 14세기의 페스

---

71) J. F. D. Shrewsbury, *The Plague of the Philistines*, London, 1964; Hans Zinsser, *Rats, Lice and History*, pp.80-81를 참조.

트 유행과 거의 비슷한 결과를 가져왔다. 도시주민 중에서 사망자가 많았고 전체적으로 인구감소에서 완전히 회복되기까지는 수세기가 걸렸다. 물론 정확한 숫자를 제시하기는 불가능하다. 그러나 프로코피우스의 보고에 따르면, 페스트가 처음으로 유행하자 그 절정기에는 콘스탄티노플에서만도 하루에 1만 명씩 죽었으며, 이러한 유행은 4개월간 계속되었다고 한다.72)

서기 165~180년의 유행과 그 후 서기 251~266년의 두 차례에 걸친 유행과 마찬가지로 페스트의 유행은 정치적으로도 큰 영향을 끼쳤다. 로마제국의 재통일을 이루려는 유스티니아누스 황제의 야심찬 노력은 결국 무참히 실패하고 말았는데, 가장 큰 이유는 페스트 때문에 많은 사람들이 죽어서 국가수입이 급격하게 감소한 사실을 들 수 있다. 그 후 서기 634년에 아라비아반도에서 침입해 왔던 이슬람의 군대에 대해 로마나 페르시아가 제대로 군사적 저항을 하지 못한 사실은 서기 542년 이후 계속해서 지중해 연안에 생겨난 전염병의 유행에 따른 급격한 인구감소를 고려할 때 당연한 결과라 할 수 있다. 이는 이슬람제국의 세력확대와 함께 쉽게 이해할 수 있다.73) 좀더 시야를 넓게 잡아서 볼 때, 알리 피렌느(Henri Pirenne)의 지적처럼 유럽문명을 대표하는 중심지로서의 지중해 지역의 지위는 점차 약해졌고 대신 좀더 북쪽에 있는 유럽의 여러 지역이 중요성을 더 갖게 되었는데, 이런 변화에는 오랜 기간에 걸쳐 계속된 지중해 지역의 페스트 유행이 뺄 수 없는 요인이다. 당시의 페스트는 주로 지중해 연안의 항구도시와 주변에 위치해서 쉽게 상호교류가 될 수 있었던 지역에 거의 한정되었다.74)

물론 비슷한 시기에 지중해 지역보다 북쪽에 있는 유럽의 여러 지역에 전혀 전염병이 유행하지 않았던 것은 아니다. 예를 들어 서기 664년에 휘트비 종교회의에 참석하기 위해 아일랜드, 웨일즈, 그리고 잉글랜드 지방

---

72) Procopius, *Persian Wars*, 23:1.
73) Michael W. Dols, "Plague in Early Islamic History," *Journal of the American Oriental Society* 94, 1974, pp.371-383를 참조.
74) Biraben and LeGoff, op. cit., p.1499, 1508을 보면 이러한 가능성을 충분히 시사하고 있다.

의 많은 성직자가 모였을 때 전염병이 영국 전역에 만연했다. 이 때 돌았던 전염병이 천연두인지, 페스트나 홍역 또는 인플루엔자의 유행이었는지 혹은 전혀 다른 병이었는지 아직도 의견이 분분하다.[75) 이 전염병의 유행은 매우 심각한 것으로서 한 번의 유행만으로 그치지 않았다. 앵글로색슨족의 기록에 따르면 서기 256년부터 1087년까지 적어도 49회에 걸친 전염병이 있었다고 한다.[76) 그러나 대부분의 유행은 영향이 크지 않은 소규모의 것이었다. 결국 발생빈도는 늘어났으나 희생되는 사람은 줄어들었는데, 이런 현상은 점차로 새로운 전염병에 사람들이 저항력을 갖게 되어 적응함으로써 만성적인 안정된 관계가 생겨난 결과라 여겨진다.

이러한 전염병 유행에 따른 피해가 도시화된 지중해 지역보다 대부분이 농촌이었던 게르만족이나 슬라브족이 살던 지방이 더 심했는지 정확히 알기는 어렵다. 전염병이 심하게 만연하려면 도시처럼 많은 사람이 모여 사는 것이 전제조건이 되는 병도 있다. 혹은 전쟁으로 인해 많은 사람들이 군대에 모이거나 떼지어 난민들이 생겨나서 도시와 비슷한 환경을 만들 때 크게 만연한다. 장티푸스나 이질 그리고 음료수에 의한 수인성 전염병이 이런 범주에 속하는 병이다. 페스트는 지중해 연안 지역에만 유행했던 것 같다. 당시 인도에서 들어온 곰쥐는 대서양 연안의 항구까지 퍼져 나가지는 못했다. 그러나 이런 전염병 외에도 홍역이나 천연두의 유행을 들 수 있는데, 이런 전염병은 충분히 농촌지역에도 만연할 가능성을 지니고 있다. 일단 이 병이 변방의 주민들에게 퍼져 나가면 자주 이러한 전염병과 접촉해서 어느 정도 저항력을 가지고 있는 도시주민들보다 훨씬 무서운 결과를 일으키기 쉬웠다. 연역적 추론이란 위험하므로 도시화된 지중해 지역에 살던 사람들이 북쪽에 살던 농촌지역의 북방민족보다 언제나 전염병의 피해가 컸다고 단언해서는 안된다.

---

75) C. Creighton, *A History of Epidemics in Britain*, 2 vols., I, 2nd ed., New York, 1965[original publication Cambridge, 1891~1894], p.409; J. F. S. Shrewsbury, "The Yellow Plague," *Journal of the History of Medieine* 4, 1949, pp.5-47; Wilfrid Bonser, "Epidemics During the Anglo-Saxon Period," *Journal of the British Archaeological Association*, 3rd series, 9, 1944, pp.48-71.

76) Bonser, op. cit., pp.52-53.

오늘날 확실하게 말할 수 있는 것은 서기 900년에 이르기까지 북유럽
의 게르만족이나 슬라브족은 좀더 남쪽에 위치한 로마제국의 지배 아래
살았던 영세농민들 같이 지중해 도시주민들을 지원하기 위한 각종 생산
품의 일방적인 거시기생에 따른 착취를 받지 않았다는 사실이다. 인구증
가도 지역에 따라 큰 차이가 있었다. 특히 북쪽에 살던 사람들의 수가 증
가했는데 그들은 농촌에 살았다. 그 곳의 환경은 미시·거시기생면에서 남
쪽에 비해 사람들에게 더 유리했다. 5~8세기에 걸친 북유럽의 인구증가
를 가장 잘 나타내는 증거로 슬라브족의 발칸반도의 진출과 정착을 들 수
있으며, 이외에도 라인 강과 다뉴브 강 유역 여러 곳으로의 게르만족의
진출과 영국의 개발을 손꼽을 수 있다. 또한 800~1000년의 바이킹족의
침략은 스칸디나비아 반도의 좁은 만이나 연안지방의 인구과잉현상이 초
래한 결과로 볼 수도 있다.

물론 이러한 미시기생과 거시기생에 따른 요인들 외에도 여러 가지 요
소가 유럽의 인구증가에 영향을 끼쳤을 것이다. 특히 보습 위에 쇠를 댄
개량된 쟁기가 널리 보급되면서 영농법이 발전하여 서기 5세기부터 11세
기에 걸쳐 북서유럽 지방에서 식량생산량이 증가했다. 이와 같은 영농법
의 개량은 북유럽에 새로운 문명의 발생을 유발한 계기가 되었다. 그러나
새롭게 발전된 문명의 여러 가지 외형적 특징이라 할 수 있는 행정기구를
가진 국가나 위계질서를 갖춘 교회, 그리고 약탈이나 교역과 같은 해상교
역이나 육로를 통한 대규모의 물자이동 같은 모든 활동은 결국 남쪽에 위
치한 지중해 지역과의 접촉 확대로 연결지어졌다. 이러한 과정을 통해 기
후풍토가 다르고 인구밀도도 크게 차이가 있었지만 하나의 커다란 흐름
으로서 유럽 각지의 여러 주민들은 모두—멀리 떨어져 있었던 스칸디나
비아나 아일랜드까지도—공통된 하나의 질병문화권으로 통합되었다.

이런 과정이 진행되면서 유럽에 처음 소개되었을 때에는 매우 치사율
이 높았던 전염병들도 점차 지역에 따라 뿌리를 내리고 토착화되어 지방
병의 상태로 안정되었다. 특히 감염의 사슬이 계속 유지될 수 있을 정도
로 충분히 많은 사람들이 모여 살던 도시에서는 쉽게 이런 현상이 나타났
다. 그러나 인구가 많지 않은 주변 농촌에서는 안정된 감염의 사슬이 유

지되기에는 사람들의 수가 충분치 못해서 가끔 큰 피해를 끼치는 전염병의 유행이 있었다. 즉 여러 지방에 흩어져서 살던 농촌 주민들이 도시와 교역을 빈번하게 하고 교통이 발달되면서 도시에 지방병의 상태로 안정되어 있던 전염병들이 전파되어 농촌 주민들에게 큰 피해를 끼쳤고, 이런 관계는 멀리 떨어진 농촌지역, 특히 섬지역에서는 19세기에 이르기까지 계속되었다.[77]

그러나 아무리 무서운 전염병이더라도 유행이 거듭되면 사망자수는 감소한다. 같은 지역에 같은 전염병이 반복 유행하는 경우에 대개 유행과 다음 유행 간의 기간도 짧아진다. 그것은 주민들 중 과거에 같은 전염병에 걸려서 면역력을 획득한 사람의 비율이 늘어나기 때문이다. 또한 10년 정도 간격을 두고 다시 같은 전염병이 유행하더라도 이 병에 감염되었다가 치유된 사람들만이 자녀를 가지므로 높은 수준의 저항력을 갖춘 인구집단이 생겨난다. 그 결과 숙주와 기생생물이 다 같이 공존할 수 있는 비교적 안정된 균형이 빠른 진화과정을 통해 이루어질 수 있는 것이다.

그리하여 면역력을 남기는 전염병의 경우, 같은 지역 주민들에게 5년 내지 10년의 간격으로 유행이 거듭되면 결국 자동적으로 어린이에게만 걸리는 소아전염병이 된다. 이 때 어린이들이 이 병에 걸려 많이 죽더라도 보충이 비교적 쉬우므로 어린이들에게 집중적으로 유행하는 소아전염병은 전체적으로 지역주민들의 인구에는 커다란 영향을 끼치지 않는다. 그러나 전혀 새로운 전염병이 주민의 연령에 관계없이 크게 유행하면 문제는 심각해진다. 유럽 전체로 볼 때 이른바 암흑기라 불렸던 중세기를 통해 유럽주민들은 여러 가지 전염병의 침범을 받아 저항력이 강화되어 왔다. 이런 역학적 적응에 힘입어 유럽에서는 최소한 수세기에 걸쳐 새로운 전염병의 유행으로 인한 급격한 인구감소는 없었다.

이와 같이 서유럽 지역에서는 각종 전염병에 대한 저항력을 갖는 미시

---

77) 이 유행에 관련된 고전적인 기록은 Peter Ludwig Panum, *Observations Made During the Epidemic of Measles on the Faroe Islands in the Year 1846*, reproduced in English translation in Medical Classics, III(1938~1939), pp.829-886 참조. 당시 이 질병이 유행했을 때 7,682명의 주민 중 6천 명이 걸렸다. 홍역은 1781년 이후 이 섬에 발생한 적이 없었으며, 사망자는 102명뿐이었다고 한다.

기생의 적응은 일찍부터 이루어졌지만, 거시기생의 효과적 견제 내지 적응은 훨씬 뒤에 이루어졌다. 제대로 무기를 가지고 훈련을 쌓은 무사들이 지역농민의 지원을 받아 유럽 서북부의 풍요로운 지역에서 바이킹족의 침략을 효과적으로 격퇴할 수 있을 만큼 힘을 갖춘 것은 서기 955년 이후였다. 그 후에도 국지적인 소요와 약탈행위는 계속되었지만 긴 안목으로 볼 때 이 지역에서도 인구는 계속해서 늘어났다.

그리하여 서기 2세기경의 여러 질병문화권 간의 상호교류에 따른 생물학적 결과나 정치·심리적인 영향이 점차 정착되기 시작했고, 서유럽은 기술적인 발전과 국가적인 발달을 함께 보았다. 이 과정은 결국 지구상 문명권의 확대를 가져오고, 라틴 기독교국가들의 발전으로 연결되었다.

8. 중세 극동지방과 질병

그러나 아직도 유럽 이외의 다른 지역에서의 새로운 각종 전염병의 침범에 따른 적응과정은 제대로 밝혀 내기가 어렵다. 좀더 중국의 고대어에 능통한 학자들이 나와서 극동지방에서 유행했던 전염병에 대한 관련 자료를 제대로 조사할 수 있게 된다면 아마도 새로운 여러 전염병의 유행에 따른 초기의 참화에 뒤이은 역학적인 적응과정도 유럽의 경우와 비슷하게 밝혀 낼 수 있을 것이다. 의료에 관련된 중국의 문헌은 오래된 것이 퍽 많다. 또한 돌발적인 질병발생에 관련된 각종 기록은 공식적인 왕조의 역사기록에도 나오며, 이외에도 많은 문헌에 실려 있다. 그러나 오늘날에 이르기까지 중국, 일본의 질병사에 관심을 기울인 학자들은 연구에서 가장 중요하고 어려운 해석상의 문제를 해결하지 못했으므로 이 분야의 체계적이고 종합적인 연구는 미룰 수밖에 없다.

그러나 우리의 관심을 끄는 문헌들은 많다. 중국에는 전염병의 유행을 기록한 책이 두 가지가 있다. 하나는 송나라(서기 960~1279년) 때의 역사가 사마광이 쓴 것이고, 또 하나는 황제의 명으로 1726년에 집대성된 백과전서이다(송나라 정치가 사마광이 편년체로 쓴 『자치통감』과 청나라

옹종제 때 만들어진 백과전서인 『흠정고금도서집성』을 뜻하는 것 같다—역자 주). 이 두 책은 필사본이기 때문에 옮겨 적는 데 따른 오기나 연대 기록에 부정확한 점이 있다. 그러나 이 두 기록을 합쳐 보면 인용된 원자료에 따라 잘못 기록된 것은 쉽게 고칠 수 있다. 이 책의 부록인 중국의 과거 기록에 나타난 각종 전염병 유행의 일람표가 바로 그렇게 해서 만든 것이다.[78]

이렇게 중국의 여러 기록에 나타난 각종 질병의 발생을 연대순으로 훑어보면, 기원초 몇 세기 동안에 두 번의 커다란 전염병의 유행이 있어서 많은 사망자가 생겨났다. 첫 번째 유행은 161~162년에 있었고, 두 번째 유행은 310~312년에 있었다. 기록에 따르면 서기 162년에 중국의 서북부 변방지대에서 유목민과 대치하고 있던 군대에 무서운 전염병이 발생해서 10명 중 3~4명이 사망했다고 한다. 그 후 서기 310~312년에는 메뚜기가 극성을 부리고 흉년이 들었으며 전염병이 만연해서 중국의 서북지방에서 100명 중 한 사람이나 두 사람쯤 살아 남았을 뿐 나머지는 다 사망했다고 한다. 그 후 10년쯤 지나 서기 322년에 다시 전염병이 발생해서 10명 중 2~3명이 사망했다고 되어 있다.

이러한 기록에 남겨진 수치가 비교적 정확하거나 믿을 만하다고 한다면 분명히 두 번에 걸친 전염병은 과거에 경험하지 못한 새로운 전염병일 것이다. 특히 두 번째 유행은 이 주장을 거의 충족시켜 주는 경우이다. 새로운 전염병의 유행이 아니었다면 치사율이 그렇게 높지는 않았을 것이다. 두 번째 전염병은 발진과 높은 고열을 동반하는 병이었는데, 이와 같은 고열과 발진을 수반하는 전염병에 관한 최초의 기록은 중국의 유명한 의학자 갈홍(서기 281~361년)이 쓴 책에 나온다(갈홍은 의학자라기보다는 신선술에 정통한 사람이었다. 호는 포박자로서 여기에 인용된 구절은 『각

---

78) 이 일은 조섭 차 박사가 했다. 물론 이 연표가 완전한 것이라 할 수는 없다. 옛날부터 전해 내려온 다른 자료를 합치면 전염병의 유행은 더 많았을 것이다. 또한 이 연표에 나오는 전염병의 발생빈도나 양상도 달라질 수 있을 것이다. 그러나 정말 무서운 전염병의 유행은 이 연표에 충분히 기재되었다고 본다. 이 연표는 필자가 아는 한 현재까지 만들어진 것 중 가장 충실한 것이라 확신한다. 따라서 이 책의 부록으로 실었다.

선용비후비급방』 제2권에 있다 — 역자 주). 그가 남긴 기록은 다음과 같다.

근래, 머리, 얼굴, 몸에 발진이 생기는 전염병에 걸린 사람들이 늘어나고 있다. 이러한 발진은 곧 온몸으로 퍼져 나간다. 이 발진 속에 하얀 것이 들어 있어서 마치 종기 같이 된다. 이러한 고름이 들어 있는 농포가 없어지면 곧 새로운 것이 생겨난다. 빨리 치료하지 않으면 환자는 대개 사망한다. 회복되어도 얼굴에 자색의 흠집이 남아서 오래도록 없어지지 않는다.[79]

이 기록은 분명히 천연두나 홍역의 증상을 묘사한 것 같다. 그러나 몇 가지 문제점이 남는다. 그의 설명은 다음과 같이 계속된다.

사람들이 전하는 바에 따르면 고종 4년(서기 653년)에 이 창병은 서쪽으로부터 시작해서 동쪽으로 유행해서 멀리 바닷가에까지 퍼져 나갔다고 한다. 아욱을 익혀서 마늘과 함께 먹으면 이 병은 나을 수 있다. 이 병에 걸린 지 얼마 되지 않은 환자도 이것을 소량의 밥과 함께 먹으면 치료가 된다. 이 역병은 건무 연간(서기 317년 또는 서기 25~55년)에 중국군이 남양에서 야만족과 싸웠을 때 생겨났기 때문에 야만족으로부터 전해진 창병이란 뜻으로 만청 또는 로창이라고 부른다.[80]

천연두에 관한 이 기록을 누가 언제 썼는지는 확실치 않다. 예로부터

79) K. Chimin Wong and Wu Lien-teh, *History of Chinese Medicine Being a Chron-icle of Medical Happenigns in China from Ancient Times to the Present Period*, 2nd ed., Shanghai, 1936, p.28.

80) 조셉 차 박사의 번역에 따랐다. 후세사람들의 찬입(竄入)에 의한 것으로 판단한 왕길민(王吉民)과 오연덕(伍連德)은 653년의 기록을 빼버렸는데, 그 판단이 옳은 것 같다. 건무(建武)란 이름의 황제는 두 사람인데, 뒤에 황제가 된 건무제는 서기 317년 단 한 해 동안만 황제로 있었다. 첫 번째 건무제는 30년(서기 25~55년) 동안 중국을 지배했다. 필자는 남양에서 있었던 야만족과의 전투를 확인할 수 없었는데, 이 사실을 분명히 밝힐 수 있다면 어느 건무제 때 것인지 확실히 알 수 있을 것이다. 그러나 1860년대까지 유럽 의학자들은 317년에 천연두가 중국에 들어왔다고 여겼는데, 이는 C. A. Gordon, *An Epitome of the Reports of the Medical Officers of the Chinese Imperial Customs from 1871 to 1882*, London, 1884, p.74에도 잘 나타난다. 물론 이러한 입장은 학문적 연구에 의한 결론은 아니다.

책의 권위를 높이기 위해 중국에서는 많은 학자들이 자신이 쓴 글도 대개
는 옛날 선인들이 썼다고 말하는 경우가 흔했다. 그런 관습을 고려할 때
정말 이 기록이 길홍 자신이 쓴 것인지 불확실하다. 4세기경에 천연두가
중국에 들어왔다는 사실도 의심스럽다. 그러나 실제로 이 때 중국에서 천
연두의 유행이 있었을 가능성도 높다.

이런 불완전하고도 단편적인 자료에서 얻을 수 있는 최소한의 결론은
분명하게 그 정확한 연대를 밝힐 수는 없지만 서기 317년부터 653년 사
이에 천연두나 홍역과 비슷한 전염병이 중국에 들어왔다는 사실이다. 이
전염병이 북서쪽으로부터 육로를 통해 전혀 경험이 없는 주민들에게 집
단적으로 유행했을 것이며, 이런 대유행에 따른 인구학적 영향은 비슷한
시기에 로마가 체험했던 것과 같았을 것이다.

한편 선페스트에 관한 중국 최초의 기록은 서기 617년에 찾아볼 수 있
고, 그 후 642년에는 또 한 사람이 선페스트에 대해 기록을 남겼다. 이 기
록에 따르면, 광주가 수도인 광동성에 페스트가 널리 퍼졌지만 좀더 깊숙
한 내륙지방에선 흔하지 않았다고 한다.[81]

이러한 기록들을 통해 쉽게 선페스트는 바다를 통해 중국에 들어왔으
며, 그 시기는 선페스트가 지중해 지역에 들어온 542년보다 2세대쯤 뒤
늦은 7세기 초였다는 사실을 알 수 있다.

지중해 지역에서와 비슷하게 중국에서도 선페스트의 유행에 앞서 곰쥐
와 이에 기생하는 벼룩이 만연했다. 우선 쥐가 여러 지역에서 사람에게
대규모의 페스트 유행을 가능하게 할 수 있을 만큼 그 수가 늘어나는 데
는 아마 몇 세기가 걸렸을 것이다. 그리하여 서기 762년 이후 중국의 해
안지역에서는 페스트가 크게 유행했다. 산동성 주민의 약 반 이상이 사망
했고, 그 후에도 이 병은 계속되었다. 806년까지 절강성에서도 약 반 이
상의 인구가 사망했다. 이와 같은 선페스트의 유행은 806년까지 자주 거

---

81) Wu Lien-teh, *Plague*, p.11. 오연덕은 『소원방』의 610쪽을 다음과 같이 번역했
다. 이 병은 "갑자기 높은 고열을 유발하며, 신체조직에 결절 같은 것을 만들어
낸다. 이 결절 중 큰 것은 복숭아 씨만하고 작은 것은 콩알크기쯤 된다. … 이
결절을 만지면 피부 밑에서 좌우로 움직이는 것을 느낄 수 있다. 빨리 치료를
하지 않으면 병독이 몸에 들어가 심한 오한과 함께 환자를 사망하게 만든다."

듭되었다.[82]

이 자료는 불완전한 것이지만, 기원 이후 여러 세기 동안 중국에서 발생한 전염병의 역사는 지중해 세계가 겪었던 것과 비슷했다. 아마도 이러한 무서운 전염병들은 육로나 바다를 거쳐 중국에 들어왔을 것이다. 또한 중국의 총인구가 2세기경의 5,850만 명에서 그 후 급격히 감소하기 시작한 것은 실제로 사실이라 여겨지며 이를 뒷받침할 충분한 근거도 있다. 지중해 지방과 마찬가지로 인구의 급격한 감소는 동시에 행정조직의 붕괴를 가져왔다. 현재 우리가 가지고 있는 기록 또한 단편적이어서 완전히 신뢰하기 어려운데, 중국에서 다소간 신뢰할 만한 인구통계를 얻을 수 있는 시기는 서기 742년 이후이다. 이 자료에 따르면 당시에 중국의 총가구 수는 890만이었는데, 서기 2세기에는 이미 1,230만 가구였다. 이 2세기에서 742년 사이의 각종 자료를 보면, 중국의 많은 지방에서 매우 급격한 인구의 감소가 있었다는 것을 알 수 있다. 특히 이러한 인구의 감소는 남쪽으로 갈수록 더욱 두드러졌다. 남부 중국은 북방의 유목민들로부터 공격받을 위험이 없어서 안전했지만 대신 이보다 더 무서운 전염병의 위험이 도사리고 있었던 것이다. 따라서 전통적 중국의 농경법에 의해 생활을 유지해 온 일반 농민들이 급격하게 감소했다. 예컨대 서기 5세기 중반에 양자 강 중류에 위치한 남경과 그 주변 지방에서는 서기 140년에 비해 겨우 1/5정도의 가구밖에 남지 않았다. 물론 북부 중국의 인구감소도 컸겠지만 남부지방에 비한다면 훨씬 적었다고 여겨진다.[83]

이 수세기간에 걸쳐 로마와 중국에서는 비슷한 역사적 현상이 나타났다. 서기 220년 중국에서는 제국의 행정조직이 붕괴되고 한 왕조가 멸망했다. 북쪽의 초원지대에서 야만족이 거듭해서 침입했고, 제국은 나누어져 4세기경에 이르자 중국 북부지방에는 16개의 군소국가가 생겨났다. 이런 국도의 정치적 혼란과 때를 같이 해서 서기 317년에 천연두 또는 홍역, 아니면 이와 유사한 전염병이 유행했다. 당시 이 전염병 유행이 어찌나 많은 사람들에게 피해를 주었는지 사마광은 "100명이 걸리면 한두 사

---

82) 자세한 내용은 이 책의 부록 참조.
83) Cartier and Will, op. cit., p.178.

람쯤 살아 남았다"고 기록했다. 서기 140년에 490만이었던 중국 북부지방의 가구수는 370년에 250만으로 감소했다. 이 숫자는 질병문제에 별로 관심을 갖지 않았던 학자들의 얘기보다 훨씬 신뢰할 수 있는 수치로 여겨진다.[84]

그 후 지중해에서는 로마제국을 재건하려고 한 유스티니아누스 황제(서기 527~565년 재위)의 노력이 실패로 끝났지만 중국은 서기 589년 다시 정치적 통일을 이룩했다. 중국과 지중해 세계가 다른 점을 든다면 유스티니아누스 황제 치하의 로마제국은 542년 이후에도 거듭된 페스트의 유행으로 인해 크게 약화되었으나 중국에서는 이에 비길 만한 전염병의 유행이 762년까지 없었다는 사실이다. 762년에 중국에서 유행한 페스트도 바다에 인접한 일부 지방에서만 유행했을 뿐이었다. 그러나 한 가지 중요한 사실은 755년의 반란에 따른 중앙정부의 권력 약화가 페스트의 발생시기와 거의 때를 같이했다는 사실이다. 선페스트가 유행한 지역에서는 엄청난 피해를 입었을 것이며, 따라서 반란의 영향을 별로 받지 않은 이 해안지역에서도 반란진압에 필요한 조세를 중앙정부가 거둬들일 수 없었을 것이다. 그리하여 황제는 위구르족의 병력을 빌려 반란을 진압했고, 터키말을 쓰는 이 위구르족은 중국 내정에 간섭하면서 얼마 후에는 정부재정을 멋대로 탕진했다.

종교사의 입장에서 볼 때, 로마와 중국은 놀라울 정도로 비슷한 현상이 전개되었다. 서기 1세기경에 한나라에 들어온 불교는 곧 지배계층에까지 많은 신자를 갖게 되었다. 그리하여 불교는 서기 3세기부터 9세기경에 이르는 오랜 기간 동안 왕실의 지배계층에 큰 지배력을 행사했다. 반면 같은 시기에 로마제국은 기독교의 지배를 받고 있었다. 기독교와 비슷하게 불교 또한 현세의 피할 수 없는 고통에 대한 위안을 주었다. 중국에 뿌리내린 불교 또한 가까운 사람들이나 친척을 잃은 수많은 사람들과 폭력과 질병에 시달리는 사람들에게 로마의 기독교와 같이 마음의 위안을 주었던 것이다. 설명할 필요도 없겠지만 불교는 인도에서 생겨난 종교이다.

---

84) Ping-ti Ho, "An Estimate of the Total Population of Sung Ching China," in *Etudes Song I: Histoire et Institutions*, Paris, 1970, pp.34-52.

인도는 보다 기후가 좋은 여러 문명권에 비해 전염병의 유행이 큰 지역이
었다. 기독교 또한 날씨가 좋고 인구가 적은 지방에 비해 언제나 전염병
이 발생하기 쉬웠던 예루살렘이나 안티오크, 그리고 알렉산드리아 같은
도시의 좋지 않은 환경 속에서 생겨났다. 따라서 기독교는 물론 불교 또
한 전염병 때문에 갑자기 죽고는 하는 사람들의 삶에 관심을 쏟을 수밖에
없었다. 그리하여 두 종교는 사람의 죽음을 고통으로부터의 해방이라 설
명했고 이 세상에서 죽고 난 이후에야 정말 축복받은 사람들만이 모여서
이승에서 받았던 핍박이나 고통을 충분히 보상받을 수 있는 지극히 행복
한 사후의 세계가 있다고 설파했다. 따지고 보면 이 두 종교의 이러한 유
사성은 결코 놀라운 것이 아니다.

또한 인구수의 회복이란 점에서도 동양과 서양은 비슷한 현상을 나타
냈다. 서기 10세기 후반까지 수세기에 걸쳐 북서유럽과 마찬가지로 중국
의 주민수도 자신들이 조상에게 큰 피해를 주었던 수많은 전염병 유행에
충분히 견딜 수 있는 생물학적 적응에 성공했다. 그리하여 인구는 계속
증가했고 서기 1200년에 이르자 중국의 총인구는 1억에 도달했다.[85] 이
정도의 인구가 되려면 두 가지 요소가 필요한데 그 중 첫째가는 요소는
양자 강 유역의 남쪽지방에서 인구증가가 가능할 만큼 미시기생면에서
충분히 적응하게 되었다는 점이며, 또 하나의 요소는 거시기생면에서 적
응가능한 조건이 갖추어졌다는 점이다. 즉 농민들이 생산한 농산물 중 지
배층에 조세를 바친 후에도 충분한 양의 수확물을 갖게 되어 수세대에 걸
쳐 높은 자연증가를 계속할 수 있었던 것이다. 이리하여 처음으로 논농사
에 종사했던 수백만의 농민들이 남쪽으로 옮겨와 북부 중국지방보다 훨
씬 많은 지역을 차지하게 되었다.

중국 남부에서 사람들이 생명을 유지하는 데 필요한 생물학적 적응을
이루는 데는 오랜 시간이 걸렸을 것이다. 양자 강 유역과 남쪽에 정말 많
은 사람들이 조밀하게 살게 된 것은 8세기 이후, 즉 송대 이후였다. 이미
지적한 바와 같이 말라리아, 주혈흡충증, 뎅그열 같은 전염병이 중국인의
남부진출에 가장 큰 장애가 되었을 것이다. 이러한 전염병에 대한 사람들

---

85) Ibid.

이 갖게 되는 유전적인 저항력, 각기 다른 수많은 종류의 모기간의 미묘한 균형, 각종 온혈동물의 분포상황—결국 모기의 입장에서 본다면 사람은 모기의 생존에 필요한 혈액을 공급하는 수많은 온혈동물의 일종에 지나지 않으니까—그리고 병원생물의 독성 같은 요인들이 이러한 전염병의 이환률이나 증상의 경상을 결정했을 것이다. 그러나 중국의 농민이 이런 남부지방의 풍토에 어떻게 적응해서 활동하고 논농사를 해서 많은 사람들이 살았는지 상세한 내용은 알려져 있지 않다. 다만 이러한 적응과정이 완성된 것은 서기 700년 이후였으리라 짐작되며, 양자 강 남쪽의 대부분 지역에서 농민들이 완전히 정착하게 된 것은 서기 1100년경부터였다고 믿어진다.

거시기생면에서 보건대 서기 900년에 송왕조가 생겨남에 따라 관료제도가 중국의 대부분 지역을 관할하게 되었다(물론 이 때에도 북쪽의 변방에선 야만족의 수장들이 지배권을 행사했다). 고급관료를 육성하고 선발할 수 있는 합리적인 제도가 계속 시행되었다. 물론 부분적으로 지방관료에 의한 압제가 완전히 자취를 감춘 것은 아니었지만, 송왕조 이후 폐단은 훨씬 줄어들었다. 관료계층에 대한 조직적인 감독이 제도화되어 적어도 눈에 띌 정도로 부패가 만연할 수 있는 소지는 없어졌다. 대규모의 인구이동을 수반한 남방진출은 확실히 농민이 들에서 땀흘려 일한 값어치를 찾을 수 있을 정도로 조세가 비교적 일정한 수준을 유지해서 농사에 종사하고 늘어난 자식들을 양육할 수 있을 정도로 소득이 보장되고 새로운 개간에 의해 많은 토지가 이용가능하게 된 결과 생겨난 현상이었을 것이다.

이처럼 수세기 간에 걸쳐 중국은 유럽과 비슷한 연대에 비슷한 전염병의 경험을 나누어 가졌고, 미시기생과 아울러 거시기생의 균형에서도 단기간이었지만 서방세계보다 훨씬 일찍 성공을 거두었다. 이 시기에 유럽에서는 기사들이 그 주인인 봉건영주들과 함께 전쟁을 자주 일으켰고 그 결과 농민의 생명과 농사에 막대한 피해를 끼쳤다. 이런 점에서 볼 때, 중국의 관료적 행정조직은 북·서쪽으로부터의 야만족의 침입을 막는 데도 분명히 도움이 되었다. 또한 미시기생에서도 중국은 훨씬 성공적이었다. 중국에서는 사람들이 고온다습한 남쪽의 풍토에서 생활할 수 있도록 전염병에 적응한 반면 유럽에서는 전염병의 위험이 적은 쪽, 즉 북쪽으로 인구가 이동함으로써 겨울의 오랜 결빙기간 덕분에 전염병의 위험은 감소했던 것이다.

이렇게 미시기생이나 거시기생면에서 적응에 성공한 사실은 중국의 종교와 문화를 통해서도 알 수 있다. 845년 이후 불교는 국교의 지위를 상실했고 또다시 새로운 모습으로 면목을 일신한 유교가 그 자리를 차지했는데, 이러한 사실은 마치 샤를마뉴 대제(서기 742~814년)가 로마황제의 칭호를 부활시키고, 왕실종교로 이교를 부흥시킨 점과 비슷하다. 물론 불교는 그 후에도 중국에서 계속 존속했지만, 주로 농민을 위시한 교육수준이 낮은 계층에게만 받아들여졌다. 그러나 불교를 대신해서 국교가 된 유교도 초기에 지배계층을 끌어들였던 불교의 형이상학적인 일면을 받아들였다. 결국 외래의 전염병이 중국인의 혈액 속에 새로운 형체를 만들었듯이 유교 또는 불교의 교리와 흡사한 요소를 내포하게 된 것이다.

한편 일본은 그 지리적 위치 덕분에 중국에서 유행했던 각종 전염병에서 벗어날 수 있었다. 그러나 그런 지리적 위치가 언제나 행운만을 가져온 것은 아니었다. 대륙과 떨어져 살면서 인구가 계속 증가한 데다 미지의 전염병이 침입하면 언제나 무서운 재앙을 가져왔다. 일본에서는 논농사가 본격화되기까지 중국의 비슷한 환경에 비해 훨씬 주민수가 적었다. 17세기에 들어와서도 별로 주민수는 많지 않았고, 그 이후에도 중국의 도시보다 적었다. 게다가 13세기까지 중국에서는 적응을 끝낸 여러 전염병이 일본에서는 안정된 생물학적 균형을 이루지 못했고, 따라서 각종 전염병이 지방병으로 뿌리내리는 데 거의 600년 이상 소요되었다. 결국 일본은 수많은 전염병으로 유행을 계속 겪었다.

현재 남아 있는 과거의 문헌에 따르면, 중국과 일본의 최초 접촉은 서기 552년부터 시작되었다. 522년에 불교를 전파하기 위해 한국으로부터 사절들이 건너왔는데, 이들은 천연두로 여겨지는 전염병을 가져왔다.[86]

---

86) 일본에서 발생된 각종 전염병에 관한 기록은 富士川游, 『日本疾病史』, 松田道雄 解說, 東京, 1969, pp.11-66에 의거했다. 필자가 만든 일본의 전염병 연표는 다시 조셉 차 박사에 의해 영어로 번역되었다.

그 후 한 세대쯤 뒤인 585년에 다시 이 전염병이 발생했는데, 이 때는 이미 552년의 대유행을 통해 획득했던 면역력을 다 잃은 후였을 것이다. 698년에 이르자 더욱 지속적인 유행이 시작되어, 그 후 15년 간에 걸쳐 일본 전역에서 만연했다. 또한 735~737년에 또다시 재발했고, 그 후 763~764년에도 발생했으며, 26년 후인 790년에는 '30세 이하의 남녀는 모두 걸렸던' 대유행이 있었다. 이 전염병의 대유행을 기록한 연대기적 자료는 13세기까지 계속된다. 결국 13세기에 이르러서야 이 병은 어린이에게 흔한 소아전염병이 되어 지방병으로 바뀌었는데, 실제로 어린이에게 흔한 소아병이란 기술이 1243년에 처음으로 나타난다.[87]

천연두 이외의 전염병이 언제 일본에 들어왔고 언제 지방병으로 뿌리를 내렸는지 정확하게 알 수는 없다. 808년에 '전인구 중 거의 반이 죽은' 새로운 전염병이 들어왔다. 중국 해안지역에 선페스트라 여겨지는 전염병이 만연했던 것이 762년에서 806년 사이였으니까 이 선페스트가 일본에 들어왔을 가능성은 충분히 있다. 그렇지만 구체적인 임상증상의 기록이 없으므로 이런 주장은 단순한 추측에 지나지 않는다. 861년부터 이듬해인 862년에 걸쳐 핵역(核逆)이란 새로운 전염병이 일본 열도에 들어와서 그 후 872년과 920~923년에 재발하여 수많은 희생자를 냈다. 유행성 이하선염은 볼이 부어오르기 때문에 쉽게 감별할 수 있는데, 이 병은 서기 959년에 일본에 나타났고, 1029년에 다시 유행했다. 또한 994~995년에 또 다른 전염병이 들어와 '주민의 과반수 이상이 죽었다'고 한다. 이 통계가 진실에 가깝다고 보면, 이처럼 높은 치사율은 분명 과거에는 없었던 새로운 전염병이 저항력을 갖지 못한 주민들 사이에 유행한 결과였을 것이다. 홍역에 관한 기록도 흥미롭다. 오늘날 홍역을 학술어로 쓸 때 많이 쓰는 '마진(痲疹)'이란 용어와 비슷한 '진질'이란 말이 서기 756년부터

---

87) 이 질병을 지칭하는 포창(疱瘡)이란 일본 명칭은 富士川游도 지적했듯이 오늘날의 천연두를 말하는 것으로 생각된다. 또한 이 질병이 반복해서 일본에 유행한 연대를 봐도 일반사회와 멀리 떨어져 살아왔던 섬 주민들의 경우와 같다. 30년에서 40년의 간격으로 이 질병은 유행을 거듭했다. 이러한 시간적인 간격은 천연두의 항체가 없어져 감수성 있는 새로운 숙주들이 생겨나는 기간과 일치된다.

문헌에 나온다. 그러나 이 병이 심각한 유행을 거듭한 것은 11세기 이후였는데, 1025년, 1077년, 1093~1094년, 1113년, 1127년에 유행했다. 그리고 1224년에야 홍역이 처음으로 소아전염병으로 기술되기 시작했는데, 천연두가 소아전염병의 위치에 이른 시기와 비교해 본다면 19년쯤 앞섰다.

이상의 기록으로 미루어 볼 때 일본 열도는 13세기에 이르러서야 중국이나 다른 문명세계가 겪었던 여러 전염병을 충분히 경험했다는 것을 알 수 있다. 그러나 그에 앞서 약 600년 동안의 전염병의 유행 때문에 일본은 인구가 많고 교류가 잦은 나라에 비해서 더 많은 피해를 받았다. 일본의 인구가 천연두나 홍역 같은 전염병을 지방병 혹은 소아전염병으로 만들기에 충분할 정도로 늘어날 때까지 이 두 전염병뿐만 아니라 다른 전염병도 거의 한 세대마다 새롭게 유행해서 많은 희생자를 내고 경제나 문화의 발전을 저해했을 것이다.

이와 비슷한 현상을 영국에서도 볼 수 있는데, 중세를 통해 영국의 인구가 프랑스, 이탈리아, 독일에 비해 매우 적었던 사실은 무엇보다도 각종 전염병에 대한 도서주민의 저항력이 약했기 때문이라고 생각된다. 그러나 끈질긴 연구를 하지 않고는 영국의 이런 전염병사를 유럽대륙과 비교하기는 어렵다. 유럽대륙의 경우에는 찰스 크레이톤(C. Creighton)의 고전적 저작인 『영국 질병사』에 상응하는 책이 없다. 크레이톤이 영국 열도의 전염병 유행에 관해서 그렇게 많은 자료를 모을 수 있었던 것은 어느 면에서 볼 때 영국에서 유럽대륙보다 전염병의 유행이 더 심각했다는 점을 반영하는 것이라 생각된다. 이미 유럽대륙에서는 오래 전부터 인구가 조밀했고 지중해 연안의 여러 도시에서 시작된 각종 전염병의 유행이나 접촉이 끊이지 않았기 때문에 오히려 이러한 전염병이 지방병으로 뿌리내리는 데 훨씬 빨랐을 것이다.

그렇지만 영국·일본도 인구밀도가 일정 수준을 넘으면서 전염병의 재앙에서 벗어나게 되었다. 일본에서 이 변화가 생긴 것은 13세기 이후였고, 영국에서는 14세기 중반의 페스트 유행으로 인한 피해 때문에 인구증가가 시작된 것은 1430년 이후였다. 그러나 그 고비를 넘기자 일본·영국의 인구는 인접한 대륙의 경우보다 훨씬 빠른 속도로 증가했다. 일본의

이러한 변화는 매우 극적이었다. 일본의 신빙성 있는 인구추계치를 보면 다음과 같다.[88]

(단위: 만 명)

연대(서기)	인구	연대(서기)	인구
823	369	859~922	376
990~1080	441	1185~1333	975

영국의 경우에 이런 추계가 가능한 것은 잉글랜드뿐이다. 연대별로 그 변화를 보면 다음과 같다.[89]

(단위: 만 명)

연대(서기)	인구	연대(서기)	인구
1086	110	1348	370
1377	220	1430	210
1603	380	1690	410

이 경우에도 페스트 유행에 따른 인구감소를 분명하게 볼 수 있다. 일본의 경우 서기 1080년부터 1330년 사이의 약 250년 간에 생겨난 인구의 급격한 증가와 매우 비슷한 현상을 영국에서도 1430년부터 1690년 사이에 볼 수 있다. 인구의 총수도 두 배로 늘었다.

이처럼 영국·일본에서는 전염병에 대한 적응이 상대적으로 뒤늦게 이루어졌는데, 이는 두 나라의 정치와 군사면에도 분명하게 반영되었다. 영국의 변방에 살던 켈트족의 영토를 정복하려 했던 영국의 노력이나 1337년 이후 프랑스를 정복하려는 야심적인 영국의 노력은 급격히 늘어난 영국 인구의 활력을 발판으로 한 계획이었다. 물론 페스트의 유행이 시작되면서 이 계획은 수포로 돌아갔고, 16세기 후반 엘리자베스 여왕의 치세에

---

88) Irene Taeuber, *The Population of Japan*, Princeton, 1958, p.14.
89) Josiah Cox, *Russell, British Medieval Population*, Al. buquerque, 1948, p.54, 146, 246, 269, 270.

이르러서야 세력확장이 재개되었다. 일본의 경우에는 원주민이던 아이누 족을 대상으로 세력확장이 추진되었고 밖으로는 한국과 중국을 침략하려 는 두 방향에서 13세기 이후에 추진되었다. 이는 일본열도에서도 무서운 재앙을 불러일으켰던 각종 전염병과의 적응과정이 끝나서 사망률이 별로 높지 않은 지방병으로 자리잡게 됨으로써 가능하게 되었던 것이다.

기타 다른 나라의 경우에는 현재 남아 있는 믿을 만한 학문적인 자료 에 기초해서 이상과 같이 질병의 역사를 재구성할 수가 없다. 유럽과 극 동지방의 주민들이 기원전후부터 약 1200년까지 12세기 동안 점차 적응 과정을 거듭해 왔던 대부분의 전염병은 이보다 훨씬 앞서서 인도나 중앙 아시아에서는 적응이 이루어졌을 가능성이 크다. 선페스트는 인도양의 배를 통해 동서로 확산된 것이 분명하다. 그리하여 로마와 중국을 강타한 이 전염병은 중동지방이 최초의 발상지였는지 분명치 않지만, 중동지역 으로부터 육로를 통해 들어온 것은 사실이다.

선페스트가 로마를 침범했을 때 메소포타미아와 이란도 이 병에 침범 당했으며,[90] 지중해 세계처럼 큰 피해를 받았을 것이다. 관개용수로의 유 지에는 많은 노동력이 필요하므로 메소포타미아에서 인구수가 감소하면 서 과거에 사용했던 수로도 버릴 수밖에 없었을 것이다. 최근의 조사에 따르면, 651년의 아라비아의 침공에 앞서 수세대에 걸쳐 수로의 폐기가 있었으며 그 후 아라비아인의 정복 후에도 회복되지 않았다.[91] 이슬람 침 략자들도 관개시설의 중요성을 알고 있었을 것이므로 그들이 관개시설을 파괴했을 가능성은 없다. 관개시설을 파괴하면 조세를 내는 주민들에게 피해를 주기 때문이다. 그러므로 가장 유력한 원인은 메소포타미아의 인 구감소일 것이다. 아마 소금기를 제거하는 것과 각종 기술상의 문제점으 로 인해 관개시설을 제대로 운영하기 어렵게 되고 거듭해서 페스트가 유 행한 결과 수로가 폐기되었다고 생각된다. 이러한 설명은 7세기의 아랍

---

90) Or so Procopius reports, *Persian Wars*, 23:21.

91) Thorkild Jacobsen and Robert M. Adams, "Salt and Silt in Ancient Me-
sopotamian Agriculture," *Science* 128, 1958, p.1251ff;   Robert M. Adams,
"Agriculture and Urban Life in Southwestern Iran," *Science* 136, 1962, pp.
109-122 참조.

인의 침공과 동시에 생겨난 메소포타미아 지방의 급격한 인구감소를 설명하는 데 가장 무리가 없는 것이라 여겨진다.

인도에는 오래 전부터 천연두의 신을 모시는 신전이 있었는데, 이는 오래 전부터 천연두 또는 천연두와 비슷한 전염병이 힌두교를 믿는 인도주민들에게 매우 중요한 의미를 지니고 있었다는 사실을 알려 준다. 그러나 불행하게도 기록이 없기 때문에 인도의 경우에는 1200년 이전의 전염병 유행에 관해서는 알 길이 없다.

언제나 천연두와 홍역은 과거에 감염의 경험을 갖지 않은 주민들을 침범할 때 무서운 결과를 초래했다. 페스트 역시 마찬가지였다. 따라서 현재 남아 있는 문헌에서 볼 수 있는 기록은 이 세 전염병으로 추측된다. 그러나 사람들 간의 교류가 빈번해지면서 세 전염병뿐만 아니라 다른 전염병들도 확산된 것도 사실이다. 오늘날 현대 의학에서 나병이라 부르고 있는 전염병도 예외는 아닌 것 같다. 1,884명의 옛 유골을 조사한 결과, 이집트나 프랑스와 영국에서 발견된 6세기 이전의 유골에서는 나병의 흔적을 찾을 수 없다.[92] 물론 구약성경에도 나병에 대한 금기사항이 있다. 따라서 나병이라 불렸던 각종 피부병은 퍽 오래 전부터 존재했을 것이다. 4세기경에 이르자 유럽에는 나병환자를 위한 구호시설이 생겨났지만,[93] 그렇다고 해서 이것이 곧 새로운 전염병이 들어왔다는 증거는 아니다. 이는 아마 기독교로 개종한 지 얼마되지 않은 로마제국이 악성피부병 환자를 성경의 규정에 따라 엄격하게 격리한 결과라고도 생각할 수 있다.

그외 전염병들도 기원 이후 수세기에 걸쳐 여러 지역으로 확산되었을 것이다. 그 중에서도 결핵, 디프테리아, 인플루엔자, 이질 같은 병은 천연두나 홍역과 페스트처럼 많은 희생자를 냈을 것이다. 또한 여러 곳에서 지방병으로 크게 위력을 떨치고 있던 병이 새로 침입한 전염병 때문에 거의 자취를 감춘 경우도 있었을 것이다. 뒤로 구체적으로 설명하겠지만,

---

92) Vilhelm Moller-Christensen, "Evidence of Leprosy in Earliest Peoples," in Brothwell and Sandison, *Diseases in Aniquity*, pp.295-306 참조.

93) Erwin H. Ackerknecht, *History and Geography of the Most Important Diseases*, New York, 1965, p.112.

새로운 전염병이 유럽에 들어오면서 이러한 현상이 생겨났다고 믿을 만한 증거가 충분히 있다. 물론 모든 지역에서 전염병의 감염양상이 완전히 같아질 수는 없었고, 기후나 각종 생태학적 요인에 따라 지역적 차이를 나타냈겠지만, 구세계의 문명권에 속했던 대부분의 지역은 과거에 비해 훨씬 비슷한 감염양상을 갖게 되어 일종의 질병문화권이 나타났다. 그것은 서기 1세기 이후 정기적 교역에 의해 상호교류가 빈번해진 결과였다. 10세기경까지 유럽지역과 중국은 이러한 각종 전염병에 대한 생물학적 적응을 끝냈고, 따라서 이 두 문명권은 다시 인구의 증가를 맞이하게 되었다. 그 결과 중국과 유럽세계는 중동지방이나 인도에 비해 상대적으로 강성해졌다. 10세기 이후 세계의 역사는 이런 사실을 잘 반증하고 있다. 또한 아시아 주변지역과 동서아프리카를 포함한 변방의 여러 민족들이 먼 옛날부터 문명을 누려 왔던 문명중심권의 질병에 관계를 맺기 시작했다. 이슬람국가나 기독교국가의 무역상인들과 선교사들이 유라시아의 초원지대와 더 나아가 북쪽이 산림지대로 진출했다. 이러한 선구자 중에는 아프리카의 오지 깊숙이 들어가는 사람도 있었다. 결국 이들은 원주민들에게 문명 특유의 각종 전염병을 전했을 것이며, 그것이 한 세대에 한 번이나 1세기에 한 번쯤 이루어진 접촉이라 하더라도 그 결과는 심각했을 것이다.

　이러한 접촉은 과거에 외부세계와 전혀 교류를 갖지 않았던 변방의 주민들에게 무서운 재앙을 가져다 주었을 것이다. 초원지대에 살았던 원주민 중 살아 남은 사람들이 겪어야 했던 이러한 외래전염병에 대한 적응과정은 북서유럽의 주민들이 겪었던 것과 비슷했을 것이다. 그 후 터키족이나 일부 유목민들이 유럽이나 아시아의 문명중심권에 침입한 경우에 별로 전염병의 피해를 받지 않은 것을 보면 이 사실은 충분히 추측된다. 초원지대에 살았던 시절에 이들이 문명권의 각종 전염병과 전혀 접촉이 없었다면 이들 침입자들은 전염병 때문에 곧 죽어 버렸을 것이기 때문이다.

　터키인과 몽고인이 1000년 전후부터 펼친 정복과 침략은 그동안 이들이 각종 문명권에 흔했던 전염병에 제대로 면역력을 가지고 있어서 문명권에 흔했던 전염병이 큰 위협이 되지 않았기 때문에 가능했다고 볼 수 있다. 초원지대에서 크게 성행했던 각종 교역이나 정치조직 같은 것으로 미루어 볼 때 이러한 추측은 가능성이 높다. 먼거리에 걸쳐 자주 이동하고 침략을 위해 모이며, 특히 몽고 사람들의 경우에는 일 년에 한 번쯤 사냥을 위해서 많은 사람들이 함께 어울리다 보면 각종 전염병이 여러 지방의 유목민들에게 전파되었을 것이다. 중국의 기록에 따르면, 남쪽의 문명권에 살던 사람들에게 이들은 여러 가지 전염병을 옮기는 역할도 했다.

회교국의 무역상이나 이슬람교의 전도사들도 아프리카의 오지 깊숙이 진출했다. 이들은 유라시아대륙의 초원지대에 진출한 이슬람교 전도사나 상인들과 마찬가지로 새로운 전염병을 전파했을 것이다. 그러나 아프리카의 자연환경은 다른 지역과 달리, 특유의 병이 많아서 외부인의 진출을 막는 데 중요한 구실을 했다. 따라서 문명의 침투에는 한계가 있었다. 아마도 아프리카대륙 주민에게 끼친 피해는 문명권에 흔했던 전염병이 아시아의 초원지대 주민에게 끼친 희생만큼 크지는 않았을 것이다. 서기 1500년 이후 아프리카로부터 노예들이 신대륙으로 끌려 왔는데, 그 결과 이들은 유럽지역의 각종 전염병과 접촉을 갖게 되었지만 그리 많이 죽지는 않았다. 그런 사실을 볼 때 아마 이들은 이미 아프리카에서 문명 특유의 각종 전염병을 소아전염병으로 경험했을 것이며, 그 시기는 서기 1200년 이후일 것이다.

이와는 반대로 신대륙에서는 기원 이후 1천 년 동안 유라시아대륙 주민이 겪었던 전염병의 경험을 전혀 갖지 못했다. 인구가 증가하고 멕시코와 페루에는 문명중심권이 생겨났다. 이 문명중심지에는 많은 사람들이 모여 살았고 이러한 인구집단은 구세계의 각종 전염병의 침입을 매우 쉽게 했다. 1200년 이후 점차 문명화되기 시작한 아메리카대륙의 원주민들은 기원후 지중해 세계와 극동지역의 사람들과 같은 상태에 있었고 그 결과 많은 사람들이 희생되었다. 이런 숙명적인 상황을 좀더 분석하기에 앞서 유라시아대륙에서 두 번째로 전염병에 의해 큰 격변을 겪었던 14세기의 페스트를 중심으로 고찰해 보기로 하겠다.

DEATH'S DISPENSARY.
OPEN TO THE POOR, GRATIS, BY PERMISSION OF THE PARISH

▲ 음료수를 통한 전염병을 풍자한 그림(1866년)

제4장 몽고제국의 출현과 질병균형의 변화
기원후 1200년~1500년

1. 몽고제국과 질병

앞 장에서 재구성한 구세계의 전염병 역사가 거의 맞는다면 유라시아의 문명권 사이에 정기적인 교류가 생겨나면서 각종 전염병에 대한 적응이 서기 900년경에는 끝나고 비교적 안정된 균형이 이루어졌다고 결론을 내릴 수 있을 것이다. 이 시기에 이르자 유라시아대륙과 아프리카대륙에서 개별적으로 유행해 왔던 각종 전염병이 빈번한 상호교류를 통해 여러 지역의 사람들에게 옮겨져서 충분히 적응하게 되었다고 할 수 있다. 구세계 전체를 볼 때, 일정 수준 이상의 규모로 많은 사람들이 모여 사는 공동체들은 사람에서 사람으로 직접 전염되는 대부분의 전염병의 침입을 받아서 전혀 저항력이 없는 사람들은 없게 되었을 것이다. 물론 이러한 전염병의 유행이 시간적으로 보아 그 간격이 큰 경우에는 감수성 있는 연령층의 사람들이 늘어나 또다시 같은 전염병 때문에 무서운 참화를 겪는 경우도 있었을 것이다.

그러나 여기에는 구조적으로 불안정한 두 가지 요인이 그대로 존재했다. 하나는 극동과 서방세계의 지속적인 인구증가였다. 인구증가는 서기 900년경부터 중국과 유럽세계가 성공적으로 끝마친 전염병에 대한 적응과 기술상의 장애를 극복한 데 따른 결과였다. 이러한 발전은 결국 구세계의 거시기생면에도 큰 영향을 끼쳤는데 우선 중국과 서유럽은 군사·경제·문화면에서 강력한 힘을 갖게 되었다. 또한 900년부터 1200년에 걸쳐 유라시아 세계가 지닌 또 하나의 불안전한 구조적 요인은 육로는 물론 해로를 통한 급속한 동서교류의 발전이었다.

이러한 기존의 미시기생과 거시기생 현상에 크게 영향을 끼친 최초의 변화는 아시아대륙을 횡단하는 육로를 통한 대상무역의 발전이었다. 대상교통은 징기스칸(1167~1277년)이 건설한 몽고제국의 지배하에서 융성했다. 세력이 절정에 도달했던 1279~1350년에 제국은 중국의 전 영토와 러시아의 거의 전 국토(변방의 노브고로드만이 독립을 유지했다), 중앙아시아와 이란, 이라크도 지배했다. 따라서 하루에 160km씩 몇 주일 동안 계속 달리는 파발꾼이나 좀 느린 속도로 먼 거리를 왕래하는 대상이나 군대들로 이루어진 커다란 교통망이 제국의 영토를 1350년대까지 유지시켰다. 그 후 중국에서 반란이 일어나고 1368년에 이르자 몽고인들은 이 풍요로운 점령지에서 완전히 추방되었다.

그러나 그전까지는 수많은 사람들이 유라시아대륙을 오고갔지만 그런 사실은 문자로 쓰여진 기록에는 거의 남아 있지 않다. 마르코 폴로의 여행기도 이런 여행에 관한 우연한 기록이다. 그가 전쟁에서 포로가 되어 제노아의 옥중에 있을 때 포로 중에 그의 얘기를 기록해 둘 가치가 있다고 느낀 사람이 있었는데 그렇지 않았다면 마르코 폴로라는 인물이 존재했다는 사실 자체가 알려지지 않았을 것이다. 다른 기록들을 봐도 몽고제국의 출현에 따라 유라시아대륙의 교통이 크게 쉬워졌다는 사실을 알 수 있다. 예를 들면 플랑드르 사람으로 선교사였던 류브루크(Rubruck)가 1254년 프랑스왕의 사절로 몽고의 수도 카라코롬에 갔을 때, 플랑드르와 가까운 고장출신의 여자를 만났는데, 그녀는 14년 전에 몽고군이 유럽을 침략했을 때 붙들려 왔다고 한다.[1]

몽고제국 지배하의 교통의 발전은 또 하나의 중요한 결과를 가져왔다. 단지 많은 사람들이 문화적인 배경이나 전염병의 경험이 각기 다른 먼 곳

---

1) Christopher Dawson(ed.), *The Mongol Mission*, London and New York, 1955, pp.165-169.

에 여행이 가능하게 되었다는 사실뿐만이 아니다. 이들은 과거에는 별로 많은 사람들이 이용하지 않았던 북쪽의 통로를 이용하였다. 중국과 시리아를 연결하는 고대의 실크로드는 중앙아시아의 사막을 횡단해서 오아시스로부터 오아시스로 연결되는 것인데, 이 오래된 통로 외에도 대상·군인·파발꾼들은 북쪽의 넓은 초원지대를 통과했다. 그리하여 이들은 넓은 지역에 걸쳐 인공적 교통망을 만들어 냈다. 이 교통망은 카라코롬에 있는 몽고의 총사령부와 볼가 강에 접한 카잔이나 아스트라캄, 그리고 크리미아 반도의 카파와 중국의 칸바리크(북경)를 연결시켰고 그 사이에는 대상들이 머무를 수 있는 기지도 만들었다.

역학적인 관점에서 볼 때 이처럼 대상들의 통로가 북쪽으로 올라가면서 또 하나의 중요한 결과를 가져왔다. 사람들이 많이 오가자 초원지대에 야생상태로 살던 쥐 같은 설치류들이 새로운 전염병 보균자와 접촉할 수 있게 된 것이다. 그 중에는 선페스트도 있었을 것이다. 그 후 오랜 기간에 걸쳐 이들 설치류들은 만성적으로 페스트의 병원균인 파스튜렐라 페스티스에 감염되었을 것이다. 이들 설치류는 땅속 깊숙이 구멍을 뚫고 살기 때문에 시베리아나 만주 같은 추운 겨울에도 살아 남을 수 있다. 그 결과 페스트균도 연중 살아 남을 수 있는 국지적으로 매우 좋은 기후환경이 생겨났고, 굴 속에선 페스트균을 가진 설치류와 곤충이 복합적인 공동체로 살아 남게 되었고, 페스트 감염 또한 영구적으로 지속될 수 있게 되었다고 믿어진다.

유라시아대륙의 초원지대에서 구멍을 파고 사는 설치류들이 언제부터 페스트균을 갖게 되었는지 확실하게 단언할 수는 없다. 이들 설치류가 분명히 선페스트균을 가지고 있다는 사실은 사람에게 크게 유행했던 페스트의 발생을 조사하기 위해 1921년에서 1924년에 걸쳐 실시된 국제전염병 역학조사단의 활동을 통해서 밝혀졌다. 이 조사활동은 1890년대부터 남러시아의 돈·볼가 유역 지방에서 얻은 조사결과에 힘입은 바 컸다. 이미 1890년대에 각종 설치류들이 페스트균을 갖고 있다는 사실이 지적되었는데, 이 때까지 페스트의 감염은 계속되었고 사람들은 페스트의 위험에 대처하려고 여러 가지 특별한 관습을 지켜 왔다. 그러나 러시아인들이 주장하듯이 러시아의 페스트가 역사시대 이전부터 존재해 왔다고는 믿기 어렵다.[2] 오히려 몽고제국의 출현에 따라 과거에는 도저히 오갈 수 없었던 먼 고장을 빈번하게 오가게 되면서 파스튜렐라 페스티스가 유라시아 대륙의 초원지대에 살던 설치류들에게 옮겨져서 페스트가 시작되었다고 필자는 생각한다.

이러한 필자의 가설을 좀더 설명하기 위해 우선 여기서 다루는 시대에서 벗어나서 19~20세기에 생겨난 페스트 유행을 보다 더 상세하게 분석해 보고자 한다. 여러 나라의 의학자들의 팀 워크에 의한 당시의 페스트 관리는 근대의학이 거둔 극적인 승리의 하나였다.

얘기는 중국 내륙의 변방에서 시작된다. 이미 지적한 바와 같이 페스트는 서기 2~3세기경까지는 이미 중국과 인도의 국경에 가까운 히말라야 지방에 들어와 있었을 것이다. 아마 그 이전에 들어와 있었을 가능성도 있다. 어쨌든 19세기 초에 이르자 살윈 강 상류가 페스트균의 오염지역과 비오염지역을 나누는 경계가 되었는데, 1855년 운남성에서 반란이 일어났다. 진압을 위해 살윈 강 너머로 파견된 정부군은 페스트의 위험을 전혀 알지 못했기 때문에 쉽게 감염되었고, 그 후 중국으로 되돌아 온 이들은 중국의 여러 곳에 페스트를 확산시켰다. 이에 따라 중국의 여러 고장에서 페스트 환자가 계속 발생했지만, 외부세계의 관심을 끌지 못했는데 드디어 1894년에 광주와 홍콩에서 발생하자 이 고장에 살았던 유럽인들을 놀라게 했다.[3]

---

2) V. N. Fyodorov, "The Question of the existence of Natural Foci of Plague in Europe in the Past," *Journal of Hygiene, Epidemiology, Microbiology and Immunology* [Prague] 4, 1960, pp.135-141에 따르면 먼 옛날부터 유럽대륙에는 선페스트가 있었다고 한다. 그 근거로 유럽에는 오래 전부터 설치류가 살 수 있는 자연조건이 갖추어져 있었다고 한다. N. P. Mironov, "The Past Existence of Foci of Plague in the Steppes of Southern Europe," *Journal of Microbiology, Epidemiology and Immunology* 29, 1958, pp.1193-1198도 같은 근거에 의해 같은 주장을 하고 있다. 그러나 필자의 견해로는 이러한 주장은 잘못된 것이라 생각한다. 페스트 감염을 유지하는 데 적합한 설치류가 존재한다는 사실만으로 페스트균이 있었다고 단정하기는 어렵다. 실제로 20세기 이후 북아메리카대륙의 설치류들이 페스트균을 처음으로 갖게 된 사실로 미루어 보더라도 이러한 필자의 주장은 옳다고 생각한다.

1894년에도 세균학은 크게 발전하지 못해서 소아기에 머물러 있었다. 유럽인의 기억 속에 당시까지도 어두운 그림자를 남기고 있던 페스트가 발생했다는 뉴스는 곧 파스퇴르와 코흐의 제자들로 하여금 이 전염병의 수수께끼를 풀도록 했다. 국제조사단이 조직되어 현장에 급파되고 몇 주일 후에 곧 일본인 한 사람과 프랑스 세균학자가 파스튜렐라 페스티스를 발견했다. 그것이 1894년의 일이었는데 그 후 10년에 걸쳐 이 병원균이 설치류로부터 벼룩을 통해 사람에게 옮겨지는 전파경로가 확인되었다. 그 후 홍콩, 봄베이, 시드니, 샌프란시스코, 부에노스아이레스 등지에서 페스트가 발생했을 때마다 조사·연구를 통해 국제 연구팀이 조직되고 활동한 결과, 전모가 분명하게 밝혀졌다.

그러나 그 10년 동안에 세계의 여러 항구들은 모두 이 전염병의 발생을 경험해야만 했고, 페스트에 대한 세계적인 관심은 더 높아졌다. 대개는 페스트를 재빨리 관리할 수 있었지만, 인도에서는 내륙지방에까지 만연해서 1898년 처음으로 봄베이에서 발생한 이후 10년에 걸쳐 사망자수가 600만 명을 넘어섰다.[4] 유럽과 아메리카, 그리고 아프리카의 여러 곳에서도 페스트가 발생했다. 따라서 이 병이 많은 사람에게 퍼지게 되면 매우 무서운 결과를 초래한다는 사실을 누구나 잘 알았다. 따라서 모든 위험지역에선 연구에 박차가 가해졌다.

그 연구결과 또 다른 중요한 사실이 발견되었는데, 구멍을 파고 사는 야생 설치류는 사람보다 쉽게 페스트균을 받아들인다는 사실이다. 1900년에 캘리포니아의 다람쥐도 페스트균에 감염된 사실을 발견해 냈고, 또한 같은 해 샌프란시스코에 사는 중국인들에게 소규모의 페스트 환자들이 발생했다. 사람의 경우에는 선페스트 감염이 쉽게 사라졌지만 미국의 야생 다람쥐에선 페스트균이 계속 증식해서 오늘날에도 보균상태에 있다. 그 후 10년 사이에 남아프리카의 더번(Durban) 근교와 아르헨티나의 부에노스아이레스 근교의 설치류도 페스트균에 감염된 사실을 알아냈다.

---

3) 자세한 사실은 K. Chimin Wong and Wn Lien-teh, *History of Chinese Medicine*, 2nd ed., Shanghai, 1936, p.508ff. 참조.

4) R. Pollitzer, *Plague*, Geneva, 1954, p.26 참조.

그 후 이런 도시에서는 사람들 사이에서도 페스트가 발생했다.

지역마다 야생 설치류의 종류가 다르다는 것은 별 의미가 없다. 설치류의 종류가 어떻든 페스트균에게는 좋은 안식처가 되기 때문이다. 실제로 샌프란시스코 교외에서 처음 페스트균이 발생한 후 해마다 북아메리카의 페스트 오염지역은 확대되었다. 그 결과 1975년에는 미국 서부의 거의 전 지역과 캐나다와 멕시코에 사는 설치류가 대개 페스트균의 보균동물이라는 사실이 밝혀졌다. 이렇게 넓은 오염지역은 과거에 존재했던 구세계의 옛 페스트 오염지역과 필적한다.[5]

북아메리카의 페스트 오염지역 확대는 어떤 의미에서는 자연발생적인 것이었다. 우선 땅에 구멍을 파고 사는 설치류의 생활양식 자체가 페스트균을 한 지하도시로부터 다른 지하도시로 전파하는 데 매우 좋은 조건을 제공한다. 대개 설치류들은 어느 정도 성장하면 태어나서 자란 고장으로부터 쫓겨나 새로운 짝을 찾아 가까운 곳에 구멍을 판다. 이 중에는 자신의 공동체를 버리고 떠돌아다니면서 때로는 몇 km씩 밖으로 나오는 것도 있는데, 이 설치류는 다른 설치류의 공동체와 가깝게 되면 완전히 서식처를 옮긴다. 이런 생활양식은 각기 다른 유전자를 교환하는 데 효과적이며, 설치류 자체의 진화에도 도움을 준다. 그러나 가지고 있던 감염병을 다른 설치류에게 옮기게 되고 10~30km씩 먼 고장에 전파하기도 한다. 북아메리카의 야생설치류 사이에 페스트가 만연하게 된 것은 사람에게도 책임이 있다. 즉 인간의 활동이 이러한 전파속도를 빠르게 했던 것이다. 목장 노동자는 일부러 병든 설치류를 트럭에 실어 몇 백 km 떨어진 곳에 버리곤 했다. 이는 프레이리 독(북아메리카의 초원지대에 사는 설치류—역자 주)을 감염시켜 죽임으로써 소에게 뜯길 목초의 피해를 줄이려 했던 것이었다. 그러나 엄격하게 따져 보면 북아메리카의 페스트전파는 본질적으로 인위적인 힘에 의해 좌우된 것은 아니었다. 1940년에 이르자 미국의 설치류 34종과 35종의 벼룩도 페스트균을 갖게 되었다.[6]

5) 이러한 견해는 L. Fabian Hurst, *The Conquest of Plague: A Study of the Evolution of Epidemiology*, Oxford, 1953에 근거한 것이다.

6) Howard M. Zentner, *Human Plague in the United States,* New Orleans, 1942.

1900년 이후 북아메리카와 아르헨티나, 남아프리카에서는 사람들이 페스트에 자주 걸렸다. 40년대에 항생물질이 생겨날 때까지 치사율은 감염된 사람의 거의 60% 정도로 거의 일정했다. 40년대 이후 항생물질이 나와서 치료가 쉬워졌지만, 정확한 진단이 내려지지 않으면 치사율은 높아진다. 그러나 그동안 목장 노동자나 아메리카와 남아프리카의 초원지대에 사는 사람들은 일정한 생활습관을 만들어 냈고, 따라서 페스트균이 번식하고 있는 설치류나 진드기의 위험을 차단할 수 있는 효과적인 방법도 생겨났다. 그 결과 오염지역은 늘어났지만, 사람에게 실제로 페스트가 발생하는 경우는 많지 않아서 사람들의 관심을 끄는 경우는 별로 없다. 특히 어떤 나라나 지방에서는 관할구역에 이 전염병이 존재한다는 사실을 공표하지 않아서 그렇기도 하다.

그러나 1911년에 이르자 만주에서 대규모의 페스트환자가 발생했고, 1921년에 재발했기 때문에 이 병을 관리하기 위한 국제적 활동이 개시되었다. 이 국제활동에 참여한 조사원들은 이 페스트가 마모트로부터 사람에게 옮겨진 사실을 밝혀 냈다. 마모트는 구멍을 파고 사는 대형 설치류로, 그 털은 국제적으로 모피시장에서 비싼 값으로 팔렸다. 근래 오염된 미국의 다람쥐들이나 다른 설치류와 같이 마코트도 파스튜렐라 페스티스를 가지고 있었던 것이다.

이 동물이 서식하고 있는 초원지대의 유목민들은 전염병 관리의 원칙에서 볼 때 매우 효과적인 예방수칙을 지켰다. 신비적인 면도 있었지만 이들은 덫을 놓아 마모트를 잡는 것을 금기로 여겼고 반드시 쏘아 잡는 것이 원칙이었다. 또한 행동이 민첩하지 않은 마모트는 잡지 않았고, 마모트 집단에 병이 생긴 것 같으면 사람들은 친막을 거두어 딴 곳으로 이동했다. 이와 같은 전통적인 습관은 사람이 페스트에 감염되지 않게 하는 데 결정적인 역할을 했을 것이다.

그러나 1911년 만주족이 세운 청나라가 쇠약해지고 점차 힘을 잃게 되면서 그동안 국가적으로 금지되어 왔던 한족의 만주 이주가 늘어나기 시작했는데, 지역사정을 제대로 알지 못하는 한족 이주자들은 마모트의 모피사냥에 나섰지만, 이들은 이 고장의 전통이나 관습을 알지 못했다. 그

리하여 덫으로 병에 걸린 마모트도 사정 없이 잡았다. 당연히 이들 사이
에 페스트가 발생했고 곧 하르빈 시를 중심으로 유행하기 시작한 페스트
는 만주에 새로 건설된 철도를 따라 사방으로 퍼졌다.[7]

　이처럼 1894년에서 1921년까지 일련의 페스트 유행이 계속되자, 이
병의 관리방법을 찾아내고자 조직된 의사들이 전문적 조사를 벌였다. 이
들은 페스트가 새로운 지역에서 주민들 사이에 퍼지는 전파경로를 찾아
내는 데 어려움을 겪기도 했다. 그러나 이런 조사연구에 따른 효과적인
보건대책이 실시되지 않았다면, 우리는 20세기의 개막과 함께 이 지구상
을 완전히 덮은 무서운 페스트의 유행을 겪었을 것이다. 사망자수도, 유
스티니아누스 황제 때 유행한 페스트에 따른 희생자수나 14세기에 유럽
의 거의 모든 나라를 휩쓸었던 페스트보다 무서운 결과를 초래했었으리
라 생각된다.

　인류가 19세기에서 20세기에 걸쳐 페스트 유행을 통해 밝혀 낸 사항
중 아마도 다음의 세 가지 사실을 강조할 수 있을 것이다.

　첫 번째, 1870년대 이후 급속하게 발달한 기선의 항로망이다. 이 항로
망은 지구 전체에 페스트를 전파하는 데 매우 좋은 수단이었다. 실제로
페스트가 광주나 홍콩에서 발생한 후 다른 항구로 전파되는 데 소요되는
시간은 기선의 속도에 비례했다. 이론적으로 볼 때, 페스트균은 이 병에
걸린 사람에게 회복 후 면역력을 주기 때문에 같은 배 속에서 몇 주일씩
함께 있게 되면 쥐나 벼룩과 사람들이 같이 감염되어 감수성 있는 숙주는
없어질 것이다. 따라서 돛단배가 바다를 가로질러 항해하던 시절에는 페
스트균이 생명을 유지해서 한 항구에서 먼 항구에 도달하거나 아메리카

7) Wu Lien-teh, J. W. H. Chun, R. Pollitzer and C. Y. Wu, *Plague: A Manual for Medical and Public Health Workers*, Shanghai, 1936, pp.30-43; Carl F. Nathan, *Plague Prevention and Politics in Manchuria 1910-1931*, Cambridge, Massachusetts, 1967. 페스트가 처음으로 발생한 운남지방에서도 전통적인 관습은 이 감염이 사람으로 옮겨지는 것을 억제하는 데 도움이 되었다. 이들은 쥐가 많이 죽는 집에서 떠났다. C. A. Gordon, *An Epitome of the Reports of the Medical Officers of the Chinese Imperial Customs Service from 1871 to 1882*, London, 1884, p.123 참조. 이 보고서에 따르면 고든 대령도 페스트 유행이 어떻게 퍼져 나갔는지 전혀 몰랐다는 사실이 잘 나타난다.

대륙이나 남아프리카의 쥐들에 옮겨지기는 불가능했다. 그러나 기선이 생기면서 배의 속도가 빨라졌다. 또한 크기도 비할 수 없을 정도로 커졌다. 따라서 한꺼번에 많은 쥐를 싣고 오랫동안 감염이 계속될 수 있게 됨으로써 바다는 더 이상 전염병이 쉽사리 꿰뚫 수 없는 장벽이 아니게 되었다.

두 번째, 배를 통해 쥐와 벼룩은 세계 각지의 항구로 많은 사람들에게 페스트균을 옮길 뿐만 아니라 척박한 반건조지대에 살고 있던 야생 설치류들에게도 똑같이 페스트균을 옮기게 되었다는 점이다. 캘리포니아, 아르헨티나, 남아프리카에서는 이런 페스트균의 잠재적인 병원체 보유동물, 즉 설치류가 오래 전부터 살아왔다. 이들이 단지 자연계에서 이 고장을 새로운 페스트의 중심지로 만드는 데 단 하나 모자랐던 점은 먼 바다를 통해 페스트균이 들어오지 못했다는 점이다. 설치류는 생물학적으로 보아 종류가 다양하고, 지방에 따라 생활양식도 달랐지만 페스트에 대해서는 같이 감수성을 가지며 일단 걸리게 되면 끊이지 않는 감염의 사슬을 유지할 수 있었다.

인류에게 큰 비중을 가진 전염병이 아무도 눈치채지 못하는 사이에 이렇게 먼 곳으로 이동한 사실은 의학자들이 이 현상을 관찰할 수 있는 능력을 갖게 된 이후에야 가능했을 것이다. 그렇다고 해서 과거에 지리적 이동이 없었다고 단언하기는 어렵다. 오히려 어떤 의미에서는 19세기와 20세기에 걸친 페스트균의 역사는 이런 이동의 가능성을 제시한 모형에 지나지 않으며 그 전형적인 경우라고 할 수도 있을 것이다. 특히 전염병 전파를 방해해 왔던 장벽이 없어지면, 얼마나 빨리 전염병이 새로운 곳에 출현하게 되는지 실증적으로 제시한 실례라 여겨진다. 다시 말하면 짧은 시일에 파스튜렐라 페스티스가 거둔 성공적인 지리적 이동은 별로 놀라운 현상이 아니다. 오히려 가장 일반화된 생물학적 현상이라 보아야 할 것이다. 생태학적 균형이 변하면, 사람이건 아니건 간에 모든 생물은 그 변화에 재빨리 호응해서 종족을 증식시키거나 새로운 처녀지를 점령해 버리는 것이다.

세 번째, 운남성이나 만주 같이 파스튜렐라 페스티스가 설치류에 흔한 지역에서 주민들이 오랫동안 지켜 온 각종 특유의 생활습관은 대개 이 페스트가 사람들에게 옮겨지는 것을 막는 데 매우 효과적이었다는 점이다. 외부에서 침입해 온 사람들이 이러한 지방의 '미신들'을 따르지 않았을 때 페스트는 사람에게 옮겨졌다. 또한 두 지방에서 페스트에 전혀 무지한 외부인들이 들어오게 된 것은 군사 내지 정치적인 변동과 관계가 있었다는 점이다. 다시 말하면, 정치와 군사적인 대변동은 이런 전염병의 유행을 불러일으키는 데 깊은 관계가 있다.

전통적으로 이용되어 온 여러 관습이 운남이나 만주에서 예방수단으로 매우 효과적이었다는 사실을 깊이 생각해 본다면, 1894년부터 1924년까지 성과를 거둔 과학적인 관리대책 또한 오래 전부터 인류가 돌발적인 전염병의 유행에 직면할 때마다 나타내 온 일종의 반응이라고 할 수도 있을 것이다. 그 효과도 신속하고 성과도 컸지만 따지고 보면 가장 흔히 받아들일 수 있는 일반적인 대응에 지나지 않았다.

인류는 오랫동안 시행착오를 거듭하면서도 신화·습관을 통해 전염병의 피해를 최소한으로 억제할 수 있는 행동양식을 만들었다. 그러나 이제는 근대과학으로서 의학이 새로운 행동규범을 만들어 냈다. 국제 검역체계라 할 수 있는 세계적인 행정조직을 통해 모든 사람은 새롭게 만들어진 행동양식에 따르도록 강요된다. 물론 거시적으로 보면 20세기 의학과 보건사업의 빛나는 업적도 그렇게 신기한 것만은 아니다. 그러나 20세기에 들어와 인류가 해낸 선페스트에 관한 여러 가지 발견은 과거에 이 병을 억제하기 위해 만들어 낸 행동양식과는 비교가 될 수 없다. 이제 의사와 보건요원은 세계적인 규모로 인구의 성장을 방해하고 역전시킬 가능성이 높았던 전염병의 대유행을 사전에 예방할 수 있게 만들어 놓았다.[8]

이제 19세기에서 20세기에 관찰된 사실을 염두에 두고 다시 13세기로

8) Charles E. A. Winslow, *Man and Epidemics*, Princeton, 1952, p.206에 따르면, 1908년부터 1950년에 걸쳐 미국에서 야생 설치류를 통해 약 8회에 걸쳐서 소규모의 선페스트가 유행했다. 소련에서도 공식적으로는 페스트가 사라졌다고 하지만 여러 가지 증거를 종합해 보면 미국의 경우와 같이 계속 발생했다는 사실을 알 수 있다. Robert Pollitzer, *Plague and Plague Control in the Soviet Union: History and Bibliography to 1964*, New York, 1966, pp.6-8 참조.

되돌아가 몽고제국의 출현에 따라 새롭게 인구이동이 일어난 결과 유라
시아대륙의 파스튜렐라 페스티스균 분포에 어떤 변화가 있었는지 알아보
기로 하자. 몽고제국의 세계정복에 앞서 페스트는 이미 한 개 또는 몇 개
지역에서 설치류에게 감염되어 있었을 것이며, 그 지역에 살던 사람들은
감염의 위험을 줄이기 위해 여러 행동양식을 습관화시켰을 것이다. 이미
앞에서 지적했듯이 페스트균의 자연적인 중심지는 인도와 버마, 그리고
중국을 경계로 하는 히말라야 산맥의 일부 지역이었을 것이고, 또 하나는
아프리카 중부의 큰 호수를 끼고 있는 초원지대라 생각된다. 만주와 우크
라이나 지방을 잇는 유라시아대륙의 초원지대가 페스트의 중심지가 아니
었다는 것은 거의 확실하다.

　이런 사실은 유스티니아누스 황제 때 처음 유럽에 나돌았던 페스트와
1337년에 다시 페스트가 유행하게 된 정황을 비교해 보면, 더 분명해진
다. 유스티니아누스 황제 때의 페스트는 유럽에서 완전히 자취를 감추었
다. 기독교 세계의 사료에 나오는 마지막 페스트의 유행은 767년이었
다.[9] 아랍 세계의 저자들도 1340년까지 최소한 150년 동안 페스트에 관
해 전혀 언급하지 않았다.[10] 확실한 시기는 알 수 없지만, 이 시기에 지중
해 연안에서 페스트는 이 도시에서 저 도시로 옮겨다닌 연후에 쥐, 벼룩,
사람 사이에서 감염의 사슬이 끊어져 버렸다고 생각된다. 다시 말하면 파
스튜렐라 페스티스는 더 살아 남을 수 있는 생태학적 조건을 찾을 수 없
게 되었을 것이다.

　그러나 1347년 이후 다시 페스트는 유럽과 중동지방에 완전히 자리를
잡고 만성화되어 오늘날까지 계속되고 있다.[11] 17세기 후로는 북서유럽
지방은 더 이상 페스트 유행의 고통을 겪지 않았지만 동유럽에서는 페스

---

9) J. N. Biraben and J. LeGoff, "La peste dans le Haut Moyen age," *Annales: Economies, Societes, Civilisations* 24, 1969, p.1508.

10) Michael Walter Dols, *The Black Death in the Middle East*, unpublished Ph.D. dissertation, Princeton, 1971, p.29.

11) G. Sticker, *Abhandlungen aus der Seuchengeschichte und Seuchenlehre I*, Giessen, 1908을 보면 1894년까지 발생한 페스트 유행에 관한 기록을 볼 수 있다. 스티
커가 만든 이 목록에 따르면 페스트는 1346년 이후 15년 동안 유럽대륙에서 계
속 발생해 왔다. 그러나 스티커가 빠뜨린 페스트 유행도 많았을 것이다.

트가 계속되었다. 18세기에 들어서도 현지 공관에서 들어온 보고를 보면 소아시아의 항구도시 스미르나(Smyrna)에서 페스트가 크게 유행했다는 사실을 알 수 있다. 이것 역시 대상을 통해 내륙의 아나톨리아 고원이나 거기서 가까운 초원지대로부터 항구도시 스미르나로 들어와서 뱃길을 통해 여러 항구도시에 퍼져 나간 것이 분명하다. 페스트 유행이 끊임없이 이어졌다는 사실은 스미르나에서 1713년부터 1792년 사이에 페스트가 전혀 없었던 기간은 20년에 지나지 않고, 아홉 번이나 유행해서 사망자수가 도시의 총인구 중 약 35%나 되었다는 사실로도 잘 이해할 수 있다.[12]

1347년 이전의 약 5세기 반 동안 유럽대륙에서 전혀 페스트가 발생하지 않다가 1347년 이후 페스트 유행이 거듭된 사실은, 1347년 직전에 페스트가 유행하는 데 도움이 되는 어떤 일이 생겼음을 알려 준다. 즉 19세기에 기선이 나타나면서 페스트의 행동반경이 넓어졌던 것과 마찬가지로 14세기에도 어떤 것인지는 알 수 없지만 페스트의 전파에 도움이 되는 기회가 나타났을 것이며, 그리하여 유라시아대륙의 초원지대에 살던 설치류에 페스트가 전파됨으로써 20년대에 의학자들이 만주에서 우크라이나에 이르는 초원지대의 설치류에서 일종의 풍토병으로 페스트균을 발견하게 되었을 것이다.

페스트균이 히말라야 산맥의 중심지에서 유라시아대륙의 넓은 초원지대로 이동했던 정황은 쉽게 이해할 수 있다. 13세기 후반에 몽고군 기병대는 운남성과 버마를 침공했고(서기 1252~1253년 이후), 또한 그 침략 이전부터 야생 설치류가 페스트균을 가지고 있었던 지역에도 쳐들어갔다. 1855년의 군사행동을 통해 페스트균이 살윈 강을 넘어서 세계의 여러 나라들에 피해를 끼쳤듯이 13세기에도 몽고의 침략자들은 이런 고장의 선페스트 감염을 막기 위한 오래된 금기나 습관을 지키지 않았을 것이

---

12) Daniel Panzac, "La Peste a Smyrne au XVIII Siecle," *Annales: Economies, Societes, Civilisations* 28, 1973, pp.1071-1093. 이 논문에서 주장한 바에 따르면 최소한 스미르나에는 예로부터 페스트가 일종의 풍토병으로 존재하지 않았다. 페스트는 초원지대의 설치류로부터 이 병균을 옮기는 쥐나 벼룩, 그리고 사람들을 통해 새롭게 들어와서 그 때마다 유행해 왔다. 이 논문에 의해 필자는 14세기의 페스트 유행에 관련된 가설을 만들었다.

다.

기마병은 빨리 이동할 수 있으므로 페스트는 19~20세기에 그 전파가 용이했던 것과 마찬가지로 13세기에도 재빨리 확산되었을 것이다. 식량이나 전리품을 실은 말안장에 숨어든 감염된 쥐나 벼룩은 신속한 몽고군의 이동을 따라 이 병의 전파에 장애가 되었던 바다나 강도 쉽게 건넜을 것이다. 정확한 시점은 알 수가 없지만 몽고군이 운남성과 버마를 침략한 1252년 이후 그들은 페스트균을 그들의 고향인 초원지대에 살던 설치류에 전파했을 것이다.

그러나 정확하게 언제 어떻게 이런 지리적 이동이 이루어졌는지 구체적으로는 알 길이 없다. 이는 마치 캘리포니아나 아르헨티나의 야생 설치류에 어떻게 선페스트가 전파되었는지 밝히기 어려운 것과 같다. 단지 19~20세기에 우리가 밝혀 낸 사실을 볼 때, 유라시아대륙의 초원지대에 살던 설치류에 본격적으로 감염이 시작된 것은 13세기 이후 몽고군이 운남성과 버마, 그리고 몽고 사이에 수많은 원정군을 파견한 직후일 것이다. 물론 이 때 초원의 모든 설치류가 한꺼번에 감염되지는 않았을 것이며, 1900년 이후 북아메리카에서처럼 거의 100년에 걸쳐 파스튜렐라 페스티스는 한 집단의 설치류에서 다른 집단의 설치류로 옮겨져 유라시아대륙의 대초원을 횡단했으리라 상상된다.

따라서 다음과 같은 가설을 생각할 수 있다. 몽고군이 운남성과 버마에서 돌아온 1253년 직후 페스트균은 몽고의 야생 설치류에 전파되어 뿌리를 내렸을 것이다. 그 후 해마다 이 전염병은 대초원의 서쪽으로 확대되었고 이 때 감염된 쥐와 벼룩, 그리고 사람들은 새로운 설치류에 이 병을 옮겼을 것이다. 그리고 1347년 직전에 설치류에 뿌리를 내린 페스트의 감염원은 아마도 자연적인 한계에 육박하게 되었을 것이다.[13]

---

13) 충분한 수의 구성원을 가진 설치류 공동체가 형성되려면 반건조지대의 초원이 필요하다. 농사를 짓게 되면 이런 설치류가 살 수 있는 땅 속의 근거지가 파괴되기 때문에 농사를 지을 수 있을 만큼 강우량이 많은 지역에서는 설치류 공동체가 있기 어렵다. 따라서 페스트가 초원의 설치류에 확실하게 자리를 잡게 된 지역의 경계는 오랜 세월에 걸쳐서 크게 변화해 왔으리라 믿어진다. 14세기에는 20세기와는 달리 서쪽으로 좀더 확대되어, 우크라이나의 대부분 지역도 설치류

그러나 전체적으로 볼 때, 과거의 역사적 사실을 이처럼 가설로 재구성
하는 것은 불가능해 보인다. 가장 어려운 점은, 중국의 기록에는 하북지
방에 무서운 전염병이 돌아서 열 사람 중 한 사람꼴로 많은 사람이 죽은
1331년까지 전혀 전염병 발생 기록이 없다는 사실이다. 비교적 범위가
큰 전염병 유행에 관련된 기록은 1353~1354년에 이르러서야 자료에 나
온다. 즉 이 2년 사이에 중국의 8개 지방에서 전염병이 창궐해서 역사가
들의 표현에 따르면 "그 고장사람들 중 세 사람에 두 명꼴로 죽었다"고
한다.14) 장기간에 걸친 몽고군의 침략(1213~1279) 때문에 정부의 일
상적인 업무가 제대로 행해지지 못하고, 기록의 보존이 어려웠다 하더라
도 전염병이 돌아서 정말 많은 사람들이 죽는 사태가 생겨났다면 과거의
기록에 빈틈이 없었던 역사가들의 눈—역사를 연대별로 기록한 이런 기
록이야말로 가장 믿을 수 있는 자료이다—을 피하지는 못했을 것이다.

매우 분량이 많겠지만 현재까지 전해지고 있는 중국의 모든 문헌들을
다시 질병사를 중심으로 좀더 깊이 있게 분석한다면 이런 문제는 훨씬 더
밝혀질 수 있을 것이다. 그러나 그 연구가 실현되지 않은 현재로서는
1347년의 유럽의 페스트 유행 같은 전염병이 중국에서 1331년까지는 없
었다고 믿을 수밖에 없다. 따라서 이러한 사실을 염두에 두고 볼 때 페스
트균이 아시아의 대초원에 살던 설치류에 1250년대부터 기생하기 시작
했다고 믿기는 어렵다. 그렇다면 중국의 페스트 유행은 1331년보다 훨씬
앞서서 생겨났어야 할 것이며, 마르코 폴로가 전해 준 쿠빌라이 칸(1260
~1294년 재위)의 찬란했던 왕실도 존재하기 어려웠을 것이다. 그러나
1331년 이후 사정은 완전히 달라졌다. 특히 1353년 이후 중국은 역사상
가장 많은 불행과 재앙이 겹치는 시대에 접어든다. 페스트가 유행했고 이
민족인 몽고지배에 대항한 중국인의 저항도 거세어졌다(1368년 드디어
이민족의 지배에서 벗어나 명나라가 성립했다). 전쟁과 전염병의 유행은

의 좋은 번식처가 되었을 것이다. N. P. Mironov, "The Past Existence of Foci
of Plague in the Steppes of Southern Europe," *Journal of Microbiology, Epi-
demiology and Immunology* 29, 1958, pp.1193-1198 참조.

14) 이 책의 부록 참고.

많은 희생자를 냈다. 믿을 만한 중국인구의 추계치를 보면, 몽고족의 침
략이 시작되기 전인 1200년경에 중국의 총인구는 1억 2천3백만 명이었
지만, 몽고족의 지배에서 벗어난 1세대 후인 1393년에는 6천5백만 명으
로 격감했다.[15] 비록 몽고족이 잔인했다 하더라도 이렇게 인구수가 격감
한 원인은 아니었을 것이다. 그렇다면 전염병의 유행이 큰 역할을 했다고
볼 수 있다. 유럽에서처럼 빈번하게 재발한 페스트가 바로 중국의 인구를
절반으로 격감시킨 주요 원인이었던 것이다.

　이상과 같은 중국의 자료를 살펴보면 유럽과 중동지방에 살았던 당대
의 박식한 사람들의 페스트의 기원에 관한 견해와 거의 일치한다는 것을
알 수 있다. 이슬람교도였던 이븐 알와디(Ibn al-Wardi)는 알레포(Allepo)
를 엄습한 페스트 유행에서 살아 남았다. 그의 기록에 따르면 이 전염병
은 '암흑의 땅'으로부터 발생해서 우선 북아시아에 확대된 후 문명세계로
침입했다고 한다. 다시 말하면 우선 중국을 엄습하고 이 곳에서 다시 인
도와 이슬람의 여러 나라에 들어왔다고 한다.[16] 알레포는 원래 대상들이
드나드는 도시여서, 14세기에 아시아의 초원지대를 종횡으로 잇는 교역
망의 중심지였고, 그런 점에서 페스트의 만연에 관한 정확한 정보를 얻기
에 좋은 위치를 차지하고 있었다. 또한 기독교인의 손에 의해 작성된 페
스트의 고대사에 관련된 기록의 결론을 보면, 페스트는 우선 중국—알와
디의 설명에 따르면 두 번째로 페스트가 유행한 나라—에 나타나서, 이
곳에서 아시아대륙을 횡단해 크리미아반도까지 이르렀다고 나온다.[17]

　결국 가장 가능성이 높은 가설을 종합해 보면 다음과 같다. 페스트균은
1331년에 중국에 들어왔다. 그것은 운남성과 버마 같은 오랜 페스트 감
염 중심지로부터 직접 들어왔거나 아니면 만주와 몽고의 초원지대에 살

15) Ping-ti Ho, *Studies on the Population of China 1368~1953.* Cambridge, Mas-
　　sachusetts, 1959, p.10. 이외에도 최근의 중국의 인구변동에 관한 학설은 John
　　D. Durand, "The Population Statistics of China, A.D. 2-1953." *Population
　　Studies* 13, 1960, p.247 참조.
16) A. von Kremer, "Uber die grossen Seuchen des Orients nach arabischen
　　Quellen," *Oesterreich, Kaiserlichen Akademie, Sitzungsberichte, Phil Hist, Klasse* 96
　　1880, p.136 참조.
17) Sticker, *Abhandlungen* I, p.43.

던 설치류가 새로 페스트에 감염된 지 얼마 되지 않아 중국에 전파시켰을 것이다. 그 후 16년 동안 이 전염병은 아시아대륙의 대상교역로를 거쳐, 1347년 크리미아에 도달했고, 거시서부터 페스트균은 배에 실려 여러 곳의 항구에 옮겨졌고, 다시 내륙지방으로 전파되어 유럽과 중동의 거의 모든 지역에 침투했을 것이다.

중앙아시아로부터 동유럽의 전 지역에 걸쳐 분포되어 있었던 대상들의 기지망은 파스튜렐라 페스티스가 인적이 드문 지역을 뛰어넘어 다른 곳으로 전파되는 데 매우 좋은 조건을 제공했을 것이다. 대상들이 묵는 숙소는 언제나 수십 명 또는 수백 명의 여행객이나 낙타가 먹을 상당량의 식량이 비축되어 있었을 것이고, 따라서 쥐와 쥐에 기생하는 벼룩도 아주 많았을 것이다. 서유럽 내륙지방에서는 제분소가 그러한 역할을 했다. 어쨌든 이렇게 모여든 쥐와 벼룩이 페스트에 감염되면 다시 주변에 전파시켰을 것이고, 게다가 페스트가 새로운 지역에 확산되어 사람들에게 감염되면 도망갈 수 있는 사람은 모두 앞다퉈 도망가게 되고, 그렇게 되면 병균을 또 다른 곳에 옮기게 되어 새로운 감염중심지를 만들게 되었을 것이다.[18]

이처럼 생각을 전개하다 보면, 파스튜렐라 페스티스가 유라시아대륙 초원지대의 설치류에 옮겨져 안정된 보금자리를 가지게 된 데는 별로 시간이 오래 걸리지 않았다고 여겨진다(나중에 미국에서는 인간의 행동에 의해 별로 영향을 받지 않았으므로 설치류들 간의 페스트 전파에는 시간이 더 걸렸다). 개별적이고 단편적인 자료지만 페스트가 유라시아대륙을 단시일에 횡단한 사실을 뒷받침하는 조사도 있다. 1338~1339년에 중앙아시아의 이시크 쿨(Issyk Kul) 호 가까운 곳에 살던 네스토리우스파의 기독교를 믿는 무역상인 집단에 전염병이 발생한 것으로도 추정되는데,

18) 필자는 리딩대학의 도드웰 씨와의 서신을 통해 페스트 전파에 대상기지와 제분소의 쥐와 벼룩이 중요한 역할을 했으리라는 확신을 갖게 되었다. 그에 따르면, 유럽에서 페스트가 선박을 통해 먼 고장의 도시에 전파되기 위해서는 이런 제분소에 쥐가 많이 모이지 않고는 불가능하다고 했다. 아울러 인구가 희박한 유라시아대륙에 페스트가 신속하게 퍼져 나가려면 감수성 있는 쥐와 사람들의 집단이 모여 있지 않고서는 불가능했을 것이다.

최근에 그들의 유골을 발굴해서 통계적으로 분석하고 과거의 문헌들을 조사한 러시아 고고학자들은 이들이 선페스트 때문에 죽었다고 결론에 도달한 바 있다.[19]

따라서 1331년부터 1346년까지 실제로 이루어졌다고 생각되는 페스트의 전파는 아시아대륙과 동유럽을 횡단하고 한 대상기지에서 또 다른 기지로 진행되어 나갔을 것이다. 이 과정에서 초원에 살고 있던 설치류들에게 비슷한 현상이 나타났을 것이다. 사람이나 쥐, 그리고 벼룩에게는 파스튜렐라 페스티스는 치사율이 높은 병원균으로서 면역반응과 많은 희생을 요구하는 불청객이었지만 오늘날 남·북아메리카나 남아프리카에서처럼[20] 설치류가 사는 지하에서는 이 병균은 거의 영속적이고 안정된 보금자리를 갖게 되었을 것이다.

물론 이처럼 유라시아대륙의 초원지대에 페스트균의 보금자리가 생겨났다고 해서 곧 유럽에 페스트의 대유행이 일어난 것은 아니다. 그 유래를 찾기 어려울 정도로 많은 희생자를 냈던 페스트의 대유행에는 다른 두 가지 선행조건이 충족되어야 했기 때문이다. 첫째, 선페스트를 사람들에게 옮길 수 있는 곰쥐가 유럽 전역에 널리 분포되어야 했다. 둘째, 페스트균에 감염된 쥐와 벼룩을 여러 항구에 운반할 수 있게끔 선박의 교역망이 지중해 지역과 북유럽을 연결시켜 주어야 했다. 따지고 보면 곰쥐의 유럽 전역 또는 북부유럽의 침투 자체도 지중해와 북쪽의 항구를 잇는 정기항로가 생겨난 결과였다. 이 항로가 보편화된 것은 1291년이었는데, 바로 그 해에 제노아의 한 제독이 당시까지 지브롤터 해협의 자유로운 항해를 방해해 왔던 모로코를 격파함으로써 이 해협에 기독교 국가의 배가 드나들 수 있게 된 것이다.[21] 또한 13세기에는 선박의 구조가 크게 개량되었다. 그리하여 계절을 가리지 않고 연중 항해가 가능해져 겨울에도 무서운 삭풍을 무릅쓰고 대서양을 안전하게 항해할 수 있게 되었다. 이렇게 해서

---

19) Pollitzer, *Plague*, p.14 참조.

20) D. H. S. Davis, "Plague in Africa from 1935 to 1949," *World Health Organization, Bulletin* 9, 1953, pp.665-700.

21) 이 사건의 상세한 내용은 Alberto Lopez, *Genova Marinaranel Duecento: Benedetto Zaccaria, ammiraglio e mercanti*, Messina-Milan, 1933 참조.

끊임없이 출항하게 된 배는 쥐에게는 매우 안전한 교통수단이 되었다. 이러한 변화에 힘입어 유스티니아누스 황제 시절에는 분명하게 존재했던 지중해 지역의 경계를 뛰어넘어 쥐들은 자유롭게 옮겨다니게 되었다.

끝으로, 북서유럽의 여러 고장에서 14세기까지 인구가 늘어나 일종의 포화상태에 이르렀다. 서기 900년부터 시작된 변방의 개척을 통해 장원이나 농장이 늘어나면서 인구가 조밀한 일부 지방에서는 산림이 거의 남지 않은 곳도 있었다. 산림은 당시에 연료나 건축자료로 필요불가결한 자원이었지만, 계속 줄어들어 사람들의 생활에 불편을 주는 심각한 문제가 되었다. 투스카나 지방에서는 증가하는 농민수와 농업자원 사이에 문제가 생겨 페스트가 유행하기 1세기 전부터 이미 인구가 감소하기 시작했다.[22] 끝으로 매우 중요한 결정적인 요인을 든다면, 14세기부터 점차 기후가 나빠졌다는 것이다. 특히 북쪽에서는 겨울이 길어지고 추위가 심해져서 흉작이 거듭되는 경우가 많았다.[23]

이러한 각종 요인과 여건이 상호작용해서 14세기 중반에 이르자 드디어 페스트가 유행하기 시작했다. 페스트는 1346년 크리미아 반도의 교역의 중심지였던 카파(Caffa)시를 공격한 몽고제국의 한 군주가 이끄는 군대에서 처음 발생했는데, 그 결과 몽고군은 포위망을 풀고 후퇴할 수밖에 없었다. 그러나 이미 페스트는 카파시내에 침입했고, 이어서 배편을 통해 지중해 전역으로 확산되었으며, 이내 유럽의 북쪽과 서쪽으로도 확대되었다(그림 참조).

---

22) David Herlihy, "Population, Plague and Social Change in Rural Pistoia, 1201-1430," *Economic History Review* 18, 1965, pp.225-244.

23) 유럽에서는 이른바 '작은 빙하기'가 1300년경에 시작되어 1550∼1850년에 절정에 이르렀는데, 그 후 20세기 들면서 기후가 점차 따뜻하게 변했다. Emmanuel Le Roy Ladurie, *Times of Feast, Times of Famine: A History of Climate Since the Year 1000*, New York, 1971 참조. 또한 기후의 장기변동에 관한 이론적 설명으로는 H. H. Lamb, *The Changing Climate*, London, 1966, pp.170-174 참조 중국에서도 이와 비슷한 기후의 변화를 볼 수가 있다. 쓰可楨, 『中國近五千年氣後迂的初步研究』, ≪考古學報≫(1972) p.37의 도표 참조 휴 스코긴 씨는 친절하게 이 도표를 영어로 번역해 주었다. 이 도표는 양자 강 유역의 여러 호수가 겨울에 얼음이 결빙한 해를 지방기록에 따라 만들어 낸 것이다.

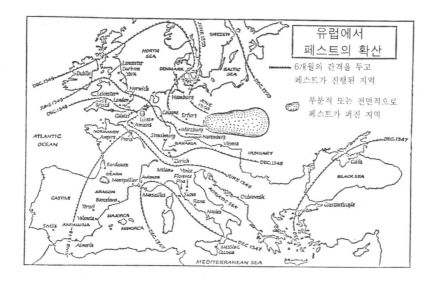

1346~1350년의 최초의 페스트 유행은 무서운 충격을 주었다. 사망자 수는 지역에 따라 크게 차이가 났다. 일부 작은 지역공동체는 완전히 자취를 감춰 버렸지만, 밀라노처럼 피해가 전혀 없는 곳도 있었다. 페스트의 전염은 벼룩을 통해 생기는 것만은 아니다. 환자가 기침이나 재채기를 할 때, 이 균이 포함된 작은 점액의 비말이 다른 사람에게 들어가서 감염되면 치사율은 더욱 높다.[24] 1921년 만주에서 이렇게 사람에서 사람으로 공기를 매개로 하는 페스트 환자의 치사율은 완전 100%였다. 또한 14세기의 무서운 페스트의 치사율도 이런 감염 때문에 생겨났다고 생각된다.

---

24) 어떤 조건에서 공기를 통한 페스트 감염이 생겼는지는 확실히 알 수가 없다. 그러나 14세기 유럽의 선페스트 대유행시 이러한 공기감염의 중요성을 부정하는 전문가도 적지 않다. J. F. D. Shrewsbury, *A History of Bubonic Plague on the British Isles*, Cambridge, 1970, p.6과 이에 반론을 제기한 C. Morris, "The Plague in Britain," *Historical Journal* 14, 1971, pp.205-215 참조. 도드웰의 주장은 슈루스베리의 역학이론과 역사적 사실의 모순을 함께 해결해 준다. 도드웰의 가설은 인구가 희박한 지역에도 쉽게 선페스트가 유행할 수 있다고 보는데, 슈루스베리는 전염병 역학의 입장에서 볼 때 거의 불가능하다고 했다. 도드웰은 신중한 학자여서 아직도 그의 견해를 공개적으로 밝힌 바는 없다. 필자는 그와의 서신을 통해 그의 이러한 견해를 알았다.

14세기의 유럽에서의 페스트 유행이 사람에게서 사람으로 옮겨지는 폐페스트였는가를 따지는 것은 뒤로 미루겠다. 어쨌든 결과적으로 페스트 때문에 죽는 사망자수는 엄청나지만 벼룩을 통해 전염되는 선페스트의 치사율은 30~90% 정도이다. 항생제가 만들어진 1943년까지만 해도 근대적인 시설을 갖춘 병원에서 간호와 치료를 하더라도 평균치사율은 낮게 잡아서 60~70%쯤 되었다.[25]

그러나 중세유럽의 교통망은 그다지 조직적으로 잘 짜여 있지 않았기 때문에 모든 사람이 다 감염되지는 않았다. 경우에 따라서는 그린랜드나 유럽 중심부에서 멀리 떨어진 곳에 감염된 쥐를 실은 배가 들어와서 페스트를 옮기는 경우도 있었다.[26] 전체적으로는 1347년부터 1350년까지 4년에 걸쳐 페스트 때문에 죽은 유럽 전역의 사망자는 전 인구의 1/3 정도일 것으로 추산된다. 물론 이는 영국에 페스트가 돌았을 때의 추정 사망치를 유럽 전역에 그대로 적용한 수치인데, 영국에서는 많은 학자들이 거의 2세대에 걸쳐 연구를 해 왔기 때문에 이런 추정치는 거의 정확하다고 믿어진다. 이런 조사에 따르면, 페스트 유행 때문에 약 20~40%의 인구 감소가 있었다.[27] 이와 같은 영국의 통계를 유럽대륙에 그대로 적용하면 근사치밖에 나올 수가 없다. 이탈리아 북부나 프랑스의 지중해 연안에서

25) Shrewsbury, op. cit., p.406. 슈루스베리의 전염병사에 관련된 견해에는 많은 문제점이 있지만, 세균학자로서 페스트의 전문가임에는 틀림없다. 페니실린 같은 항생물질의 혜택을 받지 못하고 자연적인 경과를 거친 최후의 페스트 유행은 1947년에 버마에서 발생했다. 1,518명의 환자 중 1,092명이 사망했고, 따라서 치사율은 78%였다. Pollitzer, *Plague*, Geneva, 1954, p.22 참조.
26) August Hirsch, *Handbook of Geographical and Historical Pathology* I, p.498.
27) Josiah C. Russell, "Late Ancient and Medieval Population," *American Philosophical Society Transactions* 48, 1958, pp.40-45; Philip Ziegler, *The Black Death*, New York, 1969, pp.224-231. Shrewsbury, op. cit., p.133에서는 영국에서 선페스트의 치사율이 5%밖에 되지 않았다고 주장하고, 그 이유로 공기를 통한 선페스트가 생기지 않았기 때문이라고 했다. 그러나 그는 선페스트 유행에 이어 발진티푸스가 돌았다는 사실을 인정한 바 있다. 1347~1349년에 영국 성직자의 사망률이 40~50%로 늘어난 것도 이 때문일 것이다. 수도원이나 교회의 기록을 통해 성직자들의 높은 사망률은 F. A. Gasquet, *The Black Death of 1348 and 1349*, 2nd ed., London, 1908에 따른 것이다. 그러나 성직자의 높은 사망률을 주민 전체에 적용할 수 있는지 여부에 대해서는 아직 일치된 견해가 없다.

는 아마 희생자가 더 많았을 것이고, 보헤미아나 폴란드에서는 희생자가 적었을 것이다.[28) 반면 러시아와 발칸지방의 희생자에 대한 추계치는 아직 없다.[29)

실제로 나타난 결과는 지역과 공동체에 따라 달랐을 것이다. 그 차이점을 분명하게 밝혀 내기는 어렵지만, 확실히 말할 수 있는 것은 많은 사람들의 일상생활이나 이들이 품어 왔던 미래의 희망에 큰 충격을 주었다는 사실이다. 페스트는 유행이 끝나더라도 완전히 사라지는 경우는 없었다. 불규칙한 간격을 두고 몇 번씩 유행하는데 그 때마다 양상이 변하거나 증상이 약해지기도 했다. 또한 첫 유행에서 벗어난 곳에서는 다음 유행 때 많은 사망자를 낸 반면, 전에 많은 사망자를 냈던 곳에서는 이미 사람들이 면역력을 얻었기 때문에 다음 번 유행 때는 주로 과거의 유행 이후에 태어난 연령층이 많이 사망했다. 유럽의 대부분 지역에서는 비록 인구의 1/4이 없어진 고장이 흔했지만, 처음에는 큰 영향을 받지 않았다. 1346년 전부터 이미 쓸 수 있는 자원에 비해 인구가 비교적 많았으므로 페스트로 죽은 사람들의 빈자리를 메우는 것이 어렵지 않았고, 희망자도 많았다(특히 높은 기술을 필요로 하는 농장관리인이나 라틴어 선생 같은 사람은 처음부터 부족했을 것이다). 그러나 1360년대와 1370년대에 거듭 페스트가 유행하면서 사정은 크게 변했다. 농사를 짓는 데 필요한 단순노동에

28) 이탈리아의 기록은 많이 남아 있지만 본격적으로 연구된 것은 많지 않다. Willism M. Bowsky, "The Impact of the Black Death Upon Sienese Government and Society," *Speculum* 39, 1964, pp.1-34; Herlihy, "Population, Plague and Social Change in Rural Pistoia, 1201-1430," *Economic History Review* 18, 1966, pp.225-244; Elisabeth Carpentier, *Une Ville Devant la Peste: Orvieto et al Peste Noire de 1348*, Paris, 1962 참조. 프랑스에서도 공증인의 기록을 통해 페스트에 의한 사망자를 파악할 수 있다. Richand W. Emery, "The Black Death of 1348 in Perpignan," *Speculum* 42, 1967, pp.611-623 참조. 이 책에 따르면 페루피니 안의 공증인들 중 58~68%가 페스트 때문에 사망했다.
29) 러시아에서도 페스트는 심각한 영향을 끼쳤다. 페스트에 의한 러시아의 피해와 사회정치적 영향에 대해서는 Gustave Alef, "The Crisis of the Muscovite Aristocracy: A Factor in the Growth of Monarchical Power," *Forschungen zur osteuropaischen Geschiehte* 15, 1970, pp.36-39; Lawrence Langer, "The Black Death in Russia: Its Effects upon Urban Labor," *Russian History* II, 1975, pp.53-67 참조.

요구되는 인력조차 부족하게 되었다. 피라밋형으로 이루어진 사회경제의 질서도 점차 변하기 시작했고 암울한 관념이나 정서가 페스트처럼 퍼져 나갔다. 한 마디로 유럽은 새로운 시대에 접어들었던 것이다. 격변에 대응하는 반동과 조정이 유럽 전역에서 나타나기 시작했고, 1346년 이전에 주류를 이루었던 구조나 형태는 어디서도 찾아볼 수 없게 되었다.[30]

특히 영국은 페스트의 역사에 관한 학문적 연구가 많은데 규칙적이지는 않았지만 영국에서는 페스트로 인해 거의 1세기 이상 인구가 감소했고 1440~1480년에는 최저치에 달했다.[31] 유럽의 다른 지역에서는 이런 영국의 연구에 비길 만큼 확실한 추정치를 가지고 있지 못하다. 그러나 페스트로 인해 18세기에 이르기까지 유럽대륙의 인구가 큰 영향을 받은 것은 틀림이 없다.[32] 유럽대륙에서도 영국과 비슷한 시기에 인구의 감소가 계속되었다고 가정한다면—이러한 추정에는 수많은 국지적인 예외가 있겠지만, 전체적으로 보면 꽤 가능성이 높은 가정이다[33]—중세유럽의

---

30) William M. Bowsky(ed.), *The Black Death: A Turning Point in History*, New York, 1971, pp.65-121은 유럽역사상 페스트의 영향에 관련된 최근의 여러 학설을 집약해 놓았다.

31) John Saltmarsh, "Plague and Economic Decline in the Later Middle Ages," *Cambridge Historical Journal* 7, 1941, pp.23-41; J. M. W. Bean, "Plague, Population and Economic Decline in England in the Late Middle Ages," *Economic History Review* 15, 1963, pp.423-436; J. C. Russell, "Effects of Pestilence and Plague, 1315-1385," *Comparative Studies in Society and History* 8, 1966, pp. 464-473; Sylvia Thrupp, "Plague Effects in Medieval Europe," ibid., p.474ff.; A. R. Bridbury, "The Black Death," *Economic History Review* 26, 1973, pp.577-592.

32) Roger Mols, *Introduction a la Demographie Historique des Villes d'Europe du XIVe au XVIIIe Siecle*, Louvain, 1956, II, pp.426-459 참조.

33) J. C. Russell, *Late Ancient and Medieval Population*, pp.113-131 참조. 럿셀은 그의 빈약한 자료를 총괄해서 다음과 같이 지적했다. "페스트의 영향은 우리들이 알 수 있는 한 모든 지역에서 큰 차이가 없었다. 앞 장에서 이미 지적한 바와 같이 14세기 말까지 일부 건조한 지역을 제외하면 1346년의 총인구 중 40%가 선페스트로 인해 희생된 것으로 추정된다. 15세기 들어서 이 숫자는 점차 안정되었지만 지역에 따라서는 감소했고 일부 지역에서는 점차 인구가 회복되었다. 1500년경에도 유럽과 북아프리카의 인구는 페스트 유행 전의 인구보다 적었고 1550년에야 겨우 페스트 유행 전의 수치로 회복했다." Ibid., p.131.

인구가 페스트의 충격으로부터 회복되는 데 소요된 시간은 약 100년 내
지 130년쯤 되어서 사람의 5~6세대에 해당된다. 이런 기간은 후일 아메
리카대륙의 원주민이나 태평양의 작은 섬에 사는 주민들이 새로운 전염
병에 직면해서 받은 충격에서 벗어나 적응하는 데 필요했던 시간과 거의
일치하며, 1950~1953년에 점액종의 침공을 받은 오스트레일리아의 야
생토끼의 경우와도 일치한다.[34] 결국 최초의 유행에서는 높은 치사율을
나타내고 큰 희생을 치르지만 결국 일정한 자연적인 리듬이 작용하게 되
는 것이다.

물론 이러한 현상은 생물학적인 과정이다. 이런 생물학적 과정에는 문
화적 과정도 함께 진행된다. 페스트가 돌면 사람들은—아마 쥐도 마찬가
지겠지만—감염의 위험을 줄일 수 있는 수단을 익히게 된다. 예를 들어
환자를 격리하고 검역을 실시하려는 생각이 1347년에 생겨났는데, 이는
성경에 나오는 나병환자를 추방하는 규정으로부터 유래한다. 즉 페스트
환자를 일시적으로 나병과 똑같이 취급한 것이다.[35] 결국 40일 간의 격
리가 검역의 기준이 되었는데 이는 건강한 사람들이 병에 대한 공포나 저
주를 나타내는 공인된 수단이었다. 그러나 19세기 말까지 이 병을 전파하
는 데 쥐와 벼룩이 담당하는 역할을 아는 사람은 아무도 없었고, 따라서
검역도 효과적이지는 못했다.

그러나 완전히 절망해서 죽음을 기다리는 것보다는 뭔가 대책을 강구
하는 것이 훨씬 심리적으로도 안정감을 준다. 그리하여 검역조치가 1465
년에 라구사(오늘날 유고슬라비아의 도부로부니크—역자 주)에서 최초로
제도화되었고 이어서 베네치아에서 1485년부터 실시되었는데, 이렇게
아드리아 해의 두 무역항에서 시작된 검역조치는 지중해 지역의 다른 곳
에서도 모방하게 되었다.[36] 페스트 유행의 의심이 있는 항구로부터 도착

---

34) 오스트레일리아의 야생토끼에 관해서는 이 책 제2장, 아메리카대륙 원주민에
　　관해서는 제5장 참조. 태평양의 섬 주민들에 관해서는 Macfarlane Burnet, "A
　　Biologist's Parable for the Modern World," *Intellectual Digest,* March, 1972,
　　p.88 참조.
35) George Rosen, *A History of Public Health*, New York, 1958, p.67.
36) 라구사에 관해서는 Miodrag B. Petrovich, *A Mediterranean City State: A Study*

한 배는 모두 일정한 거리에 닻을 내리고 40일 동안 육지와의 교섭을 끊어야 했다. 검역조치는 언제나 강제적으로 요구되지도 않았고 사람만 상륙할 수 없었을 뿐 쥐나 벼룩의 상륙에는 별로 어려움이 없었을 것이다. 그러나 이러한 조치가 페스트의 확산을 막는 데 도움이 된 경우도 있었을 것이다. 엄격한 검역조치를 취해서 40일 동안 차단한다면, 어떤 병도 배에서 감염의 사슬이 다 끝나게 될 수 있었을 것이다. 따라서 지중해 지역의 기독교 국가들이 여러 항구에서 받아들인 검역제도는 충분히 타당성이 있는 것이었다.

그러나 이런 방어조치에도 불구하고 중세 후반부터 근세 초기에 이르기까지 페스트는 유럽의 여러 지역에서 인구동태에 가장 큰 영향을 주는 요인으로 존재했다. 특히 지중해 지역은 흑해나 소아시아의 여러 항구를 통해 설치류가 감염되기 쉬워서 언제나 페스트가 빈번하게 발생했다. 따라서 지중해의 주요 항구에서는 자주 검역조치가 실시되었고, 도시에서도 격리가 실시되었다.[37] 이런 검역조치가 점차 완화된 것은 19세기 들어서 전염병 감염에 대한 새로운 생각이 생겨나면서였다.[38] 지중해 지역에서 발생한 최후의 가장 큰 페스트 유행은 마르세이유와 그 근교에서 1720~1721년에 발생했다.[39] 17세기에 이르기까지 페스트는 자주 유행

of Dubrovnik Elites, 1592-1667, Unpublished Ph.D. dissertation, Univ. of Chicago, 1974 참조. 베니스에 관해서는 F. C. Lane, *Venice: A Maritime Republic*, Baltimore, 1973, p.18 참조.

37) D. Panzac, "La Peste a Smyrne au XVIIIa Siecle," *Annales: Economies, Societes, Civilisastions* 28, 1973, pp.1971-1993은 기본적인 문헌이지만, Paul Cassar, *Medical History of Malta*, London, 1964, pp.175-190에 따르면, 지중해 연안도시인 이 섬에서는 20세기까지 페스트가 유행했다. 또한 전통적 검역방법에 관해서도 자세한 설명이 있다.

38) Erwin R. Ackerknecht, "Anticontagionism between 1821 and 1867," *Bulletin of the History of Medicine* 22, 1948, pp.562-593 참조.

39) Georg Sticker, *Abhandlungen aus der Seuchenge schichte* I, pp.222-236은 프로방스 지방 중 페스트가 유행한 곳의 사망자수를 87,666명이라 밝히고 있다. 이것은 총인구의 35%였다. 더욱 자세한 것은 Paul Gaffarel et Mis de Duranty, *La Peste de 1720 a Marseille et en France*, Paris, 1911; J. N. Biraben, "Certain Demographic Characteristics of the Plague Epidemic in France, 1720-1722," *Daedalus*, 1968, pp.536-545 참조.

했다. 어떤 도시에서는 1년만에 인구의 1/3 내지 반이나 되는 사람들이 사망하는 경우도 흔했다.[40] 일례로 베네치아를 들 수 있는데, 이 도시의 통계는 16세기 후반에 이르러 거의 신뢰할 수 있는 수준에 이르렀다. 이 통계를 보면 1575~1577년 그리고 1630~1631년에 페스트가 두 번 유행했는데 이 때 모두 이 도시인구의 1/3이나 그 이상이 사망했다는 것을 알 수 있다.[41]

같은 유럽에서도 지중해 지역을 벗어나면 페스트에 노출되는 기회는 많지 않았으며, 따라서 중세 후반부터 근세 초기에 이르기까지 대부분의 지역에서 방역조치를 제대로 하지 않았다. 이 지역에는 흔히 페스트의 유행도 많지 않았던 곳이다. 그러나 일단 유행하면 피해가 엄청났는데, 그 실례는 1596~1602년에 스페인 북부지방을 휩쓴 페스트의 대유행이다. 일부 추계에 의하면 당시의 페스트 유행 때문에 이 고장에서 50만 명이 사망했다고 한다. 또한 1648~1652년과 1677~1685년에도 페스트가 유행했다. 이리하여 17세기에 들어서도 페스트 때문에 죽은 스페인 사람의 수는 오히려 두 배로 늘어났다. 그런 의미에서 볼 때, 페스트는 스페인의 정치·경제적인 세력을 약화시킨 가장 중요한 요인이었다고 볼 수밖에 없다.[42]

그러나 북부유럽에서는 페스트에 대한 검역조치나 행정대책이 전혀 없었다. 대신 페스트에 대한 대중의 증오나 공포심이 격한 형태로 나타나고는 했는데, 특히 오랫동안 억눌려 온 가난한 사람들의 부자에 대한 원한이 자주 표면화되어 폭발했다.[43] 여러 곳에서 일어난 폭동과 약탈은 당시

---

40) 전체적인 윤곽을 제대로 파악하려면 Roger Mols, *Introduction a la demographie historique des villes d'Europe du XIV au XVIII siecle*, 3 volumes, Louvain, 1954-1956 참조.

41) Daniele Beltrami, *Storia della Popolazione di Venezia*, Padua, 1954. 그리고 1575년에서 1577년 사이의 페스트 발생에 관련된 공식적인 대책을 구체적으로 알아보려면 Ernst Rodenwalt, *Pest in Venedig, 1557-1577: Ein Beitrag zur Frage der Infektkette bei den Pestepidemien West Europas*, Heidelberg, 1953 참조.

42) Bartoleme Bennassar, *Recherches sur les Grandes Epidemics dans le Nord de l'Espagne a la Fin du XVI Siecle*, Paris, 1969 참조.

43) Rene Baehrel, "Epidemie et terreur: Histoire et Sociologie," *Annales Historiques*

의 사회체제 자체에 중대한 시련이 되기도 했다.

2. 페스트의 소멸

18세기를 지나 19세기에 들어서도 동지중해 지방이나 러시아에서는 페스트가 유행하기도 했지만 1665년 런던에서 발생한 대유행[44]을 마지막으로 북서유럽 지방에서는 파스튜렐라 페스티스가 점차로 사라졌다. 그러나 1665년 이전 이후를 불문하고 당시의 격리조치나 보건위생 대책이 페스트의 유행을 결정적으로 억제했다고는 믿기 어렵다. 오히려 유럽 각지의 주민들이 벼룩이나 설치류와 가깝게 살던 생활양식에 변화가 일어나서 사라진 것이 아닌가 믿어진다. 예를 들어 서유럽의 많은 지방에서는 목재가 부족해지면서 돌이나 벽돌로 집을 짓기 시작했는데, 이렇게 되자 같은 건물에 살던 사람과 설치류의 관계가 과거보다 훨씬 멀어졌고, 다 죽게 된 벼룩이 쥐로부터 감수성 있는 사람에게 옮겨지기도 어려워졌을 것이다. 그리고 짚으로 만들었던 지붕은 쥐가 숨기에 좋았고 벼룩이 천정에서 사람에게 떨어지기도 쉬웠다. 그러나 1666년의 대화재 이후 런던에서는 짚 대신 모두 기와를 썼는데, 그 후 페스트 감염이 급속하게 감소했다. 따라서 1666년의 대화재가 런던 시로부터 페스트를 몰아냈다는 항간의 속설도 근거가 있다고 생각된다.

18세기 들면서 유럽의 대부분 지역에서 새로운 종류의 집쥐가 늘어남

---

de la Revolution 23, 1951, pp.113-146에서는 1793~1794년에 파리나 다른 대도시에서 나타난 일반 대중의 행동양식은 17세기에 페스트 유행에 의해 거의 의식화된 대중의 반응양식에서 유래를 찾을 수 있으며, 1720~1722년에 프랑스에서 수없이 발생한 페스트가 되살아난 것이라고 주장한다. 러시아에서도 카테린 2세 때 이런 문제가 심각하게 대두되었다. 구체적인 것은 John T. Alexander, "Catherine II, Bubonic Plague, and the Problem of Industry in Moscow," *American Historical Review* 79, 1974, pp.637-671 참조.

44) 구체적인 내용을 알아 보려면 Charles F. Mullet, *The Bubonic Plague and England*, pp.105-222; Walter George Bell, *The Great Plague in London in 1665*, rev. ed., London, 1951 참조.

으로써 쥐와 사람의 관계를 더 멀게 만들었다고 믿는 사람도 있다. 새롭
게 늘어나기 시작한 시궁쥐는 사람을 두려워하는 의심 많은 성질을 지닌
쥐여서, 곰쥐처럼 천정이나 벽에 잘 오르지도 못하고 땅 속에 굴을 파고
살기를 좋아했다. 그렇지만 시궁쥐가 페스트균에 감수성을 갖지 않는다
고는 볼 수 없다. 따라서 유럽에서 페스트가 사라진 원인을 곰쥐 대신 시
궁쥐가 늘어난 현상에서 찾는 것은 전염병 역학상 맞는 이야기가 아니다.
또한 이 신종의 시궁쥐가 서유럽에 들어온 것은 18세기 말부터여서 시기
적으로도 맞지 않는다.[45)]

　아직까지 확실하게 밝혀지지는 않았지만, 가장 중요한 요인을 든다면
'북서유럽 지방의 주민에게 생겨난 페스트 감염의 양상이 변한 점이다.
예를 들어 파스튜렐라 페스티스의 변종이라 할 수 있는 파스튜렐라 슈도
튜버큘로시즈(Pasteurella pseudo-tuberculosis)가 일으키는 일종의 의결핵
증(疑結核症)이 사람에서 사람으로 전염되는 흔한 전염병으로 늘어났을
가능성을 빼놓을 수 없다. 유럽의 한랭다습한 지방에서는 건조한 기후를
지닌 고장에서보다 훨씬 사람의 기침이나 재채기의 점액의 비말을 통한
감염이 일어나기 쉬웠다. 이 의결핵증은 치사율이 높지 않고, 증상도 장
티푸스와 비슷하다. 그러나 일단 걸리고 나면 페스트에 부분적으로 면역
력을 준다. 불행히도 그 증상이 소화기 계통을 침범하는 다른 열병과 비
슷해서 다른 병과 구별하기가 어렵다. 또한 페스트균과 파스튜렐라 슈도
튜버큘로시즈 간의 관계도 분명치 않다. 일부 세균학자는 파스튜렐라 페
스티스로부터 파스튜렐라 슈도 튜버큘로시즈로 돌연변이가 일어나는 것
을 보았다고 주장하고 있지만, 이러한 사실을 받아들이지 않는 전문가들
도 있다.

　이 주장에 확증이 없는 한, 파스튜렐라 페스티스로부터 파스튜렐라 슈
도 튜버큘로시즈로 돌연변이가 유럽에서 실제로 일어났다고 단정하기는
어렵다. 그러나 이런 현상은 치사율 높은 전염병이 숙주와의 관계에서 안
정된 관계를 갖게 될 수 있게끔 충분히 시간적 여유가 있으면 당연히 생
겨나리라 예상되는 적응현상이다. 공기를 통한 페스트 감염은 아무런 중

45) R. Politzer, *Plague*, pp.282-285, 298-299 참조.

간매개물도 없이 환자를 24시간 안에 죽게 만든다. 그러나 이미 지적했듯이 페스트균도 돌연변이를 통해 사람과 공존할 수 있는 일종의 안정된 감염병으로 변화될 수 있는 것도 사실이다.[46]

이상의 여러 요인들이 실제로 어떻게 영향을 끼쳤는지 분명하게 밝혀내기는 어렵지만, 페스트 유행이 서유럽에 끼친 반응은 매우 컸다. 거의 3세기에 걸쳐 유럽인의 기억에서 사라지지 않은 이 전염병도 17세기 후반부터 완전히 자취를 감추었는데, 이러한 파스튜렐라 페스티스의 지리적 후퇴를 근거로 해서 페스트는 6세기, 14세기, 그리고 비록 크게 유행하지는 못했지만, 20세기 초에 세계적인 규모로 유행했다는 주장이 있다. 이 주장은 20세기에 페스트 예방에 관여했던 의사들이 주장한 생각이다. 따지고 보면, 이 주장이 그들의 작업을 더 의미 있게 만든 것도 사실이다.[47] 그렇지만 유라시아대륙의 초원지대에서 페스트균을 많이 가지고 있는 동물과 같이 살아온 사람들 사이에서는 이런 얘기는 통할 수 없다. 이런 지역에서는 계속 페스트가 발생해 왔다. 따라서 세 번에 걸친 범세계적인 대유행설은 엄격한 의미에서 옳은 얘기가 아니다. 가옥이나 선박, 또는 환경위생에 관련된 사람들의 습관이나 쥐와 벼룩 그리고 사람의 상호관계에 영향을 줄 수 있는 여러 가지 요소에 변화가 일어나서 페스트가 크게 만연하거나 후퇴하게 되었다고 생각하는 것이 훨씬 옳은 생각이라 믿는다. 많지도 않은 증거를 가지고 세 번에 걸쳐 범세계적 규모의 대유행이 있었다는 주장은 서유럽 중심의 페스트 유행만을 가지고 유라시아 전역에 확대시킨 결과라 생각된다.[48] 유럽에서는 이외에도 질병양상에

---

46) Mirko D. Grmek, "Maladies et morts: Preliminaries d'une etude historique des maladies," *Annales: Economies, Societes, Civilisations* 24, 1969, pp.1473-1483; R. Pollitzer, *Plague*, p.92, 448 참조.

47) 가장 권위 있는 설명을 보려면 Pollitzer, op. cit., pp.11-16 참조.

48) Wu Lien-teh et al., *Plague: A Manual for Public Health Workers*, Shanghai, 1936, p.14에 따르면, 17세기 후반에 페스트가 중국으로부터 자취를 감추었다는 사실을 알 수 있다. 그러나 오(伍)박사는 폴리처 박사와 보건관계전문가의 이론에 따라 14세기부터 시작된 페스트의 세계적 대유행이 중국에서도 17세기에 사라졌다는 사실을 지적했다. 이러한 주장을 뒷받침할 수 있는 중국의 문헌이 제시되었지만 충분하지는 않다. 그의 견해는 전적으로 믿을 만한 것은 아니다.

여러 가지 변화가 생겼는데, 그것이 페스트의 유행 때문에 1347년 이후 나타난 것인지, 아니면 선페스트 외의 다른 전염병들이 몽고제국의 출현에 따라 유라시아대륙을 휩쓴 인구이동에 힘입어 생겨난 것인지는 알기 어렵다. 가장 두드러진 현상으로는 나병이 급속하게 감소한 사실이다. 나병은 페스트가 유행할 때까지 중세유럽에서 가장 중요한 전염병이었다. 물론 나병이라는 병명은 피부에 보기 흉한 증상을 일으키는 여러 감염증들을 지칭하는 일반적 용어이다. 오늘날에는 이 병은 특정한 질병을 가리키며, 1873년 노르웨이의 의학자 아르마우어 한센(Armauer Hansen)이 발견한 세균감염증에 국한한다(이 병과 종래 나병이라 불렸던 여러 가지 병을 구별하기 위해 한센씨 병이라 부르기도 한다).

한센씨 병은 아마 6세기에 유럽과 지중해 세계에 나타난 것으로 보이는데,[49] 그 후 나병이라는 이름 아래 수많은 감염증과 함께 유럽에서는 14세기까지 가장 중요한 질병이었다. 도시의 외곽에 나병수용소가 생겼는데, 일부 추계에 따르면 13세기에 서방기독교 국가에서는 이미 1만9천 개나 되었다고 한다.[50]

페스트가 유행하면서 많은 나병수용소가 쓸모없게 되었지만 나병환자가 모두 페스트로 인해 죽어서 이 병이 없어졌다는 주장은 맞는 얘기가 아니다. 한센씨 병은 스칸디나비아 반도에선 아직 남아 있고 유럽의 다른 지역에도 존재한다. 물론 나병환자의 수는 1347년 이전의 수준으로 늘어나지 않았고, 나병수용소도 다른 질병환자의 수용소가 되거나 베네치아에서처럼 페스트에 감염되었다고 의심되는 사람들을 격리하기 위한 검역시설로 전용되는 경우가 늘어났다.

물론 유럽에 흔했던 나병을 격감시킨 생태학적 상황을 완전히 재구성하기는 어렵다. 최근의 연구에 따르면, 음식물에 들어 있는 비타민 C의 중요성이 강조된 바 있다. 비타민 C에는 나병균이 사람의 조직 속에 들어

49) Vilhelm Moller-Christensen, "Evidence of Leprosy in Earlier Peoples," in Brothwell and Sandison, *Disease in Antiquity*, pp.295-306.
50) Hirsch, op. cit., p.2, 7; Folke Henschen, *The History and Geography of Diseases*, English trans., New York, 1966, pp.107-113.

갈 수 있는 화학적 과정을 억제하는 힘이 있다고 한다.[51] 그러나 페스트가 크게 돌고 난 후 유럽인들이 먹는 음식에 큰 변화가 있었다 하더라도 나병의 급격한 감소를 설명하기에는 불충분하다.

오히려 각기 다른 질병 간의 경합 때문에 나병이 감소했다는 주장이 훨씬 설득력이 있다. 이 가설에 따르면, 유럽 사람들에게 폐결핵이 늘어났기 때문에 나병환자가 감소했다는 것이다. 그 주장을 설명해 보면 다음과 같다. 결핵균이 일으키는 면역반응은 분명히 일정조건 아래서는 한센씨 병의 병원균이 만드는 면역력과 중복되므로, 이 두 가지 병 중에서 한 병에만 노출되어도 다른 병에 대해서도 저항력이 증강된다고 본다. 이 때 나병과의 경쟁적인 관계에서 결핵이 언제나 유리한 위치에 서게 된다. 결핵환자가 기침이나 재채기를 할 때 공중에 내뱉는 작은 침방울을 통해 사람으로부터 사람에게 옮겨지는 결핵균은 나병의 병균보다 훨씬 감염력이 높다. 한센씨 병의 병원균이 어떻게 한 숙주로부터 다른 숙주로 옮겨가는지 오늘날에도 확실히 규명되지는 않았지만 이 병의 감염력이 결핵보다 약하다는 것은 확실하다. 이 세균은 오랜 접촉을 거쳐야 새로운 숙주에 정착할 수 있다.

따라서 1346년 이후 실제로 유럽에 결핵이 크게 세력을 확장시키게 되었다면 한센씨 병의 감염이 줄어들었다는 얘기는 쉽게 이해된다. 결핵균이 나병균에 앞서 유럽사람들의 혈액에 항체를 만들어 냈다면, 뒤늦게 들어온 나병균에게는 불리한 사태가 생겨나서 나병에 대한 사람들의 저항력은 당연히 높아지게 되었을 것이다.[52]

그러나 이 가설에 따르면 페스트가 크게 유행한 후 왜 결핵이 급격하게 늘어났는지 의문이 생길 수밖에 없다. 결핵균은 먼 옛날부터 널리 존재해 온 세균이다. 결핵 감염의 위험은 인류가 출현하기 이전부터 있었다. 석기시대나 고대 이집트의 인골에서도 결핵을 앓은 흔적이 남아 있다. 물론 이런 흔적을 결핵균 때문에 생겨났다는 증거로 받아들이기는 어

---

51) 올라프 스킨스니즈 박사로부터 받은 1975년 5월 21일자 편지에 의거했다.
52) T. Aidan Cockburn, *The Evolution and Eradication of Infectious Diseases*, pp.219-223; Mirko D. Grmek, op. cit., p.1478 참조.

렵다.53) 근대 이후 도시환경은 결핵균의 전파에 좋은 여건을 제공했는데 알지 못하는 사람들이 빈번하게 접촉하고 기침이나 재치기를 통해 결핵균이 사람에서 사람으로 옮겨지게 되었다.54) 서유럽에서 도시는 서기 1000년경부터 점차 중요성이 더해 갔지만, 14세기 후에도 유럽의 대부분 지역에서 도시주민이 차지하는 인구비율은 매우 낮았다. 따라서 중세기에 발달한 도시에서 결핵 때문에 한센씨 병이 줄어들었다는 주장은 충분한 근거가 없다.

1346년 이후 유럽의 나병수용소가 거의 쓸모없게 된 원인을 찾아보기에 앞서 아직 분명하게 밝혀지지 않은 또 다른 질병의 변화를 살펴보기로 하자. 프람베시아(frambesia: 인도마마)는 중세기의 의사들이 보기에 나병으로 분류할 수 있는 병이었다. 이 병을 일으키는 스피로헤타(spirochete)는 매독균과 거의 구별하기가 어렵다. 프람베시아는 이 병에 걸린 사람과의 접촉에 의해 피부로 들어와서 발병한다. 물론 프람베시아가 중세 유럽에 있었는지 없었는지, 그리고 있었다면 얼마나 유행했는지 정확하게 알 길은 없다. 있었더라도 증상 때문에 당연히 나병으로 오인되었을 것이다. 그러나 콜럼버스가 아메리카대륙을 발견하기 이전부터 유럽에 스피로헤타 감염이 있었다고 생각된다. 이 감염증은 결핵과 마찬가지로 먼 옛날부터 인류와 깊은 관계를 맺어 왔다. 인류가 지구 전체에 확산된 원시수렵시대에 이미 전 세계에 퍼져 나갔다고 일부 전문가들은 주장한다.55)

---

53) M. Piery & J. Roshem, *Histoire de la Tuberculose*, Paris, 1931, pp.5-9; Vilhelm Moller-Christensen, "Evidence of Tuberculosis, Leprosy and Syphilis in Antiquity and the Middle Ages," *Proceedings of the XIX International Congress of the History of Medicine*, Basel, 1966 참조. 중국에서 발견된 기원전 2세기의 시체에 관해서는 이미 제2장에서 언급한 바 있다. 이에 따라 고대부터 폐결핵이 존재해 왔다는 사실을 알 수 있다. 놀랍게도 수많은 종류의 동물들이 여러 가지 형태의 결핵을 앓는다. 각종 생물이 바다 속에서 생활했을 때부터 결핵균이 이 생물에 기생했다는 사실은 과학적 근거에 따라 일반화된 주장이다. 결핵균이 호산성을 나타내는 것도 이 주장을 뒷받침한다고 본다. Dan Morse, "Tuberculosis," in Brothwell and Sandison, *Disease in Antiquity*, pp.249-271 참조.
54) Rene Dubos, *The White Plague: Tuberculosis, Man and Society*, Boston, 1952, pp.197-207.
55) 이러한 학설을 주장한 것은 하켓이다. C. J. Hackett, "On the Origin of the

프람베시아가 1347년 이전에도 유럽에 존재했고 나병으로 오인되어
왔다는 전제가 받아들여진다면 이 감염증이 이 시기부터 점차 줄어든 것
은 사실이다. 15세기 말부터 매독이 폭발적으로 유행하면서 이 병은 유럽
사람들에게 완전히 새로운 전염병으로 여겨졌다. 심한 증상을 남겼고, 일
단 걸린 사람은 제대로 조직적인 저항을 할 수가 없었다. 그러나 되풀이
해서 말하지만 프람베시아와 매독의 스피로헤타는 같다는 점이다. 단지
차이점을 든다면 한 숙주에서 다른 숙주로 옮겨지는 경로가 다르고, 이
세균이 침입하는 곳이 다르기 때문에 사람 몸 안에서 생기는 감염경로가
다를 뿐이다.

이런 가정을 받아들인다면, 페스트의 대유행 후 유럽에서 감염양상이
크게 변화된 병은 하나가 아니라 두 개였다고 할 수 있다. 그렇다면 그 원
인은 무엇인가. 피부의 직접적인 접촉은 옷과 연료가 충분하지 못한 가난
한 사람일수록 늘어난다. 겨울에 몸을 따뜻하게 해 줄 수 있는 옷이 없고
주거공간을 따뜻하게 해 줄 연료가 부족할 때, 체온을 유지할 수 있는 유
일한 방법은 몸을 밀착해서 지내는 방법밖에 없었을 것이다. 13세기에 서
유럽의 여러 지역에선 나무가 몹시 부족했다. 따라서 농민이 추운 겨울을
무사히 지내는 데는 이 수단밖에 없었을 것이다. 그러나 14세기에 많은
사람이 죽으면서 1400년에는 1300년에 비해 같은 지역에서 목숨을 보존
해서 살아나가야 할 사람들이 약 40%나 줄었다. 그만큼 살아 남은 사람
들은 더 많은 목재와 양털을 이용할 수 있었다.

Human Treponematoses," *Bulletin of the World Health Organization* 29, 1963,
pp.7-41; C. J. Hackett, "The Human Treponematoses," in Brothwell and
Sandison, *Diseases in Antiquity*, pp.152-169 참조. 또한 많은 학자들이 하켓이 주
장한 핀타, 인도마마, 그리고 매독의 전환가능성에 의견을 제시했다. E. H.
Hudson, "Treponematosis and Man's Social Evolution," *American Anthropologist*
67, 1965, pp.885-901; *Theodor Rosebury Microbes and Morals: The Strange Story of
Venereal Disease*, New York, 1971; Thomas Aidan Cockburn, "The Origin of
the Treponematoses," *Bulletin of the World Health Organization* 24, 1961, pp.
221-228; T. D. Stewart and Alexander Spoehr, "Evidence on the Paleo-
pathology of Yaws," *Bulletin of the History of Medicine* 26, 1952, pp.538-553 참
조.

게다가 14~17세기에 서유럽에서 모직물 생산이 현저히 늘어서 동지중해나 아시아 지역에 양질의 모직물이 수출되기도 했다. 물론 농민의 일상적인 의복에 맞는 지방 수공업에 의한 값싼 모직물 생산에 관한 기록은 거의 없다. 그러나 종전과는 달리 점차 유럽사람들이 입는 옷이 두터워졌으리라는 사실은 의심의 여지가 없다. 이외에도 페스트로 인해 일손이 모자라 임금이 올라가고 실질소득도 상승해서 임금노동자들도 더 좋은 옷을 살 수 있었을 것이다. 물론 이 실질임금의 상승이 계속적이고 보편적 현상은 아니었겠지만, 이용가능한 양모가 늘어나고 사람의 수가 줄었다는 사실만은 의심의 여지가 없다. 따라서 가난한 사람들도 과거보다 몸을 제대로 보온할 수 있는 좋은 옷을 입게 되어 한센씨 병이나 프람베시아가 쉽게 전파될 수 있는 피부를 통한 전파경로를 차단할 수 있게 되었을 것이며, 그 결과 나병환자가 격감하고 유럽의 나병수용소도 쓸모가 없게 되었을 것이다.

그러나 모직물의 공급이 늘어나면서 옷에 기생하는 이와 빈대가 늘어나 발진티푸스 같은 전염병이 만연하게 되었다. 실제로 발진티푸스는 1490년에 유럽 각국의 군대에 막대한 타격을 주면서 역사의 표면에 나타났다.[56] 또한 위엄을 차리기 위해 사람들이 몸의 많은 부분을 옷으로 감싸는 생활습관이 늘어났다. 16~17세기에 개신교를 믿는 국가는 물론 천주교 국가에서도 청교도적 기풍이 강조되어 인간의 성이나 육체적 기능을 가능한 한 옷으로 은폐하려는 경향이 생겼다. 이런 사조는 가난한 사람들도 몸을 충분히 옷으로 가릴 수 있을 정도가 되었을 때 시작될 수 있었다고 본다. 이러한 운동이 계속 진행되었다는 사실은 1346년 이후 유럽에 이용가능한 옷이 크게 늘어났다는 필자의 주장에 유력한 간접적인 증거가 된다고 생각한다.

이와 같이 기후가 추워지고 모직물 공급이 확대되자 한센씨 병의 병균이나 프람베시아의 스피로헤타 생존 자체가 위협을 받았다. 따라서 프람베시아는 성기의 점막을 통한 감염에 의해 숙주에서 다른 숙주로 이행하는 방법을 찾아낸 것이다. 따라서 이 병의 증상도 완전히 달라졌다. 16세

---

56) 이 책의 제5장 참조

기 초 유럽의 의사들은 이 병에 매독이란 새로운 이름을 붙였다.[57] 과거의 프람베시아는 대개 가난한 사람들 사이에 흔했던 감염병이었다. 어린 이들에게 많았고 극도로 저항력이 떨어진 경우를 빼고는 상처가 전신에 퍼지는 경우는 없었다. 그러나 이제 스피로헤타는 성인만을 침범하게 되었다. 또한 그 증상도 매우 심했다. 마치 홍역 같은 소아전염병이 나이먹은 사람들을 침범했을 때에 훨씬 증상이 심한 경우와 비슷했다.[58]

그러나 한센씨 병의 병원균은 새로운 감염경로를 찾지 못했다. 단지 스칸디나비아 반도에서만 어느 정도 그 세력을 유지하고 있을 뿐이다. 아마 그 곳은 추위가 심하고, 양모의 공급이 다른 곳에 비해 풍부하지 못해서 오래된 생활습관이 그대로 남았기 때문에 나병균이 쉽게 전파될 수 있었을 것이다. 유럽의 다른 지역에서 점차 사람들이 결핵균에 노출되는 기회가 늘어나서 한센씨 병이 정말 줄어들었는지 단정하기는 어렵다. 이 주장은 어디까지나 가능성을 제시할 뿐이다. 폐결핵과의 접촉이 중세 유럽에서도 나병에 부분적으로 면역력을 준 것은 틀림없는 사실이지만, 이 역시 어디까지나 가설에 지나지 않는다. 이외에도 생활환경에 깊이 관여한 식사내용의 변화, 기후의 한냉화, 공중목욕탕의 변천 같은 요인이 의복이 늘어난 사실보다 훨씬 큰 영향을 끼쳤을지도 모른다. 그러나 페스트가 거듭해서 유행하고, 이에 따라 유럽의 인구가 감소한 반면 모직물 생산이 증가하고 나병수용소가 쓸모없게 된 것도 의심할 수 없는 사실이었다.

이런 각종 요인이 어떻게 서로 작용해서 이런 결과를 만들었든, 15세기 말 최후의 10년이 시작될 때까지 전통적인 미시기생이 받은 심각한 충격은 점차 진정되었다. 1347년부터 1420년경까지 공포의 대상이 되었던 페스트의 유행도 사라졌다. 인구는 증가했고 유럽사회는 천천히 새로운 시대를 맞이했다.

---

57) 매독(syphilis)이란 말은 프라카스토로가 1530년에 쓴 *Syphilis sive Morbus Gallicus*에 의거한 것이다.

58) A. W. Crosby, Jr., "The Early History of Syphilis: A Reappraisal," *American Anthropologist* 71, 1969, pp.218-227 참조.

3. 페스트의 유행으로 인한 유럽사회의 변화

이런 발전에는 거시기생의 변화 또한 중요한 역할을 했다. 그러나 1347~1500년에 유럽이 겪은 정치·군사상의 변화는 매우 복잡다양해서 일반화하기가 어렵다. 아마 공통적인 가장 큰 변화를 든다면, 지역적인 폭력사태가 점차 줄어들었다는 점일 것이다. 1453년에 100년전쟁이 끝나면서 확실히 프랑스에서는 이 경향이 뚜렷해졌다. 또한 보편적으로 조세의 수입이 점차 중앙정부로 집중되고 이에 따라 조직적인 군사력을 소수의 권력층이 장악하게 되었다는 사실도 지적할 수 있을 것이다. 그러나 모든 곳에서 이런 현상이 나타난 것은 아니었다. 예컨대 폴란드는 전혀 다른 방향으로 발전했다. 또한 왕권이 크게 신장된 프랑스, 영국, 스페인에서도 17세기 중반까지는 무장봉기나 폭력사태가 일어나서 각지에 큰 피해를 주기도 했다.

연공과 조세에 의해 농민들의 부는 정도의 차는 있지만 지배계층에게 수탈되었다. 생산성도 유럽의 거시기생을 좌우한 중요한 요인이었다. 상대적으로 많은 수확을 거둔 농민과 장인들은 더 많이 내고서도 살아 남았고 더 나아가 생활수준을 높일 수 있었다. 연공과 조세 그리고 생산성은 지역에 따라 각기 다르므로 일반화해서 설명하기는 어렵다. 단지 분명한 것은 미시기생의 여러 변화만이 있었을 뿐이다. 따라서 15세기 말부터 유럽의 인구가 늘어나기 시작한 것은 이러한 미시기생의 변화 때문일 것이다.

그 후에도 안정된 시기는 오지 않았다. 페스트의 충격과 페스트 유행에 따른 여러 가지 부작용에서 점차 회복되면서 1492년부터 1522년에 걸쳐 유럽의 탐험가들은 지리상의 발견으로 연결되는 여러 곳에서 개발에 앞장서기 시작했다 그 결과 인류는 또다시 전염병의 충격을 받게 되었고 그 영향은 전 세계로 퍼져 나갔다.

이런 문제를 더 깊이 있게 추구하기에 앞서 14세기 이후 2~3세기에 걸쳐 페스트 유행에 따른 유럽사람들의 심리·경제 및 문화적 충격을 다루어 보기로 하자. 그 후 몽고제국이 초원지대에 정기 교역로를 개설하면

서 아시아와 아프리카대륙이 겪게 된 새로운 전염병의 유행에 관련해서
도 분석해 보자.

페스트에 직면한 유럽인들이 문화적·심리적으로 나타낸 반응은 매우
뚜렷하고도 다양했다. 죽음의 위협을 받게 되자, 그동안 통용되어 왔던
일상생활의 습관이나 규제는 붕괴되었고, 이러한 불안을 사회적으로 허
용할 수 있는 방법을 통해 발산시키려는 여러 가지 의식이 생겨났다. 14
세기에는 지역에 따라 극단적인 행동이 많이 나타났는데, 페스트에 대한
반응을 일종의 의식으로 대응하려는 행동은 우선 추악하고 극단적이었
다. 독일과 독일에서 가까운 지역에서 서로 채찍질을 하는 고행을 즐기는
종교적 광신자들이 늘어났고, 유태인을 습격해서 신의 노여움을 풀려는
경우도 있었다. 그들은 유태인을 페스트의 병독을 뿌리는 하수인으로 여
겼고, 따라서 박해를 하는 것은 당연했다. 일부 자료에 따르면, 서로 채찍
질을 하는 고행을 했던 광신자들은 기존의 교회나 국가의 권위를 전혀 인
정하지 않았으며, 이런 의식에 참가한 사람들 중 많은 사람들이 죽었다고
한다.59)

이처럼 유태인에 대한 박해가 늘어나자 유태인 사회의 중심이 동유럽
으로 옮겨지게 되었다. 페스트의 첫 번째 유행에서 벗어난 폴란드에서도
일반 서민들이 유태인을 습격하기도 했지만, 폴란드정부는 유태인들의
진보적인 도시의 각종 기술을 받아들이고자 이들을 보호했다. 그리하여
동구 유태인 사회는 발전이 촉진되었는데, 실제로 비슬라(Vistula) 강과
니만(Nieman) 강 유역에 생겨난 시장주도형의 농업발전에는 유태인들의
공헌이 컸다.

따지고 보면 이처럼 폭력을 수반한 반응은 페스트 유행의 충격으로 인
한 결과였다. 그러나 시간이 흐름에 따라 페스트 유행에 따른 공포와 불
안도 점차 줄었다. 복카치오(G. Boccaccio), 초서(G. Chaucer), 랭랜드(W.
Langland) 같은 작가들은 페스트를 세상사에 빼놓을 수 없는 일상적인 위
험이나 기후의 변화 또는 신의 의도적인 행동으로 간주했다. 그러나 페스
트가 문학에 끼친 영향은 오래 계속되었다. 우선 많은 학자들이 지적한

59) Ziegler, *The Black Death*, pp.84-100 참조.

바와 같이 라틴어 대신 여러 가지 세속적인 말이 공식문서에 쓰이기 시작했다. 종래 서유럽의 지식인들은 라틴어를 공용어로 써 왔지만 라틴어를 자유자재로 구사할 수 있는 성직자나 교사들이 죽자 라틴어 사용은 줄어들 수밖에 없었다.[60] 회화에서도 인생사의 어두운 측면을 반영하기 시작했다. 예컨대 토스카나 지방의 화가들은 지오토(Giotto) 같은 화가의 밝고 명랑한 화풍에 반발해서 종교적인 풍경이나 인물을 그릴 때도 근엄하게 그렸다. '죽음의 무도'는 미술의 공동주제로서 여러 가지 형태로 유럽 예술에 중요한 위치를 차지하게 되었다.[61] 13세기에는 유럽 여러 곳에 큰 성당이 건설되어 명랑하고도 자신이 넘쳐 흘렀지만 페스트가 나돌자 세상은 바뀌었다. 경제력에 차이가 나는 계급 사이에 사회적 긴장이 격화되고 갑작스러운 죽음이 중요한 과제로 등장하면서 이 문제는 더 절박한 의미를 지니게 되었다.

페스트의 경제적 영향도 컸다. 그러나 과거에 학자들이 생각했듯이 지방마다 같은 것은 아니었다. 즉 북이탈리아나 플랑드르 같은 고도로 발달된 지역에서는 13세기의 호경기는 옛말이 되어 버렸고 여러 계급들 간에 심한 알력이 표면화되었다. 페스트의 대유행으로 인해 임금과 가격구조가 큰 혼란을 겪었다. 약 90년 전에 로저스(T. Rogers)는 페스트가 유행해서 빈민들의 생활조건이 개선되고 농노제도가 붕괴되어 보다 많은 자유를 누리게 됐다고 주장했는데,[62] 그에 따르면 페스트로 인해 노동력이 부족해지자 임금노동자들이 복수의 사용자들과 흥정을 할 수 있게 되어 실질임금도 늘어나게 되었다. 오늘날에는 이런 주장을 믿는 사람은 많지 않다. 지방마다 사정은 달랐고 사용자도 노동자와 마찬가지로 죽었다. 활발한 시장경제의 기능은 비록 단기간에는 실질임금의 상승을 가져온 경우

---

60) Raymond Crawford, *Plague and Pestilence in Literature and Art*, Oxford, 1914; A. M. Campbell, *The Black Death and Men of Learning*, New York, 1931; George Deaux, *The Black Death 1347*, London, 1969.

61) Millard Meiss, *Painting in Florence and Siena after the Black Death*, Princeton, 1951, pp.89-93 이하; H. Mollaret et Jacqueline Brossolet, *La Peste, Source Meconnue d'Inspiration Artisque*, Antwerp, 1965.

62) James E. Thorold Rogers, *Six Centuries of Work and Wages: the History of English Labour*, 2nd ed., London, 1886, pp.239-242 참조.

도 있었겠지만, 노동력 부족은 일시적인 현상에 지나지 않았다.[63]

시간이 흐름에 따라 페스트 유행이 불러일으킨 대혼란은 점차 진정되었다. 그러나 유럽 전체의 문화와 사회에는 두 개의 커다란 가치변화가 일어났는데, 이와 같은 가치의 변화는 계속된 페스트의 경험과 관련이 깊었다고 생각된다.

페스트가 유행하면서 아무 병도 없이 건강한 사람도 24시간만에 불쌍하게 죽어갔다. 이러한 현실은 세상사를 합리적으로 밝히려는 어떤 노력으로도 설명할 수 없었고 토마스 아퀴나스(Thomas Aquinas: 1274년 사망) 시절의 합리주의적 신학으로도 이러한 사태를 다룰 수 없었고, 페스트가 유행하는 냉혹한 현실을 해석할 수 있는 세계관만이 존속할 수 있었다. 어떤 사람들은 찰나적 환락주의나 이교도 교리를 다시 믿기도 했다. 그러나 보다 일반적인 주류는 신비주의적 사고의 등장이었다. 설명이나 예측할 수 없는 순수하고 심오한 신과의 영적인 교류를 지향하는 경향이 나타났던 것이다. 그리스정교회의 신비적 정적주의나 로마교회의 다양한 운동, 예컨대 라인란드(Rhineland) 교파의 신비주의자들이나 공동생활의 형제단(The Brethren of the Common Life) 또는 이단 색채가 강한 영국의 로라드(Lollard)파와 같은 집단들이 종래의 토마스신학이 공인해 온 신앙 형식만으로는 만족하지 않는 보다 개인적이고 신앙지상적인 방식에 의해 신에의 접근을 시도했는데,[64] 거듭된 페스트의 유행은 17세기 후반에 이르기까지 이런 심리적 욕구를 계속 불러일으켰다. 그리스정교회나 로마 가톨릭, 그리고 개신교는 지나친 열정과 사적인 영적 교류를 추구하는 경향에 완전히 동의한 것은 아니었지만 이런 개인적 신비주의나 신과의 영

---

63) 오늘날의 여러 학설을 훑어보려면 Elizabeth Carpentier, "Autour de la Peste Noire: Famines et Epidemics dans I'Histoire du XIVe Siecle," *Annales: Economies, Socieles, Civilisations* 17, 1962, pp.1062-1092 참조. Charles F. Mullett, *The Bubonic Plague and England: An Essay in the History of Preventive Medicine* Lexington, Kentucky, 1956, pp.17-41에서는 기존의 여러 학설의 문제점을 제시하고 있다.

64) Yves Renouard, "Consequences et Interet Demographique de la Peste Noire de 1348," *Population* 3, 1948, pp.459-466; William L. Langer, "The Next Assignment," *American Historical Review* 63, 1958, pp.292-301 참조.

적인 교류를 이루려는 의식을 점차 받아들일 수밖에 없었다.

두 번째로 교회의 전통적 의식이나 예배방법만으로는 심각한 페스트 유행의 충격에 대처하기가 어려웠다. 오히려 그것은 신도의 신앙심을 흔들리게 했다. 게다가 14세기에 죽은 성직자의 빈 자리를 메운 후계자들은 대개 교육을 제대로 받지 못했기 때문에 반항적이고 공공연하게 적의를 나타내지는 않지만 냉소적인 신도들을 다루기에는 벅찼다. 페스트는 아무런 기준 없이 많은 사람들을 죽였는데 이는 하나님의 정의로는 도저히 설명할 수 없는 것이었다. 일상적인 성사에 의해 신의 은총을 받으려는 전통적인 의식은 훌륭한 성직자가 살아 남아 있는 경우에도 페스트의 유행 앞에서는 심리적으로 받아들여지지 않았다. 물론 기존 교회에 대한 반교권주의는 과거에도 있었지만 1346년 이후로 이러한 경향은 점차 범위가 커지고 공개적으로 나타나서 후세에 이르러 루터(Martin Luther)의 출현을 준비하는 터전을 만들었다.

로마교회의 공식적인 의식은 매우 보수적이어서 페스트의 유행으로 인한 위기에 제대로 대처하는 데는 몇 세기나 걸려서 종교개혁시대에 이르러서야 전염병 유행의 심리적 충격에 대항할 수 있게 되었다. 또한 초기 기독교회에 의해 아폴로신의 속성을 갖고 있음을 인정받았던 성 세바스찬(St. Sebastian)이 페스트 예방을 위한 의식에서 주된 기도의 대상으로 되었다. 화살에 찔려 고통에 떨고 있는 성인은 페스트 감염으로 인한 죽음의 상징이 되어 종교미술에서도 자주 묘사되었다. 또 한 사람의 성인은 성 록크(St. Lock)였는데, 그는 자선과 병든 사람에 대한 간호로 유명한 성인이었다. 이들 성인들에 대한 기도는 페스트 유행이 거듭되었던 지중해 지역의 여러 도시에서 그 충격을 완화시키는 데 도움이 되었다.[65]

그러나 개신교 국가들에서는 페스트 유행에 대처한 특별한 종교의식이 별로 생겨나지 않았다. 성경은 대규모의 전염병 발생에 어떻게 대처해야

---

65) J. F. D. Shrewsbury, *The Plague of the Philistines*, London, 1964, p.127ff.에 제시된 여러 견해 참조. 성 세바스찬은 로마에서 서기 680년에 전염병이 돌자 수호자로 기도의 대상이 되었다. 그러나 16세기 이전에는 성 세바스찬 신앙은 큰 호응을 받지 못했다. 성 록크는 1327년에 죽은 프란시스코파 수도승으로 일생 동안 환자를 돌보았다.

할지 언급하지 않았고, 또한 북유럽지방에는 페스트가 별로 유행하지 않았으므로 특별한 의식을 만들 만한 동기가 없었던 것이다.

그러나 여러 도시정부는 교회의 뒤늦은 대응과는 달리 전염병에 신속히 대처했다. 특히 이탈리아의 도시들은 재빠른 조치를 취했다. 이런 도시의 행정관들은 실제로 어떻게 대처해야 할지 잘 알고 있었다. 우선 사망자를 매장하고 식량을 확보하며 격리와 검역을 실시하고 의사를 고용해서 여러 가지 규제조치를 취했다. 그 효과는 각기 달랐겠지만, 페스트에 대항해서 충분히 능력을 발휘하고 적극적으로 대처해 나갔다. 특히 이러한 도시정부의 적극적인 활동은 1350년부터 1550년의 2세기에 걸쳐 유럽의 여러 도시에서 돋보였는데, 중앙정부와 권력다툼을 할 필요가 없었던 독일과 이탈리아에서 특히 두드러졌다.[66]

이탈리아와 독일의 도시국가들과 사업가들은 자기 고장의 지역적인 문제뿐만 아니라 유럽 전역에 걸쳐 긴밀하게 조직된 시장경제를 발전시키는 데도 크게 공헌했다. 그리하여 이 도시들은 보다 세속화된 생활양식과 사고방식을 만들어 내서 1500년경에 유럽 전역의 관심을 끌었다. 중세기의 문화적 가치체계로부터 르네상스 이후 가치의 변화가 생긴 이유를 오직 페스트 유행만으로 돌릴 수는 없겠지만, 페스트 유행과 여러 도시정부들이 페스트 유행에 대항해서 실시한 조치가 성공해서 유럽인들의 생각을 바꾸는 데 영향을 준 것은 틀림없다.

4. 유럽 이외 지역과 페스트

그러나 유럽 이외의 구세계에서 페스트가 어떤 영향을 끼쳤는지 오늘날 알 길이 없다. 유럽에서는 페스트의 유행경위와 결과에 관한 학문적

---

66) 프랑스나 영국에서는 광범위하게 도시의 자치권이 인정되었다. 건강문제는 18세기에 이르기까지 도시의 고유 권한에 속했다. 프랑스 왕실정부가 최초로 페스트 예방에 직접 개입한 것은 1720~1721년경으로, 페스트가 마르세이유의 경계를 넘어 전국으로 퍼지면서 시행되었다. Paul Delaunay, *La Vie Medicale aux XVIe, XVIIe et XVIIIe Siecles*, Paris, 1935, pp.269-270 참조.

토의가 1세기 이상 계속되어 왔지만 유럽을 벗어나면 그 어느 지역에서
도 비슷한 자료를 구할 수가 없다. 그렇다고 해서 페스트가 중국과 인도,
그리고 중동지방에 아무 영향을 주지 않았다고 생각할 수 없으며, 또한
만주에서 우크라이나에 이르는 넓은 지역에도 심각한 영향을 끼쳤다.

이슬람세계에서도 유럽과 마찬가지로 페스트가 무서운 재앙을 불러일
으키는 전염병이었다는 충분한 증거가 있다. 이집트와 시리아는 먼 옛날
부터 지중해 연안지역과 밀접한 교류를 가졌기 때문에 페스트 유행도 함
께 치렀다. 1347~1349년의 최초 유행에서 이집트 인구의 1/3이 죽었
고,[67] 그 후에도 페스트는 여러 번 나일 강 유역을 침범했으며 최근에도
40년대에 유행한 적이 있다.

이 사실은 별로 이상한 것이 아니다. 예로부터 이집트는 동유럽 초원지
대와 특별한 유대를 가지고 있었다. 1382~1798년에 나일 강 유역은 마
멜루크(Mameluke)라는 군사들이 지배했는데, 이들은 코카사스 지방에서
모집된 전사(戰士)들이었다. 따라서 결원을 보충하기 위해 항시 흑해 연
안의 여러 항구와 정기적인 연락을 유지했다.

전염병의 유행이 이집트에 끼친 영향은 매우 심각했다. 아랍세계의 기
록에 따라 전염병의 유행횟수를 단순히 합쳐보더라도 지중해 지역이나
다른 이슬람국가에 비해 15세기에 전염병의 유행이 많았다.[68] 그 결과

---

67) Abraham L. Udovitch, "Egypt: Crisis in a Muslim Land," reproduced in Wil-
liam L. Bowsky, *The Black Death: A Turning Point in History?* New York, 19
71, p.124.

68) M. W. Dols, *The Black Death in the Middle East*, Unpublished Ph.D. disser-
tation, Princeton, 1971, pp.56-64에 따르면, 1349년부터 1517년 사이에 57회
나 페스트가 유행했다. 이집트에서 31회, 시리아에서 20회, 그리고 이라크에서
한 번 유행했다. 그러나 아라비아의 자료를 보다 더 구체적으로 수집해서 폭넓
게 연대별로 모아 보면 표와 같은 결과를 얻을 수 있다. 이 표는 A. von Kremer,
"Uber die grossen Seuchen des Orients nach arabischen Quellen," *Oesterreich.
Kaiserlichen Akademie, Sitzungsberichte, Phil Hist. Klasse* 96, 1880, pp.110-142에
근거한 것인데 크레머는 이 아라비아 문헌이 어느 정도 충실한 것인지 언급하지
않았다. 또한 여기서 페스트라고 부른 병이 모두 선페스트라 보기는 어려울 것
이다. 그러나 그가 다룬 마지막 기간에 이집트에서 크게 전염병이 늘어난 사실
로 미루어 볼 때 정치적으로 이 기간이 코카서스 출신의 마멜루크 지배하 최초
의 1세기 간에 해당되어 페스트 감염의 위험이 컸으리라 추측된다.

인구가 감소하고 경제는 더 어려워졌다. 물론 이 결과는 마멜루크의 강압과 실정 때문에 더 악화되었을 것이다. 그러나 예로부터 병은 사람보다 더욱 효과적이며 강력한 살육자였다. 유라시아대륙의 서부 초원지대와 이집트의 특별한 유대로 인한 미시기생의 위험이 마멜루크의 학정보다 이집트의 부와 인구감소에 더 결정적 영향을 끼쳤을 것이다. 마멜루크의 지배가 계속되는 동안 이집트는 재앙을 가져오는 나라로 유럽인들 사이에서 평판이 나빴다. 지중해 지역에 페스트가 발생하면 흔히 그 기원은 알렉산드리아나 카이로에서 찾는 경우가 많았다. 기독교국가 사이에 있었던 이런 이집트의 악평은 종교적 편견 때문에 더욱 늘어났으리라 예상되는데 나폴레옹이 1798년에 마멜루크의 지배를 종식시킴으로써 이집트

<아라비아 지역의 자료에 의한 이집트, 시리아, 이라크의 각종 전염병 발생양상>

연대	자료에 따라 나타난 발생건수		
	시리아	이집트	이라크
632~719	7	2	6
719~816	3	0	5
816~913	0	0	3
913~1010	0	0	3
1010~1107	2	2	5
1107~1204	2	2	2
1204~1301	1	5	0
1301~1398	3	5	1
1398~1495	5	17	0

페스트에 관한 기념비적 대작인 Georg Sticker, *Abhandlungen aus der Seuchenge schichte I: Die Pest*, Giessen, 1908에 따르면 1399년부터 1706년 사이에 이집트에서 페스트가 18회나 발생했다. 물론 이 자료는 유럽말로 기록된 것을 썼기 때문에 누락된 것이 있었을지 모른다. 또한 스티커는 크레머의 업적을 알지 못했다. 따라서 스티커가 내린 결론은 완전한 것이라고 보기는 어렵다. 18세기에 중국, 인도, 그리고 이슬람세계의 여러 가지 풍물을 연구한 유럽인 학자들은 거의 페스트에 관심을 보이지 않았다. 따라서 이러한 연구결과는 인용할 수 있는 자료가 되기 어렵다. 이들의 자료에 따르면 1757년에 중국에서, 그리고 1696년에 동아프리카에서는 페스트가 없었다고 되어 있다. 따라서 스티커가 정력적으로 모은 자료는 세계적인 페스트 유행을 밝히는 데는 크게 도움을 주지 못한다고 생각한다. 그러나 그의 연구는 유럽지역에서는 확실히 신뢰할 수 있는 결과를 남겼다.

와 흑해 연안의 오랜 유대가 끊기자 페스트의 발생은 크게 감소했고, 18
44년 이후 몇 십 년에 걸쳐 페스트는 이집트에서 찾아볼 수 없게 되었
다.69)

　다른 이슬람세계에서도 페스트의 유행은 몇 년씩 계속되고, 계절에 따
라 도시에서 도시로, 이 곳에서 저 곳으로 이동을 계속하다가 감수성 있
는 사람이 모두 죽어 없어진 후에야 자취를 감추는 경우가 많았다. 유럽
의 경우와 같이 이러한 페스트 유행은 한 지역에서 20년 내지 50년의 간
격을 두고 되풀이되어 새로운 세대에게 유행했다.70)

---

69) Robert Tignor, *Public Health Administration in Egypt Under British Rule 1882
　　~1914*, Unpublished Ph.D. dissertation, Yale Univ., 1960, p.87 참조. 마지막
　　으로 큰 페스트의 유행이 1835년부터 시리아에서 시작해서 알렉산드리아에 이
　　르고 나일 강을 거슬러 올라갔다.
70) 예컨대 페르시아에서 1500년부터 1800년 사이에 보고된 페스트의 유행을 보
　　면 다음과 같다.

연대	보고 내용
1535	길란(Gilan) 지역에서만 유행함.
1571~75	광범위하게 발생. 지중해 세계의 다른 지역에서도 크게 발생함.
1595~96	광범위하게 발생. 이라크에서도 생겨남.
1611~17	동방으로부터 아프카니스탄을 거쳐 들어옴.
1666	런던의 대유행과 때를 같이해서 발생함.
1684~86	광범위하고도 심각한 대유행이 발생함.
1725	-
1757	-
1760~67	심각하고도 광범위한 대유행이 발생함.
1773~74	광범위하게 발생. 이라크에서도 발생. 모스크바의 페스트 유행과 때를 같이해서 생겨남.
1797	-

　이 표의 자료는 Cyril Elgood, *Medical History of Persia and the Eastern Califate*,
Cambridge, 1951; Sticker, op. cit. Both depend on J. D. Tholozan, *Histoire de
la Peste Bubonique en Perse, en Mesopotamie et au Caucase*, Paris, 1874에 의거한 것
이다. 그러나 톨로장은 프랑스의 의사로서 단지 치료에만 관심을 가지고 있었
다. 그의 자료가 어느 정도 믿을 만한 것인지는 확실치 않다. 페르시아어과 아라
비아어로 된 과거의 문헌을 제대로 찾아보면, 1347년 이후 이란에서도 비슷한
페스트의 유행이 있었을 것이다. 그리고 이 때부터 페스트의 발생양상이 기록에

페스트에 대한 이슬람교의 반응은 수동적이었다. 마호메트의 시대에도 아라비아 세계는 전염병의 존재를 알고 있었다. 이슬람 세계에서 유식한 사람들이 인생의 지침서로 존중해 온 여러 가지 경외전승(敬畏傳承) 속에는 예언자 마호메트 자신의 말로 어떻게 돌발적인 전염병의 유행에 대처할 것인지 여러 가지 지시가 들어 있다. 그 중 중요한 것을 들어 보면 다음과 같다.

만일 어느 곳에 전염병이 발생했다는 것을 알았다면 그 곳에 가지 말 것이다. 만일 너희들이 사는 곳에 전염병이 발생했다면 그 곳을 떠나지 말라.

이 병으로 죽는 자는 순교자이다.

그것은 알라신이 스스로 선택한 사람에게 주는 일종의 징벌이다. 그러나 알라신을 믿는 사람에겐 자비를 베풀 것이다.[71]

이슬람교의 이러한 가르침은 페스트에 대항하려는 노력이나 의욕을 억제했다. 물론 여기서 말하는 전염병이 페스트를 지칭하는 것은 아닐 것이며 아마 마호메트시대에 만연했던 천연두 같은 병을 지적한 것이라 생각된다(천연두는 아랍세계가 비잔틴제국과 사산왕조의 페르시아 영토를 정복하기 전후에 크게 만연했다).[72]

___

남겨지지 않은 과거의 유행양상과 크게 다르다면 필자의 가설을 지지하는 중요한 반증이 될 수 있다고 믿는다. 그러나 아직 이런 문제의식을 갖고 페르시아 말로 된 문헌을 연구한 사람은 없다. 이런 문헌은 아직도 인쇄되지 않아서 쉬운 작업은 아니다.

71) Muhammadibn Isma'il al-Bukhari Sahih, El Bokhari, *Les Traditions Islamiques*, trans. by O. Houdas, Publications de l'ecole des langues orientales vivantes, 4th series, VI, Paris, 1914, Titre lxxxvi, "De La Médicine," chs.30, 31의 프랑스 번역본을 중역했다.

72) 페스트에 대한 이슬람교의 태도에 관련해서는 Jacqueline Sublet, "La Peste Prise aux Rets de la Jurisprudence: la Traite d'Ibn Hagar al-Asqalani sur la Peste," *Studia Islamica* 33, 1971, pp.141-149; M. W. Dols, *The Black Death in the Middle East*, Unpublished Ph.D. dissertation, Princeton, 1971, pp.131-146 참조. 전염병의 대유행과 아라비아의 정복에 대해서는 Hirsch, *Handbook of Geographical and Historieal Pathology* I, p.126 참조. M. W. Dols, "Plague in

기독교세계에서 환자를 격리·검역하는 예방대책이 확립된 16세기에도
이슬람세계는 예방대책—이는 알라신의 뜻을 저버리는 행위였다—을 취
하지 않았다. 콘스탄티노플에 머무르고 있었던 신성로마제국의 대사가
자신이 거주하는 곳에 페스트가 발생했기 때문에 주거지를 다른 곳으로
옮길 수 있도록 허락을 요청하자, 오스만 터키의 술탄이 대답한 말은 이
런 사정을 잘 반영하고 있다. "내가 사는 궁전에도 페스트가 발생하지 않
았던가. 그렇다고 해서 나는 다른 데로 옮기려 하지 않는다."73) 결국 이
슬람교도들은 기독교국가에서 만든 여러 가지 페스트 예방법을 무시했
다. 그 결과 이들은 이들과 이웃하고 있는 다른 기독교세계보다 더 많은
희생자를 냈다.

발칸반도의 여러 지역과 인도 전역에서는 이슬람교도들이 도시에서 지
배층을 형성했는데, 이들의 숫자는 전염병이 돌 때마다 크게 감소했다.
피지배계층인 농민이 계속 이슬람교로 개종해서 도시에 이주해 오지 않
았다면, 페스트나 여러 전염병으로 인한 이슬람교도의 인구감소를 막기
어려웠을 것이다. 인도에서는 그 후에도 이런 현상이 계속되었지만 시골
에서 굳게 자신들의 전통적인 신앙을 계속 지켰던 발칸반도에서는 18세
기에 이르자 이슬람교로 개종하는 사람들이 줄어들었다. 그 결과 이슬람
교도의 지배체제가 급속하게 약화되었는데 발칸반도의 기독교도들이 19
세기에 일으켰던 민족해방운동은 이런 이슬람교도의 감소 같은 요인이
없었다면 쉽게 성공하지 못했을 것이다.

중국의 경우에는 14세기 이후 두 방향의 변방으로부터 페스트가 침입
할 위험이 있었다. 그 하나는 북서국경 너머 초원지대의 페스트 만연지역
이었고, 또 하나는 남서 히말라야 지방의 초원지대였을 것이다. 그러나

Early Islamic History," *Journal of the American Oriental Society* 94, 1974, pp.
371-383에 따르면 아라비아의 정복에 뒤따른 전염병의 대유행은 선페스트였다.
물론 1347년 이후 선페스트를 뜻하는 아라비아어 명칭이 700년 전에도 같았는
지는 확실치 않다. 이슬람세계의 많은 저자들은 14세기에 페스트가 크게 돌기
150년 전부터 페스트란 말을 써 왔는데 이는 돌스의 연구에서도 잘 나타난다.
M. W. Dols, *The Black Death*, p.29 참조.
 73) O. Ghislain de Busbecq, *Travels in Turkey*, London, 1744, p.228.

오늘날 남아 있는 자료로는 19세기까지 선페스트와 다른 전염병을 구별할 수 없다. 히말라야 산맥의 고원지대로부터 운남성에 들어와 중국 전역으로 퍼진 페스트가 1894년 해안지방까지 만연해서 세계적인 관심을 끌었던 19세기 말의 유행에 대해서는 앞서 지적했는데, 1855년까지 치사율 높은 전염병이 자주 발생했다. 그 중에는 아마 선페스트의 유행도 있었을 것이다. 그러나 불행하게도 현존하는 자료만으로는 분명하게 이와 같은 사실을 밝혀 낼 수 없다. 또한 1200년에서 1393년에 걸쳐 중국의 총인구는 약 반으로 줄었는데 역사가들은 몽고인의 학정과 만행에 기인했다고 주장했지만, 아마 페스트가 유행해서 이런 감소를 가져왔을 가능성이 높다.[74]

이러한 페스트의 유행은 중국에서만 인구 감소를 초래하지는 않았을 것이다. 히말라야 북쪽의 대부분 지방에서도 14세기에 많은 인구감소가 있었을 것이다. 더구나 이 지역의 초원지대는 선페스트균의 감염을 받은 지 오래되지 않아 이 치명적인 전염병에 저항할 수 있는 아무런 대책도 마련되지 않았을 것이다. 그러나 이 사실을 뒷받침할 수 있는 자료는 없다. 단지 단편적으로 이런 전염병의 유행에 관련된 기록이 전문가들에 의해 가끔 발견될 뿐이다. 일례를 들면, 아라비아 사람이 쓴 한 보고서에 따르면, 1347년 페스트가 크리미아 반도에 이르고 지중해 지역에 무서운 피해를 주기 전에 이미 서부 초원지대에 위치한 우즈베크의 여러 곳에서 전염병 때문에 사람들의 모습이 거의 사라져 버렸다고 한다.[75]

이제 다시 동쪽의 초원지대로 되돌아가 1368년 이후 몽고제국의 쇠퇴를 고찰해 보기로 하자. 중국을 지배했던 원나라는 1368년에 중국대륙에서 물러났는데, 이 시기는 바로 파스튜렐라 페스티스가 초원지대 전역에 자리잡은 시기와 일치한다. 물론 선페스트의 발생으로 인해서 몽고제국의 군사력이 급격히 약화되었다고 결론을 내리기는 어렵다. 그러나 필자가 주장하는 가설이 옳다면 아무르 강으로부터 다뉴브 강가에 이르는 넓은 초원지대의 유목민들은 페스트의 유행 때문에 급격하게 인구가 감소

74) 이 책의 부록 참조
75) Michael W. Dols, *The Black Death in the Middle East*, p.30.

되었으리라 생각된다. 그리고 그랬다면 중국이나 페르시아, 러시아 등의
민족에 대한 몽고제국의 지배권 유지에 필요불가결했던 인력자원이 제대
로 보충되지 않았을 것이며, 따라서 몽고제국이 파견한 여러 나라의 군주
들은 아시아는 물론 동유럽 전역에서 농민들에 의해 타도되고 흡수되었
으리라 생각된다.

　이러한 급격한 인구감소는 초원지대에 퍼져 있던 여러 도시의 몰락을
초래했다. 14세기 전반까지 초원지대의 교역에 깊이 관여했던 이 도시들
의 역할은 컸다. 볼가 강 유역 여러 도시의 몰락은 흔히 티무르(1369～
1405년까지 아시아 서반부를 정복해서 대제국을 세웠다—역자 주)의 잔
인무도한 정복에 의한 결과라 생각되곤 했다. 확실히 티무르의 군사는 쓸
모 있는 사람은 모두 그들의 본거지였던 사마르칸드로 실어 날랐고, 인도
와 소아시아, 그리고 유라시아 서부초원의 광활한 지역에서 약탈, 살육,
방화를 일삼았다. 그러나 이런 난폭한 행동은 이들만의 속성은 아니었다.
정복자에 의해 황폐화된 도시라도 주변촌락들이 이 도시를 지원해 줄 수
있는 기반이 되고 새로운 주민들이 들어와 살게 되면 언제나 빠른 시일
안에 부흥되고는 했다. 티무르의 침략이 있은 후 소아시아나 인도에선 이
런 현상이 곧 나타났다. 그러나 서부 초원지대는 다시 부흥하지 못했다.

　이처럼 쉽사리 초원지대의 교역도시들이 몰락했던 데에는 대상교역 자
체가 갖는 본질적 취약성도 깊이 관여했으리라 생각된다. 장거리의 교역
활동이 제대로 기능을 발휘하려면 교역로의 조건이 나빠서는 안된다. 즉
교역로의 일부 지점에서 정치적인 불안이 생겨나 지나친 거시기생 같은
현상이 나타나면 막대한 비용이 소요되는 대상교역은 큰 타격을 입을 수
밖에 없을 것이다. 이런 사실은 아시아대륙의 서부 초원지대에서 티무르
의 침략 후 여러 교역도시가 제대로 부흥하지 못한 충분한 이유가 된다.
그러나 미시기생의 변화 또한 큰 영향을 끼쳤을 것이다. 1347년 이후 초
원지대에 정치적 혼란이 생긴 후 아무리 지배자들이 높은 수입을 거두어
들이려고 해도 무서운 페스트의 유행 때문에 크게 타격을 입은 상인이나
대상들을 더 이상 예전처럼 착취할 수 없게 되었고, 교역 자체가 불가능
해져서 지배자들은 더욱 난폭해졌을 것이다. 과거의 대상이나 상인들은

그 숫자도 많았고 경기도 좋아서 무거운 세금을 내고도 견딜 수 있었고, 따라서 중앙아시아나 동유럽에서 여러 나라를 건설하기 위한 활동을 충분히 지원할 수 있었다.

이런 도시에서 상품을 사고팔며 수집하고 교역에 종사한 사람들이 우선 페스트에 걸릴 확률이 가장 높았을 것이다. 당시 페스트는 새로운 전염병이었다. 이 병이 유행한 후 수십 년에 걸친 시행착오를 통해서도 페스트에 대항할 수 있는 확실한 대책이 생기지 않았다. 따라서 이런 교역도시에서는 많은 사람이 죽었고, 유라시아 대초원에 생겨난 대상교역로 자체가 파괴되어 버렸을 것이다. 이상과 같은 필자의 주장이 사실이라면, 이 결과는 몽고제국의 입장에서 볼 때 일종의 자업자득이었다. 몽고사람들은 초원지대 유목민 특유의 군사적 가능성을 최대한 발휘해서 세계를 지배했지만 이들의 이러한 유목민 특유의 생활양식은 결국 페스트 유행을 자초했고, 따라서 유목민의 전사나 상인들도 다시 몰락했던 것이다.76)

이처럼 초원지대의 사람들에게 무서운 재앙으로 페스트가 나돌았다는 필자의 가설은 14세기 이후 유라시아대륙의 인류생태계에 생긴 또 다른 사실을 분석해 보면 신빙성이 높아지게 된다. 14세기에 이르기까지 거의 3천 년 동안 초원지대에 살던 사람들은 유목민 특유의 기동성과 군사적 가능성을 이용해서 남쪽지방에서 농사를 지으며 안정된 문화생활을 하던 사람들을 끊임없이 괴롭혔다. 때로는 정복자로 침략을 일삼았고, 어떤 때는 노예로, 경우에 따라서는 돈을 받는 용병으로서 그 모습을 나타냈다. 이런 현상은 유라시아대륙의 안정된 농경사회에서 공통적으로 볼 수 있는 현상이었다. 때로는 언어나 인종의 경계에 변화를 주기도 했다. 인도유럽어와 터키계 언어는 이 과정을 잘 설명해 준다. 특히 1300년 이후 수세기에 걸쳐 이러한 움직임은 그 규모가 컸다. 셀주크(11~13세기에 서부와 중앙아시아 지역을 지배한 터키왕조 셀주크 왕과 그 자손—역자 주)와 오

---

76) 초원지대에 살았던 사람들의 인구변동에 관련된 연구는 많지 않다. 단지 David Neustadt, "The Plague and its Effects upon the Mameluke Army," *Journal of the Royal Asiatic Society*, 1946, p.67에 따르면, 마멜루크가 군대를 흑해 연안의 초원지대로부터 모집하기 시작하자 1347년 이후 인구가 많지 않아 어려움을 겪었다는 사실이 나온다.

스만제국의 발전, 그리고 몽고제국의 출현에 의해 그 영향이 뚜렷했다.

그러나 1346년을 경계로 이러한 인구의 이동은 사라졌다. 16세기에 이르자 서부 초원지대에서 사람의 이동방향이 바뀌었다. 유목민이 초원지대로부터 농사를 짓는 남쪽지역으로 쳐들어가는 과거 몇 천 년 동안 계속되던 형식에서 벗어나 늦어도 1550년 이후에는 남쪽의 농민들이 북쪽의 초원지대에 진출하기 시작했다. 이들이 진출한 초원지대는 거의 사람이 살지 않은 대초원이었다.

중세 후반과 근세 초반에 걸쳐 동유럽의 초원지대에는 거의 사람이 살지 않았다. 이에 대해서는 충분한 해명이 필요하다. 대부분의 역사가들은 1500년경의 이런 상황을 정상적인 것으로 받아들였다. 그러나 러시아의 농민들이 실제로 입증했듯이 우크라이나 초원지대는 농토로 매우 적합했다. 몽고 서쪽의 초원지대는 목초지로도 적합해서 유목민의 보금자리로 손색이 없었다. 그런데 왜 근세 초기에 이르기까지 이 곳에 사람이 그다지 살지 않았을까? 15세기 후반에 이르자 약탈과 노예사냥이 조직적으로 생겨났는데, 그 결과 이 고장 주민이 크게 줄었을 것이다. 오스만 터키의 노예시장은 새로운 노예에 대한 수요가 컸는데, 따라서 크리미아반도에 살던 타타르족 기사들은 러시아인들의 촌락을 습격하여 노예를 잡았다. 그러나 이와 같은 타타르 병사들의 잦은 습격만으로 초원지대에 사람들이 많이 살지 않았다는 사실을 설명하기에는 충분치 못하다. 도대체 유목민과 가축들은 어디로 가버렸을까?

초원지대를 떠나서 크리미아반도로 들어와 어느 정도 도시화된 생활을 하게 된 것도 그들 자신의 의지였다고 볼 수도 있다. 그렇게 함으로써 오스만 터키의 문명과 그 문명에 따른 여러 가지 혜택을 맛볼 수 있었을 것이다. 그러나 풍요로운 우크라이나의 초원지대의 유목민들이 모두 자진해서 크리미아반도의 작은 지역으로 이주해 왔다는 것은 뭔가 큰 재앙으로 인해 그 수가 줄어들었고 살아 남은 생존자는 크리미아반도가 특별한 매력을 가졌기 때문에 많이 몰려 왔다고 생각할 수 있다.[77]

---

77) 크리미아 반도의 타타르족에 관한 만족할 만한 역사서는 없다. 초원지대에 살았던 주민들에 관한 역사서는 꽤 있다. 그 중에 좋은 것은 Rene Grousset, *The*

유라시아대륙의 동부 초원지대에서는 17세기에 이르자 몽고와 만주에 살던 사람들이 페스트의 감염을 막을 수 있는 방법을 터득하게 되었다는 각종 증거가 있다. 그렇지 않았다면 만주족은 1640년대에 중국을 정복하지 못했을 것이다. 만주족의 중국정복은 몽고제국의 침략과 거의 비슷했다. 이런 침략과 지배가 성공하려면 새로운 왕조를 지탱해 줄 수 있는 계속적인 만주인의 보충이 필요했다. 특히 팔기병(八旗兵)은 수도 많았고 훈련이 잘 되어 있었다.

때를 같이 해서 몽고와 티베트에서는 새로운 종교와 정치운동이 17세기부터 활발해지기 시작했다. 라마불교에서는 새로 황모파(黃帽派)가 나타났으며, 점차 새롭게 재편된 유목민 사회는 상당한 실력을 갖추게 되었다. 새로 등장한 만주족 출신의 중국 지배자들은 1650년부터 이런 변화에 관심을 갖게 되어서, 결국 중국의 방대한 자원에 힘입어 티베트와 몽고를 본격적으로 정복하기 시작했다. 그러나 여기에는 많은 시일이 소요되었다. 중국이 결정적 승리를 거둔 것은 1751년에 칼무크(Kalmuck)족을 맹주로 조직된 마지막 초원지대 연합군에 천연두가 발생함으로써 가능했다.[78]

이러한 정치·군사적 변화는 17세기 중반에 동부초원지대의 유목민이 다시 남쪽의 안정된 전통적인 농경사회와 경쟁해서 그들 본연의 역할을 되찾을 만큼 그 힘을 회복하고 인구수도 늘어난 결과라 여겨진다. 물론 어떤 과정을 통해 또다시 유목민이 세력을 되찾았는지 알 수는 없다. 그러나 앞서 설명했듯이 근대 의학자들이 19세기 초에 파스튜렐라 페스티스의 생태를 과학적으로 규명한 결과, 만주나 몽고 같은 지역에서 구멍을 파고 살던 설치류와 사람의 관계가 밝혀졌고, 또한 이미 이 고장에서 페스트의 감염을 충분히 예방할 수 있는 효과적인 습관이 생겨나서 사람들에게 거의 페스트가 전염되지 않는다는 사실도 밝혀졌다. 따라서 이런 습관이 17세기 이전부터 정착되었다고 생각한다면 유라시아 동부 초원지대

Empire of the Steppes: A History of Central Asia, New Brunswick, New Jersey, 1970을 꼽을 수 있다. 그러나 이런 책에는 전혀 전염병에 관련된 언급이 없다.
78) William H. McNeill, *Europe's Steppe Frontier 1500~1800*, Chicago, 1964 참조.

의 유목민이 다시 정치·군사 및 종교면에서 힘을 되찾게 된 이유를 쉽게 알 수 있을 것이다.

반면 서부 초원지대에 살던 유목민들은 이슬람교의 영향 아래 페스트의 감염을 불가피한 재앙으로 받아들였다. 또한 이 곳의 설치류는 동부 초원지대의 것과 종류가 다른데 따라서 이런 설치류를 통한 페스트의 감염을 막을 수 있는 효과적인 민간예방법이 발달하기 어려웠을 가능성도 예상된다. 실제로 동유럽에서는 근세 이후 전 기간을 통해, 그리고 20세기에 들어서도 선페스트의 감염이 빈번하게 발생했다. 그러나 근래 극동지방에서의 페스트 유행은 앞서 지적했듯이 새로운 개척지에 이주해 온 한족이 오래 전부터 유목민이 지켜 온 전통적 예방법을 지키지 않음으로써 생겨난 것이었다.

게다가 13~15세기에 이들은 전염병의 유행에 뒤이어 또 다른 결정적인 타격을 입었는데, 그 하나는 유럽의 항해술 발달에 따른 아프리카대륙을 우회하는 항로의 개발이었다. 그리하여 유럽과 기타 문명중심지를 연결하는 항로가 조직적으로 개발됨으로써 초원지대를 가로질러 대상들이 중국의 물품을 유럽에 실어나르고 유럽의 상품을 다시 중국으로 들여오던 육상교역로는 쓸모가 없게 되었고, 초원지대의 경제는 급격하게 쇠퇴했다. 이런 변화와 아울러 17세기에 좋은 총이 생겨나면서 전통적인 활만으로 싸우는 초원지대 기병대들의 전법은 총으로 잘 훈련된 기병대의 적수가 되지 못했다. 따라서 주변의 안정된 농경사회의 지원을 받던 여러 나라들이 유라시아 대초원을 분할해서 자신들의 영토로 만들기 시작했는데, 러시아와 중국이 가장 이득을 본 나라였다.[79]

이처럼 유라시아대륙에서 페스트의 분포가 변하면서 초원지대는 몰락 혹은 공동화되었다. 그러나 이런 주장을 실제로 뒷받침할 수 있는 문헌이나 자료는 거의 없다. 물론 중국이나 이슬람세계, 그리고 인도의 자료를

---

[79] 러시아의 인구에 관련해선 Richard Hellie, *Enserfment and Military Change in Muscovy*, Chicago, 1971, p.305가 좋은데, 이 책은 1570~1715년 간에 대한 각기 상이한 추계치를 제시하고 있다. 오스만 터키의 인구에 관해서는 Halil Inalcik, *The Ottoman Empire in the Classical Age*, London, 1973, p.46 참조.

해당언어에 정통한 사람들이 제대로 연구한다면 이런 문명사회의 인구변
동과 질병의 역사를 유럽의 경우와 똑같이 밝혀 낼 수도 있을 것이다. 그
러나 아직 이런 본격적인 연구는 착수되지도 않았다. 18세기 이전의 아시
아 여러 나라의 인구에 관련된 역사연구도 중국을 제외하면 기초 정보조
차 없다. 중국의 경우에도 1200년에서 1400년 사이에 인구가 반으로 격
감한 현상에 대해 질병의 유행 같은 요인의 영향을 알아보려면 여러 지방
의 문헌이나 기록의 연구가 필수적으로 이루어져야 한다.

초원지대에 새롭게 만들어진 페스트의 감염원으로부터 멀리 떨어진 고
장에서는 이런 질병양상의 변화에 따른 사람들의 반응은 별로 크지 않았
을 것이다. 예컨대 설치류에 만성적으로 페스트 감염이 계속된 오래된 중
심지였던 인도에서는 북쪽지방에서 몽고사람들에 의해 새롭게 생겨난 변
화에 별로 큰 영향을 받지는 않았다. 사하라 남쪽의 아프리카대륙에서도
사정은 같았다. 이 지역에서는 페스트 감염에 살아 남을 수 있는 민간예
방법이 고대에 페스트가 배편으로 인도양과 바다를 건너온 이후에 이미
확립되었을 것이다. 따라서 이집트 혹은 다른 경로를 통해 북쪽에서 또다
시 파스튜렐라 페스티스가 들어왔다 하더라도 아프리카나 인도사람들은
이미 페스트에 대항할 수 있는 예방법을 갖고 있었기 때문에 사태가 심각
하지 않았을 것이다. 14세기를 통해 실제로 인도의 인구는 크게 감소하지
않았다. 물론 현재 얻을 수 있는 자료가 거의 없기 때문에 이런 판단을 쉽
게 내리기는 어렵다. 1200년부터 1700년 사이에 걸쳐 인도나 동부아프
리카에 페스트가 있었던 것은 틀림없는 사실이다. 그러나 그 영향이 얼마
나 컸는지는 그 누구도 알지 못한다.

이제 13세기의 몽고제국이 만들어 낸 새로운 교역망의 발달이 가져온
여러 가지 영향을 되돌아보자. 그것은 마치 기원후 수세기에 걸쳐 유럽에
나타났던 사태와 비슷했다. 유럽과 중국에서는 전염병 때문에 정치·군사
면에 큰 변화가 나타났고, 기원후 수세기 동안과 14세기에 인구가 급격하
게 감소했다. 그러나 이 두 문명권 이외의 다른 지역에서 전염병이 인구
에 끼친 역사는 알 수가 없다. 기원후 몇 세기에 걸쳐 유럽에는 다양한 전
염병들이 유행해서 인구수가 회복되는 데 오랜 시간이 걸렸지만, 14세기

에는 페스트라는 하나의 전염병 때문에 급격한 인구감소가 있었다. 그러나 유럽과 중국의 인구는 과거에 비해 급속하게 회복되었다. 15세기 후반부터 이 두 문명권에서는 인구증가가 시작되었다. 모스크바 대공국과 오스만제국 같이 초원지대의 페스트 감염원과 가까운 나라에서도 16세기부터 인구가 증가하기 시작했는데 아마도 그 이전부터 시작되었는지도 모를 일이다.

이와 같은 인구증가가 한계에 도달하기 전에 유럽인은 신대륙을 발견했다. 그 결과 전세계에 걸쳐 생태학적 균형은 물론 전염병의 양상에 새로운 변화가 나타났다. 그 급격한 변화에 대해서는 다음 장에서 고찰하기로 하자.

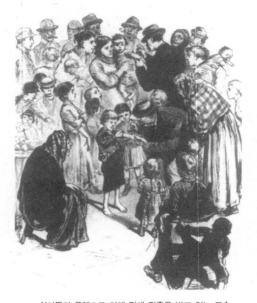

▲ 천연두의 유행으로 인해 강제 접종을 받고 있는 모습

제5장 지리상의 발견과 질병의 교류
기원후 1500년~1700년

1. 아메리카대륙의 질병

지금까지는 신세계의 사람들이 겪었으리라 예상되는 질병의 역사에 대해 별로 지적한 바가 없다. 우선 문자로 된 기록이 없고, 아메리카대륙의 원주민에 대한 고고학적 연구에서 발견된 사람뼈에 관한 과학적 조사도 깊이 있게 이루어지지 못해서 아직 알지 못하는 것이 많기 때문이다. 그러나 스페인인들에 의해 시작된 신대륙과 구세계의 전면적인 질병교류가 시작된 후 나타난 사태를 보면, 콜럼버스 도착 이전에 아메리카 인디언은 많은 질병에 노출되지 않았다. 다시 말하면 신세계의 원주민들은 유럽이나 아프리카에서 자신들의 영토에 침입해 온 외래인들에게 옮겨 줄 수 있는 미지의 전염병을 갖고 있지 않았다. 아직 매독만은 아메리카 원주민에게서 유래되었다고 주장하는 사람들이 있지만, 이것 역시 확실치 않다. 대신 유럽과 아프리카 사람들은 4천 년 이상 오랜 문명의 역사를 통해 체험해 온 각종 질병에 노출된 아메리카대륙의 원주민들은 급격한 인구 감소를 초래하는 재앙을 입었다.

이런 불균형을 설명할 수 있는 원인은 매우 간단하다. 신세계는 구세계에 비해 크기와 생태학적 다양성에서 규모가 매우 적다. 다시 말하면 신세계는 하나의 큰 섬에 불과했다. 각종 생물은 유라시아대륙과 아프리카에서는 진화를 계속했으며 토지가 넓고 커서 생물도 다양했다. 따라서 유럽사람들이 아메리카대륙에 들여온 동식물은 흔히 아메리카대륙 태생의 생물을 제치고 늘어나 기존의 생태계에 큰 혼란을 일으켰다. 그것은 거의 폭발적이었다. 적어도 상당기간에 걸쳐 이러한 불안정상태는 계속되었다. 예컨대 켄터키의 잔디, 민들레, 데이지 같은 것은 이제 북아메리카의 자연에서 흔히 볼 수 있는 식물이지만, 이것들은 모두 구세계에서 온 것이다. 그리고 신세계에 들어온 돼지, 소, 말 같은 가축이 도망가서 야생으로 떼를 지어 몰려다니면서 식물에 많은 피해를 주고, 땅 표면을 파헤쳤다.[1] 아메리카대륙의 식용식물은 1500년 이후 유럽, 아시아, 아프리카 사람들에게도 중요한 위치를 차지하게 되었지만 아메리카 원산의 생물이 야생상태에서 구세계로부터 들어온 생물과 경쟁해서 이긴 경우는 거의 없었다. 물론 예외도 있다. 예를 들자면, 1880년대에 유럽의 포도밭을 망쳐버린 포도나무 기생충 필록세라(phylloixera)는 원산지가 아메리카였다.

따지고 보면 아메리카 원주민들이 걸렸던 질병이 많지 않았다는 것은 넓은 의미에서 볼 때, 생물학적 취약성을 나타내는 일면에 지나지 않는다. 이런 취약성은 아메리카 원주민들에게 무서운 결과를 안겨 주었다. 콜럼버스가 신세계에 도착하기 전에 아메리카대륙에 어떤 병이 있었는지 잘 알 수 없다. 콜럼버스 이전 시대의 것으로 추정되는 사람뼈에서 손상이 발견되는 수도 있는데, 이 손상은 일종의 감염병 때문에 남은 흔적이라 볼 수 있다. 매독을 아메리카대륙에서 유래한 것으로 보는 의학자들은 흔히 이 손상을 매독 때문에 생겨난 것으로 주장했는데, 이러한 주장에는 문제가 많다. 전혀 다른 미생물도 매독과 마찬가지로 뼈를 침범할 수 있기 때문이다. 세포가 나타내는 반응도 여러 가지 감염병의 경우에 같을 수도 있다.[2] 콜럼버스 이전의 유적에서 장내기생충과 원충류가 존재했다

---

1) Alfred W. Crosby, Jr., *The Columbian Exchange*, Westport, Conn., 1972, pp. 73-121. 이 책에서 그는 다음과 같이 극단적으로 주장했다. "오늘날에는 콜럼버스 이전의 아메리카대륙에서 자라던 식물을 하나도 볼 수 없는 고장이 얼마든지 있다."(p.74)

2) Saul Jarcho, "Some Observations on Diseases in Prehistoric America," *Bulletin of the History of Medicine* 38, 1964, pp.1-19; G. W. Goff, "Syphilis," in Broth-

는 확실한 증거가 발견되었지만 기생충의 종류도 구세계에 비하면 많지 않았다.[3]

오늘날 아즈텍의 고문서를 보면 질병이나 전염병에 의한 사망에 관한 기록이 있지만, 이 기록은 기근이나 흉년과 관련된 것 같으며, 구세계처럼 사람에서 사람으로 옮겨지는 감염 때문에 나타난 결과 같지는 않다. 또한 이 재앙은 오랜 간격을 두고 나타났는데, 우리가 가지고 있는 고문서에는 이런 기록이 단 세 번 나올 뿐이다.[4] 또한 스페인 사람들이 아메리카대륙을 정복한 후 나이먹은 원주민이 얘기를 들은 바에 따르면, 이들이 젊었을 때는 어떤 전염병도 없었다고 말했다고 한다.[5] 아마 원주민 사회에서는 병에 걸리는 사람이 많지 않았던 것 같다. 그러나 멕시코와 페루의 도시는 크고 인구밀도가 높아서 전염병균이 사람에서 사람으로 계속 전염될 수 있는 수준이었는데 그런 점에서 아메리카 원주민의 문명은 수메르(유프라테스 강 어귀의 옛 지명—역자 주)나 이집트와 비슷한 점이 많았고 이미 많은 전염병에 노출되어 상당한 수준의 저항력을 지닌 16세기 당시의 스페인이나 아프리카의 공동체와는 전혀 달랐다. 사람에서 사람으로 옮겨지는 전염병의 감염이 계속될 수 있게끔 멕시코와 페루의 인구가 늘어난 후 수세기에서 1천 년 이상의 세월이 흘렀지만, 전염병이 이

well and Sandison, *Diseases in Antiquity*, pp.279-294; Abner I. Weisman, "Syphilis: Was it Endemic in Pre-Columbian America or Was it Brought Here from Europe?" *New York Academy Medical Bulletin* 24, 1966, pp.284-300.

3) Ernest Carrol, Faust, "History of Human Parasitic Infections," *Public Health Reports* 70, 1955, pp.958-965.

4) Sherburne F. Cook, "The Incidence and Significance of Disease Among the Aztecs and Related Tribes," *Hispanic American Historical Review* 36, 1946, pp. 320-335. 쿡은 그 연대를 780년, 1320년, 1454년이라고 계산해 냈다. 그러나 아즈텍의 고문서 해독은 오늘날에도 확실하지 않다.

5) "과거에는 병이 거의 없었다. 뼈가 쑤시는 일도 없었다. 높은 열을 나타내는 병도 없었다. 천연두 또한 없었다. 외지인들이 들어오면서 모든 것이 변했다." 이 말은 *Book of Chilam Balam of Chumayel*, trans. by Ralph Roy, Washington, D.C., 1933, p.83, quoted in Alfred W. Crosby, Jr., "Conquistador y Pestilencia: The First World Pandemic and the Fall of the Great Indian Empires," *Hispanic American Historical Review* 47, 1967, p.322에서 인용한 것이다. 이 얘기는 크로스비의 *The Columbian Exchange*, pp.36-63에도 나온다.

곳에 뿌리를 내린 흔적은 찾아볼 수 없다. 아마 아메리카 원주민이 사육
했던 가축은 인구집단이 커졌을 때 흔히 옮겨 줄 수 있는 전염병을 갖고
있지 않았던 것 같다. 그러나 구세계에서는 동물에서 사람으로 많은 전염
병이 옮겨졌다. 유라시아대륙의 초원이나 산림지대에는 야생 소나 말의
무리들이 떼를 지어 살았는데 이들은 중간숙주를 거치지 않고도 자기네
들끼리 전염병을 옮겨서 감염의 사슬을 계속시킬 수 있었다. 이와는 대조
적으로 아메리카대륙에 살던 야생의 라마나 알 파카는 안데스의 고산지
대에 뿔뿔이 흩어져 살았다. 모여 살더라도 그 규모가 작고 고립되어 있
어서 자연상태에서 이런 감염병이 계속 유지될 수 없었다. 또한 원주민들
이 가축화한 모르모트가 야생상태에서 어떻게 살았는지는 잘 알려져 있
지 않다. 인류가 가장 오래 전에 사육에 성공했던 동물인 개는 오늘날 사
람과 많은 감염병을 공유한다. 그러나 야생상태에서는 비교적 고립해서
살았을 것이다. 모르모트의 경우는 사람에게 감염병을 옮겨 줄 가능성이
있었는지 몰라도 아메리카 원주민이 가축화한 대부분의 동물은 이미 원
시수렵시대에 이 대륙에 들어온 고대인들과 똑같이 문명화에 따른 각종
전염병을 갖고 있지는 않았을 것이다. 따라서 유럽이나 아프리카에 흔한
소아전염병이 들어오자, 멕시코와 페루의 원주민들은 많은 희생을 치를
수밖에 없었던 것이다.6)

유럽인이 아메리카대륙을 발견할 당시에 멕시코 중부와 잉카제국의 중
심부에는 사람들이 조밀하게 살고 있었고, 따라서 전염병 때문에 생겨난
재앙은 더욱 컸다. 아메리카대륙의 전통적인 주요 두 가지 작물은 옥수수
와 감자인데, 이 작물은 쌀을 제외한 구세계의 어떤 작물보다도 단위면적
당 칼로리 생산량이 많다. 따라서 아메리카대륙에서는 농경지에 의존해
서 살 수 있는 사람수가 동아시아의 쌀생산지역을 제외하면 구세계의 어
느 지역보다도 많았다.

또한 아메리카 원주민들이 옥수수를 조리할 때 전통적으로 썼던 방법

---

6) 야생 알파카와 라마의 서식상태는 F. F. Zeuner, *A History of Domesticated
Animals*, London, 1963, pp.437-438을 참조하기 바란다. 필자는 흰 쥐와 라마,
그리고 알파카의 질병에 관련된 문헌을 찾아내지 못했다.

은 옥수수 위주의 식사에서 생기기 쉬운 영양실조를 예방하는 데에 도움
이 되었다. 우선 간 옥수수를 석회수에 넣어 두면 옥수수 중의 일부 성분
이 파괴되어 사람이 소화·흡수할 때 옥수수에 부족한 비타민 합성에 도
움을 준다. 그렇지 않고 그냥 옥수수를 주식으로 하면 니코친산(niacin)의
부족을 초래한다. 이 결핍증은 펠라그라(pellagra)라고 하는데, 옥수수를
주식으로 하는 유럽과 아프리카 주민에게 잘 발생하는 병이었다. 그러나
이처럼 아메리카 원주민은 옥수수를 갈아서 석회수에 넣어 두는 조리법
을 사용함으로써 펠라그라에 걸리지 않았던 것이다. 또한 인구가 너무 늘
어나서 사냥이 불가능한 지역에서는 콩을 부식으로 써서 이 병을 예방했
다.[7]

스페인 사람들이 침입해서 모든 것을 뿌리 채 흔들어 놓기 훨씬 이전
부터 멕시코와 페루의 생태계에는 심각한 증후가 나타나기 시작했다. 멕
시코에선 농토의 유실이 심각한 문제가 되기 시작했고, 페루의 해안에 가
까운 농지에서는 토양에 소금기가 늘어나 피사로가 오기 전부터 인구가
감소하기 시작했다.[8] 각종 자료를 분석해 보면, 스페인 사람들이 오기 이
전에 멕시코와 페루에선 너무 인구가 늘어나서 경작가능한 토지가 거의
한계에 도달한 것 같다. 더구나 가축화된 동물수가 많지 않았기 때문에
이미 농산물의 잉여량이 구세계의 경우보다 훨씬 적었다. 유라시아대륙
에서는 흉년이 들어 식량이 모자라면 가축을 도살해서 먹을 수 있었고,
인구과잉이 시작되면 목초지를 농토로 바꿀 수도 있었다.[9] 그러나 아메
리카대륙에는 이러한 완충적인 역할을 하는 것이 없었고, 가축이 사람의
식생활에서 차지하는 비율은 보잘것없었다.

이런 여러 가지 요인이 서로 복합적으로 작용해서 아메리카 원주민들

7) Daphne A. Roe, *A Plague of Corn: The Social History of Pellagra*, Ithaca and
   London, 1973, pp.15-30 이하 참조.
8) Clifford Thorpe Smith, "Depopulation of the Central Andes in the 16th
   Century," *Current Anthropology* 5, 1970, pp.453-460; Alfred W. Crosby, *The
   Columbian Exchange*, pp.112-113.
9) Henry F. Dobyns, "Estimating Aboriginal American Population: An Appraisal
   of Techniques with a New Hemispheric Estimate," *Current Anthropology* 7,
   1966, pp.395-416 참조. 이 논문에서는 여러 가지 학설의 변천을 잘 알 수 있다.

의 재앙은 더욱 커졌다. 스페인 사람들과 얼마 후 아프리카 사람들이 들여 온 여러 가지 병원균에 대해 원주민들은 아무런 저항력도 가지고 있지 못했다. 전염병 때문에 생겨난 재앙의 규모는 최근에 더욱 분명하게 밝혀졌다. 2차대전 이전의 학설들은 모두 원주민의 수를 과소추정했다. 즉 콜럼버스가 히스파니올라(Hispaniola: 서인도제도)에 상륙했을 당시 아메리카 원주민의 총수를 약 800~1,400만 명 정도로 보았다. 그러나 여러 원주민 부족의 추출조사와 선교사의 보고, 그리고 여러 가지 통계를 분석한 최근의 추계에 따르면 실제 인구수는 10배 이상이었다. 따라서 스페인 사람들의 정복 직전의 원주민 총수는 약 1억 명으로 추산된다. 이 중 2,500~3,000만 명이 멕시코의 문명중심지에 살았고 안데스 문명권에도 비슷한 수의 사람들이 살았으리라 추정된다. 이 두 문명 중심지를 위시해서 중앙아메리카대륙에는 확실히 많은 사람들이 살았을 것이다.[10]

그러나 그 후 이들이 겪은 인구감소는 거의 파멸적이었다. 코르테즈에 의해 유럽인들과 원주민 간에 질병을 위시한 각종 상호교류가 시작된 후 50년도 되지 않은 1568년에 멕시코 중앙부의 인구는 300만 명으로 줄었다. 코르테즈가 상륙한 당시에 비해 1/10 수준이었다.[11] 그리고 속도는 느려졌지만 그 후에도 50년에 걸쳐 이런 인구감소가 계속되어, 1620년에는 약 160만 명으로 줄었으며, 그 후에도 30년 동안 인구수는 회복되지

---

10) 쿡이 종래의 학설을 바꾸는 데 앞장섰다. 그의 첫 논문은 "The Extent and Significance of Disease among the Indians of Baja California, 1697-1773," *Ibero Americana* 12, 1937이며, 그 후에도 많은 논문을 발표했는데, 중요한 것을 훑어보면 Sherburne F. Cook and Lesley Byrd Simpson, "The Population of Central Mexico in the 16th Century," *Ibero Americana* 31, 1948; Sherburne F. Cook and Woodrow Borah, "The Indian Population of Central Mexico, 1531-1610," *Ibero Americana* 45, 1963; Sherburne F. Cook and Woodrow Borah, *Essays in Population History: Mexico and the Caribbean* 2 vols., Berkeley, 1971~1973 등이 있다.

11) 편리하게 요약한 것은 Woodrow Borah, "America as Model: The Demographic Impact of European Expansion upon the Non-European World," *Actas y Memorias del XXXV Congresso Internacional de Americanistas*, Mexico, 1964, III, pp.379-387; Henry F. Dobyns, "Estimating Aboriginal American Population," *Current Anthropology* 7, 1966, pp.395-416 참조.

못했다. 그리고 18세기에 이르러서야 이 지역의 인구는 완만하게 다시 늘
어나기 시작했다. 또한 멕시코나 안데스 같은 전통적 문명중심지뿐만 아
니라 다른 지역에서도 급속하게 원주민사회가 붕괴했는데 이런 몰락과정
은 20세기까지 계속되었다. 외부세계와 단절되어 독립적으로 살아온 부
족이 바깥 세상과 접촉하면 파멸적인 전염병의 유행을 겪게 마련인데 비
교적 근래에 생겨난 예를 보아도 얼마나 그 과정이 철저하고 잔인했는지
를 잘 알 수 있다. 1903년 남아메리카의 인디언부족인 카야포(Cayapo)족
에 한 사람의 선교사가 들어갔다. 단 한 사람이었다. 그는 자신의 신자였
던 카야포족을 문명세계의 위험과 여러 가지 좋지 않은 영향에서 보호하
고자 온갖 노력을 쏟았다. 그가 갔을 때 부족민의 수는 6~8천 명 정도였
다. 그러나 1918년에는 500명만이 살아 남았고, 1927년에는 겨우 27명
밖에 남지 않았다. 그 후 1950년에 카야포족의 혈통을 이은 사람의 수는
두 사람이나 세 사람밖에 되지 않아서 이 부족은 완전히 사라져 버렸다.
이러한 인구감소는 이 선교사가 카야포족을 외부세계와의 접촉에서 들어
오기 쉬운 병이나 여러 가지 위험으로부터 보호하고자 온갖 정성을 다 쏟
는 과정에서 나타난 것이었다.[12]

이렇게 급속하게 인구가 감소된 경우는 많다. 1942~1943년에 알래스
카에서 고속도로가 개통되었는데, 그 결과 사람들에게 홍역, 풍진, 이질,
백일해, 유행성 이하선염, 편도선염, 뇌척수막염, 그리고 카다르(catarrh)
성 황달 등의 전염병이 퍼졌다. 근대적 설비를 갖춘 병원에 재빨리 환자
를 실어나른 덕분에 130명 중 7명만 사망했다. 이보다 1세기쯤 앞선
1837년에 높은 고원지대에 살던 만단(Mandan)족은 수우족(북아메리카
인디언의 한 종족─역자 주)에게 포위당했는데 전염병이 돌발해서 2천
명이나 되었던 만단족은 몇 주일만에 30~40명만 살아 남았고 생존자도
포로가 됨으로써 만단족은 없어져 버렸다.[13]

---

12) Ibid., p.413. 북극권 캐나다 에스키모의 전염병 유행에 따른 참상에 대해서는
   Farley Mowat, *The Desperate People,* Boston, 1959 참조.

13) John F. Marchand, "Tribal Epidemics in the Yukon," *Journal of the American
   Medical Association* 23, December 18, 1943 pp.1019-1020; George Catlin, *The
   Manners, Customs and Condition of the North American Inidans,* I, London, 1841,

현재 세계적으로 인구가 급속하게 증가하는 시대에 살고 있는 우리로서는 도저히 상상하기가 어려운 일이다. 만단족이나 카야포족의 완전한 괴멸과 비슷하게 멕시코나 페루에서는 120년 동안, 즉 사람으로 따지면 5~6세대 사이에 인구의 90%가 줄었다. 급격한 인구감소는 심리적·문화적으로 큰 영향을 준다. 과거의 제도·종교는 이런 재앙에서 살아 남을 수 없다. 예로부터 전수되어 온 각종 지식과 기술도 사라져 버렸다. 스페인인들이 독자적인 가치관과 습관을 갖고 살아온 수백만 명의 원주민에게 스페인의 문물과 말을 이식하고 자신들의 행동과 생활양식을 강요할 수 있었던 것도 이런 변화를 통해 가능했다.

또한 노동력의 부족과 경제적인 몰락이 수반되었다. 이러한 가운데서도 기존의 사회조직이나 질서가 존속되려면 여러 가지 형태의 강제노동이 생겨났고 병 때문에 많은 사람들이 희생된 도시로부터 지방의 대농장으로 노동력의 분산이 불가피해졌다. 그런 점에서 로마 말기의 여러 제도와 17세기 멕시코의 상황은 유사한 점이 너무나 많다. 스페인이 로마법체계를 계승했다는 사실만으로는 설명하기 어렵다. 17세기의 지주나 조세를 받았던 지배계층은 자신들이 의지했던 주민의 수가 급격하게 줄어들자 로마시대 말기와 동일한 반응을 나타냈다.

이러한 사실은 로마 말기의 강제노동과 매우 흡사했다. 로마 말기의 강제노동과 비슷하게 멕시코에서도 채무상환을 명목으로 하는 노예노동이 늘어나기 시작했다. 법률적으로는 차이가 있었지만, 실제면에서는 거의 비슷했다. 로마 말기에 농촌의 장원이 발전했듯이 17세기부터 멕시코에도 대농장이 생겨났다. 이와 함께 전통적인 인구중심지였던 도시의 주민들이 급격하게 감소했다. 물론 차이도 있었다. 로마는 변방의 국방문제가 심각했지만, 스페인의 식민지는 바다를 통한 잠재적 위협은 있었지만 육지에서는 침략받을 위험이 거의 없었으므로 적은 수의 군대만으로도 충분했다. 또한 아메리카 원주민들이 구세계의 각종 감염병에 노출되어 큰

---

p.80; II, p.257, 그리고 Alfred W. Crosby, Jr., "Virgin Soil Epidemics as a Factor in Aboriginal Depopulation in America," *William and Mary Quarterly* forthcoming, April 1976 참조.

희생을 치른 것에 비한다면 로마사람들이 겪은 전염병의 영향은 별로 크지 않았다. 끝으로 로마제국이 강제노역에 차출한 주민들은 신세계 원주민의 경우와 같이 쇠퇴일로를 걷던 사람들은 아니었다.

아메리카 원주민 공동체를 파괴시킨 가장 큰 요인은 모든 사람들의 사기가 떨어지고 살려는 의욕이 사라진 것이었다. 어린애들을 돌보지 않고 죽게 내버려 두는 경우가 있었는가 하면 자살하는 사람들이 속출했다. 이처럼 원주민들의 정신적인 방황과 절망이 급격한 인구감소의 가장 큰 요인이었으며, 이외에도 군사작전이나 강제노역에 동원된 원주민 노무자들에 대한 학대도 큰 영향을 끼쳤을 것이다. 그러나 냉정하게 따지면, 인간의 폭력이나 잔인한 행동 자체가 인디언 인구를 그렇게 급격하게 감소시킨 주된 원인은 아니었을 것이다. 스페인 사람들이나 유럽인의 입장에서 보더라도 조세를 바칠 수 있는 잠재적인 능력을 지닌 사람들을 그렇게 없애지는 않았을 것이다. 역시 가장 결정적인 역할을 한 것은 전염병이었을 것이다.

전염병은 1518년부터 들어오기 시작해서 천연두가 히스파니올라 섬에서 발생하고, 원주민들에게 무섭게 유행하기 시작했다. 바르콜레메 데 라스 카사스(Bartikeme de Las Casas)에 따르면 이 천연두 유행에서 살아 남은 사람은 1천 명쯤이었다. 그리고 히스파니올라 섬으로부터 1520년에 코르테즈를 돕기 위해 온 증원부대와 함께 천연두는 멕시코에 도착했다. 그리하여 거의 좌절될 뻔한 스페인 사람들의 신세계 정복은 이 천연두를 통해 성공했다. 몬테즈마가 살해되고, 아즈텍의 군사들이 스페인군을 반격하려는 순간 천연두가 테노치티트란에 들어왔던 것이다. 전투에서 패배하여 수도로부터 후퇴한 스페인군을 쫓아간 지 몇 시간만에 반군의 지도자는 수많은 부하들과 함께 사망했다. 이들이 천연두 때문에 갑작스럽게 죽지 않았다면 서전의 승리를 그대로 밀고 나가 스페인 사람들을 몰아낼 수 있었을 것이다. 그러나 갑작스런 천연두 유행으로 많은 사람들이 죽자 이들은 공격을 중지했고, 따라서 코르테즈는 전열을 재정비해서 아즈텍제국을 배반한 주민들로부터 지원군을 끌어들여 다시 수도를 포위하고 완전히 괴멸시킬 수 있었다.

만일 천연두가 이렇게 때를 맞추어 유행하지 않았다면 스페인 원정군은 멕시코에서 승리할 수 없었을 것이며, 피사로의 페루침략도 성공할 수 없었을 것이다. 천연두의 유행은 멕시코에서만 극성을 부린 것은 아니었다. 1520년에는 아즈텍의 국경을 넘어 과테말라로 퍼져 나갔고, 다시 남하를 계속해서 1525~1926년에는 드디어 잉카제국도 침범했는데, 거기서도 아즈텍제국에서처럼 심각한 영향을 끼쳤다. 잉카제국의 왕은 수도를 벗어나 북쪽에서 군사를 지휘하던 도중 죽었고, 왕위 계승자마저 천연두로 죽어 공식적인 후계자가 없어져 버렸다. 결국 내란이 일어나 잉카제국의 정치구조가 결정적인 위험에 직면했을 때, 피사로와 그의 일당이 쿠스코에 도착해서 보물을 약탈해 갔는데, 이들은 심한 군사적 저항도 별로 받지 않았다.

이러한 현상과 관련해서 두 가지 특징을 들 수 있다. 하나는 이 전염병을 신이 내린 일종의 징벌로 생각했던 것으로서, 스페인 사람들은 물론 원주민도 마찬가지였다. 전염병을 신의 노여움으로 해석하는 것은 구약성경이나 기독교 교리를 통해 스페인 사람들이 대대로 전승해 온 일종의 고정관념이었으며, 원주민은 치사율이 높은 이런 전염병을 전혀 경험해 본 적이 없었기 때문에 쉽게 그 생각에 동의할 수밖에 없었던 것이다. 원래 이들의 종교에 따르면, 모든 신의 초인적인 힘을 지니며 사람의 행동에 대해 가끔 노여움을 나타낸다. 따라서 이들이 전대미문의 전염병의 원인을 초자연적인 것에서 찾으려는 태도는 당연한 것이었다. 그런 의미에서 볼 때 스페인 선교사들이 무서운 파국에 직면해서 힘이 모두 없어져 버린 원주민 개종자들에게 이런 해석을 내린 것은 크게 소용이 없었을 것이다.

두 번째로 지적해야 할 사실은 아메리카 원주민들에게는 무자비하게 희생을 강요한 이 전염병이 스페인 사람들에게는 거의 영향을 주지 않았다는 점이다. 물론 스페인 사람들은 모두 어렸을 때 이 병에 감염되어 면역력을 지니고 있었다. 따라서 쌍방이 모두 이 전염병의 원인에 대해 똑같은 해석을 했고 침략자인 스페인 사람들만이 신의 은총을 입는다고 믿었다. 아즈텍의 전통적인 여러 신은 물론 기독교의 신도 백인 침략자들에

게 은총을 내린다고 믿었던 것이다. 백인들이 신앙도 없이 멋대로 행동해
도 신은 언제나 백인에게는 은총을 내리고 원주민에게는 큰 희생을 강요
했다. 이러한 현상은 아메리카대륙에서 기독교로 개종한 원주민들의 종
교활동에 책임을 졌던 성직자들을 어렵게 만들고 슬픔에 잠기게 했다.

원주민들의 입장에서는 당연히 스페인인들의 우월성을 받아들일 수밖
에 없었다. 아무리 수가 적고, 행동이 잔인하거나 비열하더라도 스페인
사람들은 언제나 승리했고 원주민들의 전통적인 권위체계는 완전히 무너
졌다. 먼 옛날부터 숭상되어 온 여러 신들도 쫓겨났고, 기독교 전파에 힘
썼던 초기의 선교사들이 이런 조건에 힘입어 쉽게 원주민을 집단적으로
개종시켰다. 성직자, 총독, 지주, 광산주는 물론 세금을 거두어들이는 관
리들도 흰 살결의 백인으로 목소리만 크면 모두 이들에게 복종할 수밖에
없었다. 자연의 섭리나 신성한 율법이 모두 분명하게 원주민의 전통이나
신앙이 잘못된 것이라고 못박은 이상 스페인 사람에 대한 저항은 거의 무
의미했다. 불과 수백 명의 사람들이 수백만 명의 사람들을 쉽사리 지배하
고, 따라서 스페인의 정복사업이 매우 용이했던 점은 이러한 사실에 근거
했던 것이다.

인구의 약 1/3이 희생된 첫 천연두의 창궐 이후에도 새로운 전염병이
계속되었다. 1530~1931년에는 홍역이 멕시코와 페루에 퍼졌는데, 당연
히 이 전염병은 과거에 이 병에 노출된 적이 없어서 저항력이 없었던 원
주민에게 큰 희생을 강요했다. 그리고 다시 15년쯤 지난 1546년에는 또
다른 전염병이 돌았는데, 이 병은 분명치는 않지만 아마 발진티푸스였을
것이다.[14] 이 병은 유럽사람들에게도 당시에는 새로운 병으로 1490년에
스페인에서 전투중인 군인들 사이에서 돌발했으며, 그 증상은 오늘날 우

---

14) 진서는 그의 저서 *Rats, Lice and History*, pp.194-195에서 이 전염병의 정체를
밝혀 내고자 시도했다. 그러나 아메리카대륙에서 분명히 일종의 독립된 질병으
로 이 병이 기술된 것은 1576년에 멕시코에서 생긴 발진티푸스의 유행 이후였
다. 1546년의 대유행은 앞서 1544~1945년의 가축들 사이에 있었던 유행에 뒤
이어 생겨났다. 이 전염병 때문에 라마의 수는 급격하게 감소했다. Nathan
Wachtel, *La Vision des Vaincus: Les Indiens du Perou Devant de Conquete Espagnole*,
Paris, 1971, p.147을 참조.

리들이 알 수 있게끔 분명히 기록되어 있다. 그러나 아메리카대륙에 돌았던 전염병은 분명치 않다.[15]

1546년에 아메리카대륙에 유행한 전염병이 정말 발진티푸스였다면, 아메리카 원주민들도 구세계의 사람들과 비슷하게 점차 여러 가지 질병을 갖기 시작했다고 볼 수 있는데 그런 현상이 분명해진 것은 그 후 아메리카대륙을 휩쓴 전염병에서 시작된다. 1558~1959년에 인플루엔자가 맹위를 떨쳤는데 이 병은 유럽에서는 1556년에 시작해서 1560년까지 계속 만연했다. 그 결과 대서양 양쪽에서 많은 사람들이 죽었는데, 일부 추계에 따르면, 잉글랜드의 인플루엔자 사망자는 당시 총인구의 20% 정도였다고 한다.[16] 또한 비슷한 인구 손실이 유럽의 여러 지방에서도 있었다. 그러나 1550년대의 인플루엔자 대유행이 정말 세계적 규모의 것이었는지 확실치는 않다. 다만 일본의 옛날 기록을 보면 1556년에 핵역이 발생해서 많은 사람들이 죽었다고 한다.[17]

이와 같이 16세기부터 아메리카 원주민들이 유라시아대륙의 질병문화권에 들어왔다고 해서 바다를 건너 들어오는 다른 전염병의 피해를 입지 않은 것은 아니다. 구세계에서는 이미 안정되어 별로 심각하지 않은 가벼운 병도 후천적 면역력을 갖고 있지 못한 신세계 주민들에게는 치사율이 높은 전염병이 되는 수가 많았다. 디프테리아와 유행성 이하선염, 그리고 첫 유행 때부터 많은 목숨을 앗아간 천연두와 홍역이 거듭 재발해서 16~17세기에 아메리카 원주민을 괴롭혔다. 새롭게 발견된 지역이나 종래

---

15) 발진티푸스는 리케치아 감염에 의해서 발생한다. 페스트와 마찬가지로 쥐와 쥐에 기생하는 벼룩이 이 병원체를 보유하는 생물이다. 그러나 발진티푸스의 대유행은 사람과 사람에 기생하는 이와 관계를 갖는다. 그렇게 되면 전염과정은 비교적 단순해진다. Zinsser, op. cit., p.167ff. 참조.

16) F. J. Fisher, "Influenza and Inflation in Tudor England," *Economic History Review* 18, 1965, pp.120-129. 피셔의 주장에 따르면, 엘리자베스 여왕 때의 구빈법과 공인법은 이 전염병의 대유행에 따른 영국사회의 붕괴를 막기 위한 일종의 제도적 반응이었다.

17) Fujikawa Yu, *Nikon Shippei Shi,* Tokyo, 1969. 조셉 차 박사가 富士川游, 『日本疾病史』, 東京, 1969의 일부를 영어로 번역했다. 그러나 중국의 기록으로는 1550년대에 별다른 사태가 생겨나지 않았다.

완전히 외부세계와 차단되어 있었던 원주민들이 자주 바깥세상과 접촉을 갖게 되면 언제나 무서운 전염병이 돌아서 많은 사람들을 희생시켰다. 예를 들면, 캘리포니아 반도에서는 17세기 말에 이르기까지 급격하게 인구가 감소했는데, 당시 기록을 보면 전염병이 유행했다. 80년쯤 지나자 인구의 90% 이상이 사라졌는데 스페인 선교사들이 원주민을 외부세계로부터의 각종 위험으로부터 보호하려고 온갖 힘을 기울였지만 효과는 별로 없었다.18)

물론 유럽사람들에 의한 기록이 없는 지역에서는 전염병 유행에 따른 인구감소를 정확하게 밝히기는 어렵다.19) 아메리카대륙 어디서나 인구가 많지 않은 고장에서도 유럽인들과 본격적으로 접촉을 갖기 직전에 전염병의 유행을 겪은 곳이 많았다. 예컨대 현재 노바 스코시아(Nova Scotia)로 불리는 포트 로얄(Port Royal)에 있던 프랑스인들로 인해 1616~17년에 메사추세츠만 일대에 전염병이 크게 유행했는데 이는, 신이 그 3년 후에 신세계에 건너올 필그림 이주자들을 위해 정지작업을 해 놓은 것이다. 영국인뿐만 아니라 현지 원주민들도 그렇게 생각했다. 그 후에도 1633년에 천연두가 돌아서 식민지 개척자들은 아메리카 원주민과의 싸움에서 신은 언제나 자기들 편에 있다는 사실을 확신하게 되었다. 거듭해서 이런 사실을 확인할 수 있었다면, 그들은 그 후에도 자신을 가질 수 있었을 것이다.20)

---

18) Sherburn F. Cook, "The Extent and Significance of Disease Among the Indians of Baja California, 1697-1773," *Ibero Americana* 12, 1937. 쿡은 최초의 대유행에 의해 41,500명의 인구가 감소하고, 1775년에는 3,972명이 감소했다고 계산해 냈다.

19) 물론 완전하게 불가능한 것은 아니다. 매장된 시체를 발굴해서 유골의 연령을 통계적으로 분석하면 과거의 전염병의 유행을 재구성할 수도 있다. Thomas H. Charlton, "On Post-conquest Depopulation in the Americas," *Current Anthropology* XII, 1971, p.518 참조.

20) William Wood, *New England's Prospect*, London, 1634에서 다음과 같은 내용을 볼 수 있다. "하나님은 천연두로써 이들의 싸움에 결론을 내렸다. 하나님은 이리하여 이들의 전투적인 정신을 누그러뜨리고 하나님의 군사로 하여금 군림할 수 있는 여지를 만들어 주었다." 이러한 내용은 Esther Wagner Steam and Allen E. Stearn, *The Effect of Smallpox on the Destiny of the Amerindian*, Boston,

캐나다와 파라과이에서 선교를 했던 제수이트파 선교자들의 보고에도 그런 얘기가 많이 나온다. 아메리카대륙의 작은 원주민공동체들도 유럽의 전염병에 저항력을 거의 발휘할 수 없었던 점에서는 멕시코나 페루처럼 인구가 많은 지역과 다를 바가 없었다. 감염의 사슬이 계속 이어질 정도로 많은 사람이 존재할 필요는 없었다. 1699년에 한 독일인 선교사가 남긴 기록은 그런 사정을 잘 나타내고 있다. "인디오들은 너무 쉽게 죽어 갔다. 스페인 사람들의 모습을 보고 냄새만 맡아도 죽는 것 같았다."21) 여기서 '냄새' 대신에 스페인 사람들의 '입김'만 마셔도 죽었다는 것이 더 정확한 표현일 것이다.

게다가 인디언이 직면한 것은 치사율이 높은 유럽의 전염병만이 아니었다. 신세계의 일부 열대지방의 아프리카대륙의 각종 전염병이 뿌리를 내리는 데도 좋은 기후조건을 가지고 있었는데 그것은 외부세계에서 아프리카대륙에 들어오는 사람의 건강을 위협하는 것이었다. 이런 전염병 중 신세계에 뿌리를 내린 두 가지 중요한 질병으로 말라리아와 황열병을 손꼽을 수 있다. 이 두 질병은 신대륙의 열대지방에서 사람들의 생활에 결정적인 영향을 미쳤다. 신세계에 정착한 유럽인들은 높은 치사율을 가진 열병 때문에 고생하는 경우가 많았다. 콜럼버스도 1496년에 히스파니올라 섬의 본거지로부터 건강에 좀더 도움이 될 수 있는 곳으로 이전해야만 했다. 탐험가나 초기 개척자들은 많은 재앙을 겪었다. 따라서 유럽 사람의 배가 신세계에 오기 전부터 아메리카대륙에 말라리아나 황열병 같은 질병이 있었을 것이라고 보는 사람도 있다. 그러나 식량을 현지조달해야 하는 먼 원정에 따르는 극도의 영양부족현상은 이러한 재앙을 설명하는 데 충분하리라 생각된다.22) 오히려 콜럼버스 이전 아메리카대륙에는

1945, p.22에도 인용되어 있다.

21) Joseph Stocklein, *Der Neue Welt Bott*, Augsburg and Graz, 1728~1729. 이것은 Stearn and Stearn, op. cit., p.17에 인용된 것이다.

22) Percy M. Ashburn, *The Ranks of Death: A Medical History of the Conquest of America*, New York, 1947, pp.57-79는 대규모의 원정활동을 상세하게 설명하고 있다. 유럽 이주민들이나 정복자에게 가장 큰 위협이 된 두 가지 요인은 기아와 괴혈병이었다는 사실도 지적하고 있다.

말라리아나 황열병이 없었다는 증거가 많다. 우선 말라리아의 경우를 생
각해 보자. 우선 말라리아 감염에 대한 내성과 관련된 인간의 유전적 특
성의 분포 조사에 따른 주장을 들 수 있다. 아메리카 원주민은 말라리아
의 내성과 관련해서 특별한 유전적 특성을 가지고 있지 않다. 또한 신세
계의 야생원숭이를 침범하는 말라리아 병원체는 구세계와 같은데 이 병
원체는 사람의 혈액으로부터 옮겨 온다. 아프리카에서처럼 말라리아 병
원체가 극도로 분화해서 각종 플라스모디움(plasmodium)이 기생하는 숙
주가 서로 다르고, 중간숙주로 선택하는 모기의 종류도 각각 다른 특성
내지 개별화경향은 아메리카대륙에서는 없다. 이 사실을 보면, 말라리아
는 아메리카대륙에는 비교적 늦게 들어왔고 콜럼버스 이전에는 사람이나
원숭이가 이런 기생생물을 갖고 있지 않았음이 거의 확실하다.23)

　스페인 사람들이 아메리카대륙에 들어온 지 얼마 되지 않아 남긴 기록
도 이러한 주장을 뒷받침하고 있다. 예를 들어 1542년 스페인 탐험대가
아마존 강을 남하했는데, 이 때 원주민의 습격 때문에 세 명이 죽고 기아
로 7명이 희생되었다고 되어 있지만 열병에 관련된 기록은 없다. 약 1세
기 후 또 다른 탐험대가 아마존 강을 거슬러 올라가 안데스의 반대쪽에
있는 퀴토에 도달했는데, 이 여행에 관한 자세한 보고서에도 도중에 열병
에 걸렸다는 기록은 없다. 강유역에 살던 원주민들은 모두 건강하고 정력
이 넘쳐 흘렀으며, 수가 많았다고 한다. 오늘날 아마존 강을 다시 거슬러
올라간다면, 아마존 강 유역의 원주민들이 많다고 할 사람은 없을 것이
다. 이미 외부세계와 접촉한 부족들은 건강하지도 않고 정력적이지도 못
하다. 19세기나 오늘날 또다시 이런 여행을 시도하려 드는 유럽인은 항말
라리아약을 계속 먹지 않고는 건강을 유지하기 어려울 것이다. 결론은 분
명하다. 말라리아는 1650년 이후에 아마존 유역에 들어왔다.24) 또한 같

---

23) Frederick L. Dunn, "On the Antiquity of Malaria in The Western Hemis-
phere," *Human Biology* 37, 1965, pp.385-393. 반대주장을 하는 전문가들도 많
다. 예컨대 L. J. Bruce Chwatt, "Paleogenesis and Paleoepidemiology of Primate
Malaria," *World Health Organization, Bulletin* 32, 1965, pp.377-382를 들 수 있
다. 백인이 오기 전에 열병이 없었다는 원주민들의 증언도 던의 주장을 뒷받침
하는 것이라 볼 수 있다.

234 전염병과 인류의 역사

은 신세계라도 사람들의 왕래가 빈번한 지방에는 말라리아가 일찍 뿌리
내렸을 것이다. 그렇지만 말라리아 원충인 프라스모디움이 가장 먼저 들
어온 장소와 시간은 알 수가 없다. 아마도 이 병은 몇 번씩 거듭 수입되었
을 것이다. 바다를 건너온 유럽인과 아프리카 사람들 중에는 만성적으로
말라리아에 시달리는 환자들도 많이 있었을 것이다. 말라리아가 아메리
카의 자연환경에 뿌리를 내리고 확산되기 위해서는, 이에 적합한 종류의
모기가 말라리아 유충과 적응해야 했을 것이며, 일부 지역에서는 구세계
와 똑같은 종류의 모기가 새로운 풍토에 정착할 필요가 있기도 했을 것이
다. 각기 다른 종류의 모기의 분포를 결정하는 요인은 알려져 있지 않다.
그러나 일부 연구에 따르면, 여기에는 여러 가지 요인이 있어서 어떤 곳
에 어떤 모기가 많고 어떤 종류의 모기가 없는지 결정을 하게 된다고 한
다.[25] 아마 말라리아 유충에 적합한 종류의 모기가 신대륙에는 먼 옛날부
터 존재했을 것이며, 따라서 프라스모디움이 이런 종류의 모기에 급속하
게 퍼져 나갔을 것이다. 이는 20세기에 들어서 아메리카대륙의 설치류가
빠른 기간내에 페스트균에 오염된 것과 비슷했을 것이다. 이렇게 생각해
보면 말라리아가 급속하게 신세계에 확대되어 중요한 질병이 되었다는
사실이 충분히 이해될 것이다. 그리하여 말라리아는 낮은 열대지방에 살
던 원주민들을 멸망시키고 과거에 많은 사람들이 살던 곳에서도 많은 지
역을 거의 황폐화시킬 수 있었다.[26]

---

24) Ashburn, op. cit., pp.112-115.

25) M. Bates, "The Ecology of Anopheline Mosquitoes," in Mark F. Boyd(ed.),
   Malariology, I, Philadelphia, 1949, pp.302-330; L. W. Hackett, *Malaria in Eu-
   rope: An Ecological Study*, Oxford, 1937, pp.85-108.

26) 신세계의 말라리아 분포에 관한 최근자료로는 Ernest Carroll Faust, "Malaria
   Incidence in North America," in Mark F. Boyd, *Malariology*, I, pp.748-763;
   Arnaldo Gabaldon, "Malaria Incidence in the West Indies and South America,"
   ibid., I, pp.746-787 참조. 오늘날 말라리아를 흔히 열대 내지 아열대지방의 풍
   토병이라 생각하는 사람들이 많지만 19세기엔 미시시피 강의 전 유역과 캐나다
   북쪽에서도 말라리아는 중요한 전염병이었다. E. H. Ackerknecht, "Malaria in
   the Upper Mississippi Valley," Supplement #4, *Bulletin of the History of Me-
   dicine*, Baltimore, 1945 참조. 말라리아가 카리브 해 연안의 원주민들에게 무서
   운 피해를 끼친 사실은 Woodrow Borah and Sherbume F. Cook, "The Ab-

황열병이 서아프리카로부터 카리브 해 지방으로 옮겨 오는 데 성공한
것은 분명히 1848년 이후였다. 그 해에 유카탄반도와 하바나의 두 지방
에서 황열병이 발생했다. 이 전염병이 아메리카대륙에 정착하는 데 시간
이 오래 걸렸던 가장 큰 이유를 든다면 아마 이 병의 전파에 반드시 필요
한 모기인 에데스 에집티(Aedes aegyti)가 신대륙의 자연환경에서 제대로
살아 남아 번식하는 데 시간이 걸렸기 때문이었을 것이다. 이 모기는 사
람의 생활과 깊은 관계가 있다. 산란장소는 물이 흐르지 않는 작은 고인
물을 좋아하지만 흙이나 모래가 바닥에 깔린 자연적인 물웅덩이에서는
산란하지 않으며, 물통, 물탱크, 표주박 같이 인공적인 용기에 들어 있는
물에 잘 산란한다.27)

이 모기가 아마 배에 실린 물통 속에서 대서양을 건너 기온이 항상 22
℃ 이상인 곳에 상륙해서 서식하게 될 때까지 황열병은 신대륙에서 확산
될 수 없었을 것이다. 그러나 일단 이런 조건이 제대로 갖추어지자 황열
병은 사람이나 원숭이에게 무서운 전염병이 되었다. 유럽사람들은 물론
원주민들도 이 병 때문에 큰 피해를 받았다. 이 병은 갑자기 발생하고 치
사율이 높아서 백인들은 말라리아보다 이 병을 더 무서워했다. 그러나 영
국인 선원들이 '노란 잭크'란 별명을 붙인 이 병보다 말라리아 때문에 죽
는 사람들의 숫자가 훨씬 많았다.

에데스 에집티는 물통 같은 용기에 잘 자랐기 때문에 항해 중 한 사람
의 선원이 황열병에 걸리면 이 환자로부터 다른 사람에게 황열병을 옮겨

___

original Population of Central Mexico on the Eve of the Spanish Conquest,"
Ibero Americana 45, 1963, p.89에서도 잘 알 수 있다.

27) H. Rose Carter, *Yellow Fever: An Epidemiological and Historical Study of Its Place
of Origin*, Baltimore, 1931, p.10. 카터가 이 책을 처음으로 출판한 당시에 아메
리카대륙에서 최초로 황열병이 확인되고, 아프리카에서도 1782년 이후에 확인
됐으며 카리브 해 지방에서 구세계로 들어왔다는 것이 통설이었지만 그는 이런
당시의 주장에 정면으로 반론을 제기했다. 그 후 연구가 진행되어 아메리카의
원숭이는 황열병에 걸리면 죽지만 아프리카대륙의 원숭이들은 이미 이 병에 적
응해서 저항력을 갖고 있음이 밝혀짐으로써 그의 주장이 옳다는 것이 확인되었
다. Richard Fiennes, *Zoonoses of Primates*, Ithaca, New York, 1967, p.13; Mac-
farlane Burnet and David O. White, *Natural History of Infectious Disease*, 4th ed.,
Cambridge, 1972, pp.242-249 참조.

줄 수 있는 모기가 몇 주일에서 수개월씩 살아 남았다. 따라서 이 병은 긴 항해 중 차례로 승무원들을 감염시킬 수 있었다. 그런 점에서 이 병은 다른 전염병과는 달랐다. 대부분의 다른 병은 배에서 발생한 뒤 재빨리 사라져 버린다. 인플루엔자의 경우에는 모든 사람이 동시에 걸려서 회복된다. 또한 다른 전염병의 경우에는 종전에 그 병에 면역력을 얻지 못한 소수의 사람들만이 발병했다. 반면 황열병은 걸리면 모두 죽게 되므로 이 병에 면역력을 가진 선원은 거의 없었다. 따라서 수개월씩 걸리는 항해중에는 흔히 황열병이 끊이지 않고 발생하는 수가 있었다. 승무원들 중 다음에 누가 발병해서 죽을지 아무도 몰랐다. 카리브 해처럼 기온이 에데스 에집티의 번식에 적합한 열대해역을 항해하는 선원들에게 '노란 잭크'는 정말 무서운 공포의 대상이었다.

어쨌든 이처럼 아프리카에서 들어온 열대전염병은 유럽의 구세계에서 들어온 전염병에 뒤이어 또다시 신대륙에 심각한 위협이 되었다. 그 결과 과거의 원주민들이 완전히 사라진 곳도 생겨났다. 그러나 멕시코 내륙의 고원지대나 페루의 고산지대처럼 열대전염병이 들어가기 어려운 지역에서는 콜럼버스가 들어오기 전에 비해 주민수가 감소하긴 했지만 완전히 소멸되지는 않았다.[28]

카리브 해 연안의 여러 도시지역에서는 아메리카 원주민이 줄어들자 아프리카대륙에서 온 노예들이 그 자리를 메웠는데 이 노예들은 말라리

---

28) 환경의 차이는 페루의 경우에 가장 컸다. 불완전한 통계이지만 고산지대 주민과 바닷가 주민의 생존율은 멕시코보다 크게 차이가 났다. "Depopulation of the Central Andes in the 16th century," *Current Anthropology* 11, 1970, pp.453-460에 따르면, 1520～1571년의 인구감소는 지역에 따라 크게 차이가 났다(산악지대: 3.4 대 1, 연안지방: 58.0 대 1). Sherburne F. Cook and Woodrow Borah, *Essays in Population History: Mexico and the Caribbean*, I, Berkeley and Los Angeles, 1971, pp.79-89에 따르면 열대 멕시코 연안의 원주민 감소가 다른 지역보다 훨씬 빠르고 컸다는 사실을 알 수 있다. 스미스가 적용한 비율에 따라 1531년부터 1610년간의 인구감소는 차이가 났다(고산지역: 14 대 1, 연안지방: 16 대 1). 페루의 이러한 급격한 인구감소는 건조한 바닷가 농촌에서 농사를 지으려면 반드시 필요했던 관개시설이 붕괴해 버린 것도 원인이 되었을 것이다. 멕시코의 경우에는 비교한 기간이 페루의 경우보다 훨씬 길어서 원주민에 대한 미지의 질병이 끼친 영향도 더욱 컸으리라 믿어진다.

아나 황열병이 흔한 고장에서 살았기 때문에 열병에 희생된 사람은 많지
않았지만, 소화기 계통을 침범하는 각종 질병 때문에 많이 죽었다. 이들
은 대부분 남자들이었고 어린애를 키우기에는 환경이 적합하지 않았으며
아프리카에서 많은 노예들이 계속 들어왔기 때문에 카리브 해 연안의 흑
인인구는 19세기까지 급속하게 늘어나지는 않았다. 그러나 19세기 들어
서 2세기 반 동안 계속된 악명높은 노예선이 사라지고 새로운 노예의 유
입이 끊어지자, 카리브 해의 대부분 도서지역에서 흑인인구수가 점차 늘
어나기 시작했다. 대신 백인수가 감소했고 어떤 경우에는 완전히 자취를
감추어 버린 경우도 있었는데, 이는 노예선의 폐지와 아울러 사탕수수 재
배에만 힘쓴 나머지 땅이 너무 척박해져서 생겨난 사회경제적 변화 때문
이라고 할 수 있다. 그러나 이 과정에서 말라리아의 위협을 극복하고 충
분히 저항할 수 있었던 흑인들의 역학적인 우월성도 빼놓을 수 없다.[29]

　요컨대 아메리카대륙에 살았던 원주민이 겪었던 재앙은 우리들에겐 상
상할 수 없이 심각한 것이었다. 오늘날에는 전염병이 큰 의미를 갖지 않
는다. 그러나 콜럼버스 이전의 원주민수와 그 수가 최고로 많이 줄어든
시점의 인구비율을 따져 보면 지역에 따라 차이가 나겠지만 전체적으로
는 20 대 1 또는 25 대 1로 보는 사람이 많다.[30] 이 냉엄한 통계수치의
배후에는 끝없는 인간의 고뇌가 숨어 있다. 사회가 무너지고 가치가 붕괴
되고 종래의 생활양식이 모두 박탈되어 의미가 없어져 버렸다. 이러한 사
실을 전한 얘기도 약간 남아 있다.

29) Philip Curtin, "Epidemiology and the Slave Trade," *Political Science Quarterly*
　　83, 1968, pp.190-216; Francisco Guerra, "The Influence of Disease on Race,
　　Logistics, and Colonization in the Antilles," *Journal of Tropical Medicine* 49,
　　1966, pp.23-53; W. Zelinsky, "The Historical Geography of the Negro Po-
　　pulation of Latin America," *Journal of Negro History* 34, 1949, pp.153-221.
30) Henry F. Dobyns, "Estimating Aboriginal American Population," *Current An-
　　thropology* 7, 1966, pp.395-416; Sherburne F. Cook, "The Significance of Dis-
　　ease in the Extinction of the New England Indians," *Human Biology* 45, 1973,
　　pp.485-508. 좀 단순하지만 최근의 자료를 보려면 Wilbur R. Jacobs, "The Tip
　　of an Iceberg: Pre Columbian Indian Demography and Some Implications for
　　Revisionism," *William and Mary Quarterly* 31, 1974, pp.123-132 참조.

죽음의 냄새는 강렬했다. 우리들의 아버지와 조상들도 죽였다. 많은 사람이 들로 도망나왔다. 개와 독수리는 죽은 시체를 탐식했다. 일시에 많은 사람들이 죽었다. 너희 할아버지들도 죽었다. 또한 그들과 함께 왕자와 왕이 형제나 친척들도 모두 죽었다. 이제 우리는 고아가 되었다. 내 아들들아, 우리는 어렸을 때 이미 고아가 되었다. 우리들은 모두 그랬다. 우리는 죽기 위해 태어났던 것이다.[31]

아메리카대륙의 원주민이 새로운 질병의 도입에 따른 희생자였다는 사실은 두말 할 여지가 없다. 그러나 항로의 개발과 이에 따른 내륙간 교역 형태의 변화 등에 따라 질병의 분포가 크게 바뀌어 아메리카대륙 이외의 주민들에게도 큰 영향을 주었다. 그러나 구체적인 것은 알 길이 없으며, 단지 전체적 윤곽만을 알 수 있을 뿐이다.

첫째, 지금까지 훑어본 바와 같이 아메리카대륙의 원주민과 비슷하게 외부세계와 떨어져 지낸 주민이 유럽사람들과 접촉하면 언제나 많은 사망자를 냈다는 점이다. 아메리카대륙의 역사는 좀 규모가 큰 사태에 불과했다. 문명 특유의 질병 중 어떤 것이 가장 큰 손해를 끼쳤는지는 경우에 따라 달랐다. 기후풍토와 함께 언제 이런 전염병이 도입되었는가에 따라 그 결과는 달라졌다. 그러나 이런 결과는 모두 외부세계와 단절해서 살아온 주민들이 이런 질병에 전혀 저항력이 없었다는 엄연한 사실에 기인했다. 1500년 이후 거의 1백 년에 걸쳐 외부세계와 떨어져 살았던 지역에서는 많은 사람들이 희생되는 참변이 계속되었다.

반면 문명세계의 사람들에게는 정반대의 결과가 나타났다. 바다를 넘어 먼 고장과의 접촉이 빈번해지면서 전염병이 점차 균질화되었다. 즉 과거에 간헐적으로 발생해서 많은 사람을 희생시켰던 전염병이 점차 안정된 풍토병의 감염양상으로 바뀐 것이다. 많은 배가 대양을 왕래하고 여러 항구를 연결하는 하나의 교역망에 통합되자 1~2세기 동안에 점차 여러 질병이 균질화되어 많은 전염병이 새로운 고장에 확산되는 결과를 가져

---

31) *The Annals of the Cakchiquels and Title of the Lords of Totonicapan*, trans. by Adrian Recinos et al., Norman, Oklahoma, 1953, p.116 quoted in Crosby, *The Columbian Exchange*, p.58.

왔다. 이런 새로운 질병의 교류는 점차 시간적 간격이 짧아져 국지적으로는 큰 피해를 주는 전염병 유행의 양상을 띠기도 했다. 런던이나 리스본 같은 도시는 질병이 많이 유행한다는 악명이 높았다. 그러나 1700년경에 이르자 선박에 의해 새 질병이 새로운 고장에 확산되는 경향은 끝났다. 더 이상 전염병이 돌발해서 인구에 큰 영향을 끼치는 경우가 없어진 것이다. 다른 여러 가지 요소 때문에 이런 현상이 정착되지 못한 경우도 있었지만, 이런 일반적인 추세는 계속 여러 가지 질병에 노출되어 충분히 경험을 거친 지역의 사람들을 광범위한 인구증가로 이끌었다.

외부세계와 단절해서 살아왔던 공동체들이 멸망의 길을 걸은 반면, 각종 질병의 경험을 가진 지역의 주민들은 인구증가의 잠재적 역량이 늘어남으로써 유라시아대륙의 문명화된 공동체가 결정적 우월성을 갖게 되어 세계적으로 균형이 깨져 버린 것이다. 질병의 파괴와 생존자의 계속된 문명사회에 의한 吸收과정이 지구상 도처에서 급속하게 진행되어 인류의 문화 내지 생물학적 다양성이 감소하기 시작했다.

그러나 우리는 이와 관련해서 상세한 것을 알지 못한다. 우리가 알고 있는 것은 극히 일부에 지나지 않는다. 외부세계로부터 단절된 주민들에게 전염병이 가져다 준 참화는 아프리카에서도 남쪽의 호텐토트족(Hittentot)을 위시한 여러 지역에서 있었지만 어떤 질병이 얼마나 많은 사람들을 희생시켰는지는 정확하게 알지 못한다. 아프리카의 서부와 중부지방에서는 노예무역 때문에 여러 지역의 주민들이 서로 섞이고 하나의 자연적인 질병환경으로부터 다른 질병환경으로 바뀌어진 경우도 많았다. 그 결과, 이런 질병의 감염양상이 자연적인 한계점까지 확대된 경우도 흔했다. 그러나 이런 변화가 인간생활에 어떤 변화를 일으켰는지는 확실히 알 수 없다. 그러나 수많은 사람들이 희생된 재앙이 대규모로 일어난 것 같지는 않다. 물론 노예사냥 때문에 내륙의 여러 촌락들이 크게 피해를 받은 것은 틀림없는 사실이었다.

그러나 사하라 사막 남쪽의 아프리카대륙에 각종 전염병이 활발하게 교류되어 피해가 생겨나고 실제로 그 규모가 컸으리라 짐작되지만32) 아

---

32) 영국군에 근무했던 아프리카 원주민 부대의 사망률은 19세기 초반에 열대아프

프리카 농민에게 급속히 보급된 옥수수와 카사바 감자의 재배에 의해 영
양상태가 개선됨으로써 질병 때문에 희생된 사람들의 숫자를 충분히 보
충했으리라 여겨진다. 이런 아메리카대륙 원산의 농작물 도입에 의해 농
경지의 칼로리 생산이 급격하게 올라가, 경지면적당 인구밀도가 크게 높
아졌다. 통계자료는 없지만 사하라 사막 남쪽의 아프리카대륙은 구세계
와 똑같이 17세기 후반부터 인구증가가 시작된 것은 확실하다.[33]

2. 유럽대륙과 질병

1450~1550년의 대항해시대에 새로운 세 종류의 전염병이 두드러지
게 나타났는데 이 질병은 모두 전쟁의 부산물로 유럽사람들에게 출현했
다. 하나는 영국 발한병으로서 짧은 기간 동안 유행한 후 사라져 버렸고,
매독과 발진티푸스는 오늘날까지 계속되고 있다.

매독과 발진티푸스가 유럽에 나타났던 것은 1494~1559년에 이르는
이탈리아 전쟁기간이었다. 프랑스 왕 샤를르 8세는 1494년에 나폴리를
치기 위해 군대를 출정시켰다. 이 때 모습을 드러낸 매독은 프랑스군의
철수 후 샤를르 8세가 군대를 해산하게 되자 인접한 여러 나라로 크게 확
산되었다. 매독을 새로운 질병으로 본 것은 유럽뿐 아니라 인도, 중국, 일
본에서도 새로운 질병으로 보았다. 인도에는 1498년에 바스코 다 가마가
선원들과 함께 들여왔고, 중국에는 1505년에, 일본에는 그 후 얼마되지
않아 들어왔다. 이 전염병의 도입은 처음으로 포르투갈 사람들이 광동에
오기 12년 전의 일이었다.[34] 당시에 매독의 증상은 특이하고 참혹해서

리카 내에서도 한 고장에서 다른 지역으로 이동했을 때 미지의 질병에 노출되어
50% 이상 증가했다. Philip D. Curtin, "Epidemiology and the Slave Trade,"
Political Science Quarterly 83, 1968, pp.204-205. 그러나 백인 병사의 사망률은
언제나 아프리카 원주민 병사들보다 훨씬 높았다.

33) Philip D. Curtin, *The Atlantic Slave Trade: A Census*, Madison, Wisconsin,
1969, pp.270-271.

34) P. Huard, "La Syphilis Vue par les Medicins Arabo Persans, Indiens et
Sino-Japonais du XVe et XVIe Siecles," *Historie de la Medicine* 6, 1956, pp.9-

많은 사람들의 관심을 끌었다.

이 시대의 여러 가지 증거를 분석해 보면 매독은 최소한 구세계에서는 새로운 질병이었다. 성병으로서의 감염방법이나 이에 따른 증상으로 볼 때 확실히 새로운 질병이었다. 그러나 앞서 지적했듯이, 이 질병은 신대륙의 발견과는 아무런 관계가 없다. 프람베시아를 일으켰던 스피로헤타가 피부에서 피부로의 감염이 어려워지자 대신 성기의 점막을 통해 한 숙주로부터 다른 숙주로 이행하게 된 결과일 것이다.

그러나 이런 주장에 대해 모든 의학자들의 의견이 같지는 않다. 아직도 일부 전문가는 매독이 아메리카대륙으로부터 유럽에 들어왔다고 믿는다. 당시 사람들도 그렇게 생각했다. 이들의 주장에 따르면 매독은 유라시아 대륙의 사람들이 전혀 면역력을 갖지 못한 새로운 질병이며, 유럽에서 매독이 크게 만연했던 시기와 장소를 보면, 콜럼버스와 선원들이 아메리카로부터 돌아와서 이 병을 전파시켰다고 믿기에 여러 모로 맞는 것도 사실이다. 이 설은 1539년에 제기되었는데, 곧 많은 사람들이 받아들였고 최근까지는 유럽의 학자들도 믿었다. 그러나 근래 실험을 통해 프람베시아를 일으키는 스피로헤타와 매독균을 구별할 수 없다는 사실이 밝혀지면서 일부 의학자들은 콜럼버스설을 강력하게 부인하고 있다. 앞으로 보다 정확하고 믿을 만한 방법이 생겨나, 고대인의 뼈에서 발견된 손상이 어떤 미생물에 의해 생긴 것인지 분명하게 밝힐 수만 있다면 결정적인 증거가 될 수 있을 것이다. 그러나 생화학의 기술만으로는 도저히 사실을 가려낼 수 없다. 따라서 매독의 기원에 관련된 각기 다른 두 가지 주장에는 아직 결정적인 증거가 없다.[35]

---

13. 각종 치료법과 함께 중국의 의약품이 세계적으로 퍼져 나갔다. 이런 사실을 좀더 구체적으로 알려면 K. Chimin Wong and Wu Lien-teh, *History of Chinese Medicine*, 2nd ed., Shanghai, 1936, pp.136, 215-216 참조. 이 두 저자들은 16세기에 매독을 새로운 전염병이었다고 했지만 고대의 중국 문헌에는 매독과 비슷한 증상의 질병이 있었다는 사실이 언급되어 있다. 물론 그 증상이나 표현하는 말이 달라서 그 실상을 오늘날 제대로 밝히기는 어려운 실정이다.

35) 객관적인 입장에서 그 실상을 파악하려면 Alfred W. Crosby, Jr., *The Columbian Exchange*, pp.122-156 참조. 아마존 유역의 아메리카 원주민들이 이미 매독 감염에 적응해 있었는지 여부는 확실치 않다. 매독에 감염된 경험의 유무를 밝

그러나 매독이 참기 어려운 증상을 일으키고 괴로움을 많이 주기는 했지만, 이 병 때문에 인구에 큰 영향을 받지는 않았다. 왕실 지배층이 이 병에 자주 걸렸는데, 1559~1589년의 프랑스 발로와(Valois) 왕조와 1566년 이후 오스만 터키가 정치적으로 몰락한 것은 이 두 왕가에 매독이 유행한 결과로 볼 수도 있다. 많은 귀족들이 이 병에 걸려 고생했다. 그리하여 왕가나 귀족의 집안에서 건강한 어린애가 태어나지 못하자 사회계층 간 이동이 가능해졌다. 매독이 없었다면 사회지배층에 그처럼 큰 구멍은 생겨나지 않았을 것이다. 그러나 하부 사회계층에 대한 매독의 파괴력은 적었다. 매독이 창궐한 16세기를 통해 유럽인구는 계속 증가했으며 16세기 말에 이르자 매독의 세력도 꺾였다. 이 병에 걸린 사람 중에서 죽는 사람도 있었지만, 숙주와 기생생물 간의 정상적인 적응과정이 시작되었다. 다시 말하면 매독균 대신 좀더 약한 스피로헤타가 늘어나고, 이 미생물에 대한 유럽인들의 저항력이 늘어날 것이다. 자료가 부족해서 단정할 수는 없지만, 심각한 인구감소 없이 비교적 신속하게 이러한 적응과정이 구세계의 여러 지방에서도 널리 일어났다고 추측된다.

발진티푸스의 경우도 비슷했다. 이 병을 독립된 질병으로 인식하게 된 것은 1490년부터였다. 이 병은 키프로스 섬에서 전투에 참여했던 병사들을 통해 스페인에 들어왔으며 그 후 이탈리아반도의 지배권을 놓고 싸운 스페인과 프랑스의 전쟁을 통해 이탈리아에 들어왔다. 1526년 나폴리를 포위 공격하던 프랑스군에 이 병이 크게 나돌아 후퇴한 이후 발진티푸스는 더욱 널리 알려지고, 많은 사람이 두려워하게 되었다. 그 후 간헐적으

히기 위한 검사에서 일부 원주민들은 양성반응을 나타냈다. 그러나 외부세계와 접촉한 적이 없는 부족주민들 사이에서도 양성반응을 나타내지 않은 부족도 있었다. 양성반응을 나타낸 부족에서도 인도마마, 매독, 그리고 스리포히타 때문에 생기는 핀타 같은 질병의 증상은 볼 수 없었다. 이러한 사실을 볼 때 이미 이들은 장기간의 적응과정을 거쳤을 가능성도 있다. 따라서 매독이 콜럼버스에 의해 구세계로 옮겨갔다는 주장과도 일치된다. 이런 감염증에 전혀 경험이 없는 주민들이었다면 이와는 상반된 증상을 보였을 것이다. 그러나 아마존 유역의 원주민들 중에서도 스피로헤타에 감염된 경험이 있는 부족은 여러 지역에 산재해 있었다. Francis L. Black, "Infectious Diseases in Primitive Societies," *Science* 187, 1975, p.517 참조.

로 발생해서 그 때마다 군대를 괴멸하거나 감옥이나 빈민구제소처럼 이가 득실거리는 시설에서 크게 유행했다. 그 후 1차대전에서는 이 병 때문에 200~300만 명이 죽었다.36)

이처럼 발진티푸스가 발생해서 군사적으로나 정치적으로 큰 영향을 끼친 것은 사실이지만, 유럽이나 다른 지역에서 이 병 때문에 인구가 크게 감소한 적은 없었다. 결국 발진티푸스는 많은 사람이 모인 상태에서 가난하게 살 때 생기는 병이었다. 그러나 발진티푸스로 죽은 대부분의 빈민들은 발진티푸스가 아니더라도 다른 병 때문에 조만간 죽을 수밖에 없었을 것이다. 이는 통계적 확률로 따져보더라도 거의 틀림없는 사실이다. 특히 도시 빈민굴이나 영양상태가 좋지 않은 사람들이 모여사는 곳에는 결핵이나 이질, 폐렴 같은 수많은 전염병이 공존했다. 어떤 의미에서는 발진티푸스는 다른 전염병에 비해 빨리 이들을 죽게 했을 뿐 이로 인해 인구에 결정적 영향을 주지는 않는다.

제3의 새로운 감염병으로 등장한 것이 소위 영국 발한병이었다. 이 병은 두 가지 점에서 우리의 관심을 끈다. 우선, 이 질병은 발진티푸스와 반대방향으로 사회적 파문을 던졌다. 마치 소아마비와 비슷하게 이 병은 상류계층을 주로 침범한 것이다. 둘째, 이 병은 1485년에 갑자기 나타난 후 1551년에 자취를 감추어 버렸다. 처음으로 이 병이 나타난 것은 그 이름처럼 영국의 헨리 7세가 보스워스 평원 전투에서 승리해 왕위를 얻은 직후에 나타났다. 그 후 유럽대륙으로 퍼져 상류계층의 사람들에게서 크게 유행했다. 증상은 성홍열과 비슷했지만 이 두 병을 같은 병으로 보는 의학자는 없다. 당시에 이 병은 전혀 새로운 병으로 받아들였지만 프랑스 같은 다른 지방에서 예전부터 소아전염병으로 풍토병 같이 존재해 왔을 가능성도 없지는 않다. 헨리 7세에게 왕관을 씌워 준 병사들은 프랑스에서 뽑아온 사람들이었기 때문이다.37) 매독이나 발진티푸스보다 더 뚜렷한 사실을 든다면 이 발한병 때문에 많은 사람들이 희생되지는 않았다는 점이다.

그러나 많은 사람들이 무서워했던 영국 발한병은 바로 1529년에 루터

36) Hans Zinsser, *Rats, Lice and History*, pp.183-192, 210-228.
37) C. Creighton, *History of Epidemics in Britain*, I, pp.237-281 참조.

와 쯔빙글리의 유명한 토론 중 중지시키기도 했다. 이들은 마르부르크
(Marburg)에서 만나 마지막 성찬에 관한 조항의 합의를 하던 중 이 병이
발생하자 회담을 중단해 버렸다.[38] 물론 회의가 계속되었더라도 완고한
이 종교개혁가들이 합의를 보았을지 의심스럽지만, 어쨌든 이 병으로 인
해 회담 자체가 끝나 버린 것이다. 그리하여 루터파와 스위스파(후에 칼
빈파가 됨)의 결정적인 분열이 고정돼 버렸다. 그런 의미에서 영국 발한
병은 유럽 역사에 큰 영향을 끼쳤고 그 영향은 오늘날까지 계속되고 있
다. 이런 역사적 사건에는 사람의 행동에 관련된 전혀 다른 성격의 결정
요인이 관여하는데, 하나는 이념적이고 의식적인 것이며, 또 하나는 사람
의 의사와는 전혀 관계가 없는 질병과 관계가 깊은 역학적인 결정요인이
다. 일반적으로 역사학자들은 이런 '우발적인 사건'을 다룰 수 있는 준비
가 되어 있지 않았고, 따라서 질병의 역사에 별로 관심을 기울이지 않았
다. 1529년에는 우리 조상은 이 전염병을 인간으로서는 도저히 예측할
수 없는 신의 섭리로 해석했다. 그러나 현재의 우리는 계몽주의를 계승한
사람들이다. 계몽주의는 설명하기 어려운 것이 생기면 경우에 따라 무시
하기도 했다. 따라서 20세기의 역사가들은 이런 역사적 사건을 의식적으
로 간과하는 경우가 많았다. 이 책의 목적은 이런 잘못된 태도나 과거에
무시되었던 사실을 되찾아 인류 역사에 질병이 끼친 영향을 올바르게 평
가해 보려는 것이다. 그러나 우연한 사건 때문에 생겨난 결과가 아무리
심각했다 하더라도, 그런 사실에 너무 큰 의미를 주기는 어렵다고 본다.
물론 프로테스탄트운동의 두 흐름이 이 우연한 사건이 없었다면 어떻게
되었을지, 그리고 루터와 쯔빙글리가 영국 발한병 때문에 황급히 회담
을 중단하는 바람에 결정적으로 분열했는지 이제 와서 정확하게 얘기할
수 있는 사람은 아무도 없다.

그러나 역사가의 입장에서 본다면 좀 시간이 걸리지만 우리가 얻을 수
있는 인구동태와 통계수치를 써서 장기적인 인구현상을 다루는 것이 훨
씬 편하다. 직접적인 통계자료가 없다면 대신 추정치를 얻을 수도 있다.
따라서 역사를 전공하는 사람의 입장에서 볼 때, 유럽 전체의 비교적 정

---

38) A. Colnat, *Les Epidemies et l'Histoire*, Paris, 1937, p.108 참조.

확한 추정치를 가지고 인구변화를 보게 되기 쉽다. 유럽 전체를 두고 볼 때 15세기 중반 이후 1600년까지 유럽은 점차 페스트에 의한 인구감소에 서 벗어나기 시작했다.[39] 또한 지리적 발견이 계속된 시기도 바로 이 때 였다. 유럽의 선원들은 이런 항해를 통해 세계의 여러 항구들로부터 전염 병을 들여왔다. 그러나 교역이 늘어났다고 해서 유럽사람들이 심각하게 외래 전염병의 위험을 받은 것은 아니었다. 유럽사람들은 이미 그 때까지 많은 전염병을 경험했기 때문에 별로 큰 피해를 받지 않았다고 믿어진다.

유럽은 물론 다른 문명중심권에서도 전염병의 유행이 빈번해졌으며, 특히 교역이 빈번했던 주요 항만도시나 교통의 중심지에서는 더 빈번했 을 것이다. 그러나 같은 지역에서 같은 전염병이 자주 발생하면 이 전염 병은 소아전염병이 되어 버린다. 나이든 사람들은 잦은 유행을 통해 높은 수준의 면역력을 갖게 된다. 따라서 모순된 이야기같지만 전염병이 자주 유행하는 공동체일수록 전염병 유행 때문에 받는 피해는 줄어들게 마련 이다. 소아전염병으로 인해 죽은 아이 대신 또다시 어린애를 낳아 양육하 는 데 드는 비용은 가끔 전염병이 돌아서 어른이 많이 죽는 경우에 비하 면 사회적 손실이 훨씬 적다고 할 수 있다.

따라서 유럽의 여러 지역이 많은 나라와 빈번하게 교류를 가지면서 전 염병의 피해를 받을 가능성은 점차 줄었다. 범세계적인 교역과 교통망이 발달해서 전염병이 문명화된 여러 지역들에 자주 돌게 되면서 파멸적인 전염병 유행의 가능성은 줄어들었다. 병원 미생물의 유전자에 돌연변이 가 생기거나 기생생물이 새로운 숙주로부터 사람에게 옮겨오지 않는 한 전염병의 위험은 훨씬 적어졌다. 1500~1700년에 점차 이런 현상이 나 타났고, 1347년부터 17세기 중반에 이르기까지 유럽의 여러 도시에 피해 를 주었던 여러 전염병은 소아전염병이 되어 버렸다. 페스트와 말라리아 의 발생도 점차 지리적 범위가 줄어들었다.[40]

---

39) Karl F. Helleiner, "The Population of Europe from the Black Death to the Eve of the Vital Revolution," *Cambridge Economic History of Europe* IV, Cambridge, 1967, pp.20-40.

40) 페스트에 관해서는 이 책 4장 참조. 말라리아에 관해서는 L. Hackett, *Malaria in Europe: An Ecological Study*, Oxford, 1937, pp.53-96과 이 책의 6장 참조.

17세기 말엽에 페스트나 말라리아의 위협이 거의 사라진 북서유럽지방을 위시해서 유럽 각지의 주민들은 전염병 유행에 의한 미시기생의 부담이 줄어들면서 점차 인구증가의 가능성이 커졌다. 그러나 이것은 가능성에 지나지 않았다. 지역적으로 보면 인구증가는 언제나 새로운 문제를 야기했다. 특히 식량이나 안전한 상수공급문제와 아울러 종래의 하수처리방식으로는 해결하기 어려운 도시특유의 전염병이 문제되기 시작했다. 1600년 이후 이런 요인들이 유럽 각지의 주민들에게 큰 영향을 끼치기 시작했는데 이에 대한 해결방법은 18세기 이후에 들어서야 겨우 시행되었다.

이러한 전염병 감염양상의 변화야말로 인류생태학상 가장 근본적인 이정표였다. 세계사적인 척도로 좀더 넓게 볼 때 1300년부터 1700년 사이에 생겨난 각종 전염병의 '안정화'는 근본적인 대변화였다. 이러한 전염병의 안정화는 몽고인들에 의한 육상교역과 유럽인들에 의해 시작된 해상교역의 발달에 따른 산물이었다.

원래 문명화된 형태의, 사람에서 사람으로 감염되는 전염병은 도시가 생겨나고 최소한 50만 명 이상의 사람이 살면서 등장했다. 이러한 환경은 한정된 문명중심권에서만 생겨났는데 농업생산이 많고 수송망이 좋으며 이러한 농산물을 문명중심지에 쉽게 운송할 수 있는 문명중심권의 도시가 바로 그런 환경이었다. 그 후 수천 년 동안 이러한 문명특유의 감염병은 역사적으로 두 가지 역할을 수행했는데 하나는 문명중심지로부터 비교적 떨어져 살던 공동체 주민들이 이런 중심도시의 사람들과 접촉하여 많은 희생자를 냄으로써 이런 주변의 작은 원시공동체를 보다 큰 문명중심권의 지배체제에 흡수시키는 역할을 담당했다.

또한 전염병은 문명화된 공동체에서 성행했지만, 문명화되지 못한 작은 공동체들을 침범해서 많은 사람들을 희생시키는 역할도 했다.

이런 가능성은 특히 다른 문명권과 전염병의 교류현상이 생겼을 때 많은 사람들에게 피해를 주었다. 기원후 몇 세기에 걸쳐 많은 사람들이 전염병에 희생된 것도 바로 이 사실을 뒷받침하는 증거라 하겠다. 1300년 이후 구세계의 주요 문명권 사이에 접촉이 빈번해졌는데 질병의 교환이 늘어나 피해를 주는 경우도 있었지만, 사회 전체를 마비시키지는 않았다.

아메리카 인디언의 사망자수가 절정에 달했던 16~17세기에 전염병은 세계적인 규모로 균질화되어 버렸다. 오랜 시간에 걸친 다양한 병원미생물과의 접촉을 통해 어린애를 제외한 대부분의 문명권 주민들은 면역력을 갖게 되어 주민의 반 이상이 희생되던 과거와 같은 전염병의 유행은 다시 일어나지 않게 되었다.

그리하여 사람과 사람에 기생하는 미생물 사이에 새로운 관계가 형성되었다. 그것은 과거에 비해 더 안정된 형태의 기생양상으로서, 숙주인 사람에게도 해가 적고 기생생물에게도 안전한 관계였다. 병원균은 감수성 있는 어린이들을 언제나 찾아낼 수 있게 되었다. 병에 걸릴 수 있는 어린이의 수는 대개 일정해서 통계적으로 볼 때 변동의 폭이 적게 되었다. 따라서 병원균의 입장에서 볼 때 포식과 기아가 반복되는 간헐적인 전염병 유행과는 전혀 다른 관계가 생겨났고, 이 관계는 쌍방에게 다 같이 편리하고 도움이 되었다. 많은 전염병이 여러 항구에서 풍토병으로 정착되었고, 거기서 교통망을 따라 내륙으로 들어가 점차 농촌에 퍼져 나가 새로운 생태학적 시대가 시작되었다. 즉 문명화된 주민은 크게 인구가 증가하고 대신 외부세계와 단절되어 살아왔던 지역공동체는 점차 붕괴하여 새로운 질병체가 나타났다. 이것을 '근대적' 질병체계라 하는데, 이러한 인구증가는 식량공급에 문제를 가져오고 새로운 환경에 적응하는 데도 또 다른 문제를 제기했다.

전염병 역학의 관점에서 볼 때, 여러 전염병이 유행병에서 풍토병으로 바뀌게 된 것은 틀림없는 사실이지만 완전한 것은 아니었다. 최근의 천연두나 콜레라 같은 전염병의 유행에 관해서는 다음 장에서 다루기로 하겠다. 그러나 전염병이 근대적인 양상을 띠기 시작한 것은 1700년 또는 늦어도 1780년경이었으며,[41] 또한 이러한 변화는 유럽뿐만 아니라 전 세계

---

41) D. E. Eversley, "Population, Economy and Society," in D. V. Glass and D. E. C. Eversley(eds.), *Population in History: Essays in Historical Demography*, London, 1965, p.57에 이런 내용이 있다. "근대적인 의미의 통계가 제대로 생겨난 1750년경부터 평균수명이 17세기에 비해 늘어난 것은 틀림없는 사실이다. 그러나 이런 평균수명의 연장이 언제, 어디서, 무엇 때문에 생겨났는지 정확하게 밝혀 내기는 어렵다. 오래 살게 된 것은 아마도 사람들의 생활이 보다 깨끗해지고

적인 것이었다.

이제 아시아와 아프리카에 눈을 돌려 질병과 인구의 역사를 고찰해 보
기로 하자. 그러나 이에 앞서 유럽의 질병사에 관련해서 또 하나의 중요
한 사실을 지적해 두고 싶다. 유럽에서는 전염병의 양상이 크게 바뀌었지
만, 근세 초기부터 기후조건이 나빠져 북부유럽에서 기근과 흉년이 이어
졌다.42) 지중해 세계에서도 식량과 연료가 부족해서 전면적인 위기를 맞
았다.43) 또한 유럽의 여러 지역이 전쟁으로 황폐화되었다. 예컨대 1494
~1559년에 이탈리아에서, 그리고 1618~48년까지 독일에서 전쟁이 계
속되었다. 당시의 전쟁은 상상할 수 없을 정도로 잔인했다. 대부분의 정
부는 오랜 전쟁 기간 동안 많은 용병들에게 제대로 보수를 지불하기가 어
려웠고, 따라서 군대는 자기편, 적을 가리지 않고 많은 사람들을 괴롭히
고 약탈했다.44)

효과적인 의료기술이 늘어났으며, 기근의 피해로부터 점차 해방된 것에 기인했
으리라 짐작된다. 그러나 가장 큰 원인을 들자면 수많은 사람을 희생시키는 전
염병이 유행하지 않게 되었다는 사실을 빼놓을 수 없을 것이다. 또한 전염병의
유행이 사람의 노력이나 활동에 관계 없이 생겨났다는 사실도 부인할 수 없다.
필자의 입장을 다시 주장하자면, 전염병의 발생빈도가 늘었기 때문에 오히려 전
염병의 피해는 점차 줄었다. 그렇게 되면 무서운 전염병도 소아전염병으로 되어
버린다. K. F. Helleiner, "The Vital Revolution Reconsidered," in D. V. Glass
and D. E. C. Eversley(eds.), op. cit., pp.79-86에 따르면, 18세기에서 생겨난 급
격한 인구증가에 관련해서 에버슬리와 똑같은 결론이 나온다. 즉 헬라이너에 의
하면 인구증가의 주원인은 사망률이 현저하게 감소해서 생겨난 것이 아니라 전
염병이 크게 돌아도 사망률이 높지 않게 되었다는 것에서 유래했다. 또한 유통
구조의 개선과 식량증산에 따라 기근의 위험이 줄어들고 전염병에 의한 사망자
가 감소한 데에서 연유했다. 그러나 이들은 질병 자체의 발생양상에 변화가 생
겨났다는 사실은 전혀 언급하지 않았다.
42) 17세기에 접어들면서 기온이 급격하게 떨어졌다. 이 작은 빙하기의 절정은 18
세기 초 10년 동안이었다고 여겨진다. Emmanuel LeRoy Ladurie, *Times of Feast,
Times of Famine: A History of Climate Since the Year 1000*, New York, 1971 참조.
43) Fernand Braudel, *La Mediterranee et le Monde Mediterranee au Temps de Phillippe
II*, 2nd ed., Paris, 1966, English Translation, New York, 1972를 보면 이러한
사실이 잘 분석되어 있다.
44) 이른바 30년 전쟁 동안의 병사들의 난폭한 행동에 관해 역사가들은 여러 가지
측면에서 지적했다. 물론 그 지적은 옳다. 그러나 20세기 이전의 모든 전쟁으로
인해 죽은 사람보다 질병 때문에 죽은 사람들의 수가 훨씬 많았다는 사실을 잊

이와 아울러 북부유럽에서 많은 도시가 생겨났는데, 거기서는 종래의
보건위생시설로는 다루기 어려운 문제가 많이 생겨났다. 런던이나 암스
테르 담 같은 도시에서는 사망률이 높아졌다.45) 그러나 전체적으로는 공
중보건의 향상을 위한 노력이 강화되어 큰 재앙은 막을 수 있었다. 이런
대부분의 조치는 페스트의 대유행 때 이탈리아의 여러 도시에서 채택한
보건대책과 위생조치를 본받아서 추진된다.46) 따라서 질병의 발생양상이
바뀌어 일반적으로는 인구증가의 경향이 분명해졌으나, 이러한 요인들
때문에 거의 2세기 간에 걸쳐 뚜렷하게 나타나지는 못했다. 그러나 인구
증가의 일반적 경향은 분명했다. 불순한 기후와 전쟁이라는 악조건에도
불구하고 유럽 인구는 국지적인 후퇴나 일시적인 위기는 있었지만 계속
증가했다.

근대사의 전 기간을 통해 유럽은 계속해서 세력을 확장해 나갔다. 이
과정에서 많은 사람들이 해외에 파견되어 무수한 사람이 희생되었다. 위
험하기 짝이 없는 이런 활동에 많은 사람들이 참여할 수 있었던 배경에는
그만큼 유럽사람들에게 예외적으로 생태학적 조건이 좋았다는 사실도 빼
놓을 수 없다. 결국 전염병 발생양상이 변화해서 인구가 증가했기 때문에
이런 해외진출도 가능했던 것이다. 아메리카대륙에 이어47) 태평양의 여
러 섬과 오스트레일리아의 원주민,48) 그리고 시베리아의 여러 부족49)과

어서는 안된다. 이러한 사실에 대해서는 R. J. G. Concannon, "The Third
Enemy: The Role of Epidemics in the Thirty Years' War," *Journal of World
History* 10, 1967, pp.500-511 참조.

45) Helleiner, op. cit., pp.81-84.

46) 구체적인 분석을 보려면 Carlo M. Cipolla, *Christofano and the Plague: A Sutdy
in the History of Public Health in the Age of Galileo*, Berkeley and Los Angeles,
1973. 베니스인의 모델은 Brian Pullan, *Rich and Poor in Renaissance Venice: The
Social Institutions of a Catholic State to 1620*, Cambridge, Massachusetts, 1971 참
조.

47) 백인들이 진출하자 원주민은 점차 줄어들었다. 이는 마치 페니실린 곰팡이가
주변에 세균이 없는 무균지대를 만드는 것과 흡사하다. 미국에서 원주민의 인구
감소가 정지된 것은 1907년 이후였다. 이 때 원주민이 다니는 학교에서도 우두
가 강제로 실시되었다. 구체적인 사실을 알려면 E. S. Stearn and A. E. Stearn,
The Effect of Smallpox on the Destiny of the Amerindian, Boston, 1945, p.71, 136
참조.

호텐토트족50)이 살던 여러 곳에 유럽인은 계속 진출했다. 이와 같이 멀리 떨어진 곳에 이주한 것은 유럽사람들뿐이었다. 이들은 항해술이나 수송 수단을 알고 있었으며, 또한 질병으로 많은 사람들이 사라져 버린 여러 고장의 원주민들보다 훨씬 우수한 기술도 갖추고 있었다. 그러나 더 근본 적인 것은 세균학적 사실이었다.

이는 다른 어느 요인보다 더 중요한 역할을 했다. 즉 원주민이 살던 고 장에서 인구가 격감하자 그렇게 넓은 지역에 유럽인들이 지출할 수 있었 던 것은 틀림없이 근대적인 질병양상의 변화에 따른 산물이었다.

유럽의 영토확장에 관련된 여러 요인 중 전염병 발생양상의 변화는 특 히 중요한 의미를 가지고 있는데, 이는 구세계의 다른 문명권에 일어난 사실을 보아도 충분히 이해할 수 있다. 이 문명권에서는 해양이 개발되어 교역이 늘어나고 많은 배와 선원들이 자주 드나들기 시작하면서부터 주 민들에게 질병이 큰 영향을 끼쳤다.

3. 아시아·아프리카대륙과 질병

인도, 중국, 일본, 중동에 처음 찾아온 질병은 매독이었는데, 매독이 이 지역의 인구동태에 끼친 영향은 유럽의 경우와 별로 다르지 않았다. 우선 이런 전염병이 들어오면 당황하고 큰 혼란이 생겨나지만, 증상이 점차 가

48) A. Grenfell Price, *The Western Invasions of the Pacific and Its Continents: A Study of Moving Frontiers and Changing Landscapes, 1513-1958,* Oxford, 1963; J. Burton Cleland, "Disease amongst Australian Aborigines," *Journal of Tropical Medicine and Hygiene* 31, 1928, pp.53-59, 66-70, 141-145, 173-177, 307-313; Bolton G. Corney, "The Behavior of Certain Epidemic Diseases in Natives of Polynesia with Especial Reference to the Fiji Islands," *Epidemiological Society of London, Transactions*, new series, 3, 1883-1884, pp.76-95 참조.

49) L. S. Gurvich, *Etnicheskaya Istoriya Severo-Vostoka Siberi, Trudy Instituta Etno-grafiye,* new series 39, 1966를 보면 1650~1940년에 시베리아의 여러 부족들이 어떻게 쇠망하고 또한 어떻게 인구증가를 해 왔는지 잘 알 수 있다.

50) Philip Curtin, *The Atlantic Slave Trade: A Census,* p.270; C. W. Dixon, *Smallpox,* London, 1962, p.208.

벼워지고 만성화되어서 안정된 풍토병으로 뿌리내리곤 했다.[51] 현재 잘 알려져 있는 각종 전염병이 아시아에서 유행병으로 나타난 것은 유럽의 경우와 같았다. 또한 중국의 기록을 보면 발생횟수가 급격하게 늘어난 사실을 알 수 있다. 다음은 조셉 차 박사의 연구에 의해 작성된 것이다.[52]

연도	전염병의 유행횟수
1300~1399	18
1400~1499	19
1500~1599	41
1600~1699	37(정치적 혼란기)
1700~1799	38
1800~1899	40

그러나 이 표만을 가지고 전염병의 유행횟수가 크게 늘어났다고 결론 짓기는 어렵다. 근대에 비해 전염병에 관한 과거의 기록은 훨씬 단편적이다. 그러나 16세기 들어서 전염병의 유행횟수가 급격히 늘어난 것은 역시 중국에 들어온 전염병이 실제로 많은 데 기인했다고 본다. 당시 중국의 정치체계는 안정되어 있어서 전쟁이나 반란 때문에 질병이 늘어날 리는 없었다. 그렇다면 바다를 통해 유럽과 접촉이 늘어나면서 많은 전염병이 돌았다고 보아야 할 것이다. 그런 사실을 볼 때, 중국에서는 인구증가를 초래한 역학적 기초가 1500년경에 형성되었고, 그 후 급속하게 인구가 증가되었다고 할 수 있을 것이다. 중국의 총인구를 나타내는 가장 믿을 만한 추정치는 다음 표와 같다.[53]

1600~1700년에는 인구증가가 없었는데, 이 정체는 같은 시대의 유럽과 매우 흡사하다. 추위가 심해지고 농작물의 생육기간이 짧아져서 인구가 늘어나지 않았던 것 같다. 양자 강 유역의 호수에 얼음이 얼었던 횟수

---

51) P. Huard, "La Syphilis Vue par les Medicins Arabo-Persans, Indiens et Sino-Japonais du XVe et XVIe Siecles," *Histoire de la Médicine* 6, 1956, pp.9-13.

52) 자세한 내용에 대해서는 부록 참조.

53) Ping ti Ho, *Studies in the Population of China 1368-1953*, p.277.

연도	추정되는 인구수(만 명)
1400	6,500
1600	15,000
1700	15,000
1794	31,300

를 기초로 해서 작성한 그래프를 보면 중국 역사상 가장 추웠던 시기는 17세기 중반의 수십 년 동안이었다.[54] 이 시기는 명나라에서 만주족이 세운 청나라로 바뀌는 혼란기와 일치한다. 결국 기후가 추워지고 국내적인 혼란이 겹쳐 17세기에 중국의 인구는 늘어나지 않았다고 볼 수 있다. 그러나 17세기의 정체기를 뺀다면 그 전후에 급격하게 인구가 증가했다. 이러한 사실은 세계적으로 진행된 감염병의 균질화에 따른 질병체계의 변화 때문에 생겨난 결과일 것이다.

이와 같이 근대중국의 인구동향과 질병사는 유럽의 경우와 거의 일치한다. 그러나 일본의 인구동향은 좀 다르다. 비교적 정확한 인구조사가 실시된 1726년까지 4세기 동안 급격한 인구증가가 있었지만, 그 후 19세기 중반까지는 거의 증가하지 않았다. 그 추정치를 보면 다음과 같다.[55]

연도	추정되는 인구수(만 명)
1185~1333	975
1572~1591	1,800
1726	2,650
1852	2,720

인구증가를 억제하기 위해 간난애를 죽이곤 했던 일본의 습관을 인구증가 정체의 원인으로 꼽는 사람도 있다. 그러나 질병도 중요한 역할을 했을 것이다. 전염병의 유행을 집계한 후지카(富土川)에 따르면 일본의 인구증가가 정체된 1700년 이후 전염병이 많이 발생한 것으로 나타난

---

54) Chu K'o-chen, op. cit., p.37.
55) Irene Tneuber, *The Population of Japan*, pp.20-21.

다.56)

인도와 중동지방의 인구에 관해서는 추정치가 없다. 오스만 터키의 인구는 아마도 지중해 세계의 발전과 비슷하게 변화했을 것이다. 일부 대담한 인구학자는 무굴제국이 인도대륙의 태반을 정복한 1526년부터 1605년에 걸친 17세기 후반에 비교적 평화가 계속되었기 때문에 인도의 인구수가 크게 증가했다고 주장한 바 있다.57)

인도나 아시아 내륙지방에서 전염병의 발생양상이 어떻게 변화했는지 우리는 알지 못한다. 그러나 인도의 여러 항구도시들은 유럽의 배가 연결했던 교역망의 일부를 이루고 있었기 때문에 전염병의 유행양상이 유럽과 비슷하게 변화했을 것이다. 물론 이 주장을 뒷받침할 만한 증거는 없지만, 아시아의 문명화된 지역에서는 근대적 질병양상이 점차 확립되었으리라 생각된다. 그 과정은 유럽에 비해 완만했고 지역에 따라 좀 달랐겠지만 일반적으로 보면 큰 차이가 없거나 거의 같았을 것이다. 점차 항해술이 발달하고 교역이 확대되면서 생물학적으로 중요한 질병만이 교류된 것은 아니었다. 농작물도 서로 교류됐다. 신기한 식물이 있거나 가치가 있다고 생각되면 처음에는 신기해서 그랬겠지만 정원이나 밭에서 기르게 되었다.

그리하여 많은 식용작물이 아메리카대륙으로부터 도입되었다. 옥수수, 감자, 토마토, 고추, 땅콩, 카사바 감자는 모두 콜럼버스의 아메리카 발견 후 유라시아대륙과 아프리카에서 재배되기 시작했다. 이것들은 단위면적

---

56) 전염병의 발생횟수만을 따지는 것은 별로 큰 의미가 없다. 어떤 경우에는 심각한 전염병의 유행도 있었겠지만, 반대로 가벼운 전염병 발생도 있었을 것이다. 우선 이 곳의 전염병의 유행횟수를 보면 다음과 같다.

연대	발생횟수	연대	발생횟수
1300~1399	27	1400~1499	28
1500~1599	21	1600~1699	18
1700~1799	32	1800~1867	33

57) Kingsley Davis, *The Population of India and Pakistan*, Princeton, 1951, p.25 참조.

당 생산량이 월등하게 높았고, 따라서 이 새로운 작물에 의존해서 살 수
있는 인구의 상한선도 급격하게 높아졌다. 중국과 아프리카는 물론 유럽
대륙도 큰 영향을 받았다.58)

그러나 단위면적당 생산량이 높다는 점에서만 이 작물이 중요한 것은
아니었다. 예컨대 고추나 토마토에는 비타민이 풍부해서 오늘날에도 지
중해 지역과 인도에서는 매우 중요한 식품이다. 그렇지만 이러한 새로운
농작물이 언제부터 보급되어 과거의 비타민 부족을 해결할 수 있게 되었
는지 확실하지는 않다. 이런 식물이 여러 곳에 도입되기 시작한 것은 16
세기인데, 부자는 물론 가난한 사람들도 이런 식품을 먹을 수 있게 됨으
로써 식사의 질이 월등하게 개선되자 건강 수준도 올라갔을 것이다.59) 또

---

58) 유럽에서 옥수수와 감자가 중요한 작물이 된 것은 1650년대 이후였다. 중국에
는 이보다 훨씬 앞서 옥수수와 고구마가 보급되었는데 이는 중국의 전통적인 농
경법과 관계가 있었으리라 믿어진다. 노동집약적인 중국의 농경사회에서는 쉽
게 새로운 작물의 재배가 시도되었을 것이다. 그러나 북방 유럽에서는 18세기
내지 18세기 이후에도 집단 공동경작방식이 흔했으며, 그 결과 새로운 농작물
의 재배가 쉽지 않았으리라 생각된다. 아메리카 원산의 농작물에 관해서는 다음
문헌들을 참조하라. Berthold Laufer, *The American Plant Migration: I-The Potato,*
Field Museum, Anthropological Series Publication # 48, Chicago, 1938; Wil-
liam L. Langer, "Europe's Initial Population Explosion," *American Historical Re-
view* 69, 1963, pp.1-17; W. H. McNeill, *The Influence of the Potato on Irish His-
tory,* Unpublished Ph.D. dissertation, Cornell University, 1947; Traian Sto-
ianovich, "Le Mais dans les Balkans," *Annales: Economies, Societes, Civilisations* 21,
1966, pp.1026-1040; Ping-ti Ho, "The Introduction of American Food Plants
into China," *American Anthropologist* 57, 1955, pp.191-201; Philip Curtin, *The
Atlantic Slave Trade: A Census,* Madison, Wisconsin, 1969, p.270.
59) 필자의 동료인 도널드 라크는 아메리카 원산의 농작물이 지닌 각종 비타민에
관해서 필자에게 많은 도움을 주었다. 그의 견해에 따르면 현대 인도인의 식품
에도 아메리카 원산의 농작물이 매우 중요한 의미를 지닌다. Alfred W. Crosby,
The Columbian Exchange, p.194 참조. 비타민결핍 때문에 생기는 질병은 전통 문
명사회에서 매우 심각한 문제였다. 유럽사람들은 항해중에 괴혈병에 걸리는 경
우가 많았고, 비타민류를 많이 갖고 있는 감자가 보급되기 이전에 유럽의 농민
들, 특히 북쪽에서는 한겨울에 괴혈병에 걸리는 경우가 흔했다. August Hirsch,
Handbook of Geographical and Historical Pathology II, pp.521-525 참조. 중국에 관
해서는 T'ao Lee, "Historical Notes on Some Vitamin Deficiency Diseases of
China," in Brothwell and Sandison, *Disease in Antiquity,* pp.417-422 참조.

한 중국이 원산지인 오렌지나 귤이 유럽인에 의해 전 세계로 보급되었는데, 그 과즙은 그 후 긴 항해에서 자주 발생하는 선원들의 괴혈병 예방에 탁월한 효과를 나타냈다. 그러나 언제 어디서부터 이런 귤의 소비가 영양면에서 중요한 의미를 갖게 되었는지는 확실치 않다.

식량을 충분히 공급할 수 있는 능력이 생겨나지 않았다면 17세기 말부터 대부분의 문명세계에서 급격한 인구증가는 없었을 것이다. 어쨌든 아메리카 원산 농작물의 높은 생산성과 영양가는 구세계의 모든 곳에서 인간생활에 중요한 의미를 갖게 되었다.

질병발생의 양상이 변화하고 아메리카 원산의 식용작물이 보급되어 생산성이 높아지자, 근세 초반부터 문명세계의 인구가 급격히 늘어났다. 이 두 가지 사실은 범세계적인 현상이었다. 전에는 상상할 수 없을 정도로 많은 사람이 성인이 되었다. 그러나 이런 인구증가에는 또 다른 중요한 요인이 있었다. 그것은 거시기생에 관련된 것이었다. 즉 대포라는 새로운 무기가 생겨나면서 국가의 수가 훨씬 줄었고, 따라서 과거보다 더 효과적인 평화와 질서를 유지할 수 있게 되었다. 대포도 병원균이나 식용작물처럼 새롭게 생겨난 항로를 따라 전세계로 퍼져 나갔다. 이 대형 화기로 인해 어디서나 소수의 사람들에 보다 큰 권력이 집중되었다. 대포는 값비싼 무기였다. 그 제조에는 대량의 금속이 필요했고 이를 조작하는 데도 고도의 기술이 요구되었다. 큰 성에 숨어 있는 적을 공격할 때도 한 문의 대포만으로 몇 시간만에 견고한 성채에 큰 구멍을 뚫을 수 있게 되었다. 그리하여 과거에는 난공불락이었던 성들도 쉽게 파괴할 수 있게 되자 지방의 수많은 영주들은 힘을 잃었고, 이 신무기를 만드는 데 필요한 기술을 지배할 수 있는 사람만이 권력을 가지게 되었다. 그 당연한 결과로 비교적 소수의 이른바 '대포제국'이 생겨났다. 명나라 말기와 청제국의 중국, 무굴제국, 도쿠가와(德川)의 일본, 사파비왕조의 페르시아, 오스만 터키, 모스크바대공국, 스페인, 그리고 포르투갈 등의 여러 제국은 모두 정부직속의 포병을 가지고 있었다. 이들 큰 제국들은 지리적 확장을 해나갔고 대부분의 아시아지역과 유럽의 제국들은 17세기 후반부터 더 강력하게 국내의 평화를 보장할 수 있었다. 전쟁이나 약탈은 관료의 엄격한 통제를

받게 되었고 점차 그 무대도 한정되어 인구가 희박한 변방에서나 가능하게 되었다.[60]

인류의 역사상 거시기생의 양상을 바꾸어 놓은 최초의 큰 변화는 기원전 1천 년경에 있었다. 이 때에 이르러 철기시대가 개막되고 여러 가지 도구뿐만 아니라 값싼 무기를 쉽게 이용할 수 있게 되면서 사람들 사이에서 파괴적인 폭력행위가 급증했다. 그리고 그 2,500년 후에 대포가 발명되었다. 그러나 이 화기를 만드는 데는 큰 돈이 필요했다. 따라서 대포의 출현은 정반대의 두 가지 효과를 가져왔다. 장비가 좋은 군대는 야전에서나 성을 공격할 때의 파괴력이 커졌지만, 이와 같은 폭리의 조직적 적용이 점차 한정됨으로써 오히려 전쟁 때문에 죽는 사람들의 수는 줄어들었다. 또한 이런 준비를 갖추는 데는 무거운 세금이 수반되었다. 조세를 거두어들이는 정부 활동도 아시아나 유럽에서 강화되었다. 이처럼 중앙정부의 관료들이 대포와 군대를 장악하게 되자 세금이 늘어났지만, 농민이나 일반서민의 입장에서 볼 때 이런 때로는 감당하기 어려운 세금도 무장집단들이 습격이나 약탈을 일삼던 과거의 파괴적인 행동에 비하면 훨씬 나은 것이었다. 따라서 제국정부의 소수관료집단과 대포의 공생관계는 17세기 후반부터 오늘에 이르기까지 많은 문명권에서 인구의 급격한 증가를 초래한 제3의 가장 보편적인 요인이 되었다.

이 세 요인은 20세기까지 인류의 생활에 깊은 영향을 주어 왔다. 실제로 세계의 생물계는 1492년 이래로 바다를 오갈 수 있는 선박에 의해 바다의 장벽이 사라짐으로써 야기된 충격의 영향에서 완전히 벗어나지 못한 곳도 있다. 그러나 그러한 이동양식의 변화에 새롭게 적응할 수 있게 된 현재는 과학과 기술에 관련된 새로운 요인이 지구상의 생물과 인간의 관계에 또 다른 충격을 주고 있다. 다음 장에서는 이런 사실을 다루어 보기로 하자.

---

60) 이런 수많은 제국의 흥망을 더 넓은 시야에서 보려면 W. H. McNeill, *The Rise of the West*, ch.XI 참조.

제6장 의학과 의료조직의 변화
기원후 1700년 이후

1. 의학과 의료시술

이 책을 통해서 우리는 질병의 양상이 어떻게 변화하였으며 그것이 인류역사에 끼친 영향을 이해하고자 노력하였으나 의학이나 의료시술에 대해서는 거의 다루지 않았다. 물론 전염병의 감염을 사전에 예방할 수 있는 민간요법은 인류사회나 언어의 역사만큼 먼 옛날부터 존재해 왔다. 전혀 다른 곳에서 그 의미나 정당성을 찾았던 여러 가지 전통적인 습관도 질병예방에 많은 도움이 되기도 했다. 예컨대 제4장에서 지적한 바와 같이, 만주의 유목민들은 자신들의 조상이 마모트로 환생한다고 믿었기 때문에 페스트 감염의 위험을 감소시킬 수가 있었다. 페스트균을 가진 마모트는 특별하게 다루어졌다.[1] 또 하나의 근대적 생활습관이 말레이시아의 플랜테이션 농장에서 일하는 남인도 타밀 출신 노동자의 건강 유지에 도움을 주었다. 그들은 필요한 만큼의 물을 하루에 한 번씩만 집안으로 길어 왔으며 결코 저장하지 않는 자신들의 습관을 고집스럽게 지켰다. 결과적으로 이러한 습관에 의해서 그들의 집안에서는 모기들이 서식할 수 없게 되었다. 이와는 대조적으로 비슷한 환경에서 일하고 생활하였던 중국인이나 말레이인들은 타밀족의 습관을 따르지 않아서 뎅그열이나 말라리

---

1) Wu et al., *Plague*, pp.4-12.

아에 감염되는 경우가 훨씬 많았다.[2]

이외에도 많은 경우에, 이러한 속설이나 행동규범들은 인류 공동체가 질병의 감염 사슬에서 격리되어 생활하는 데 도움을 주었다. 그러나 반대로 신의 가르침에 따른 위생규칙들이 불행한 부작용을 초래하는 경우도 있었다. 예멘에 있는 회교사원에는 종교의식을 위한 목욕탕이 있었는데 이 물에 빌할지아 주혈흡충이 많이 들어 있었다.[3]

일반적으로 종교적인 순례는 전쟁과 똑같이 전염병의 유행을 자주 일으켰다. 종교적으로 볼 때 질병은 하나님의 뜻에 따라 생겨나며, 따라서 이러한 질병을 의식적으로 피하려는 생각은 신의 뜻에 거스르는 불경스러운 행동으로 해석되기도 했다. 원래 순례여행은 성스러운 것을 찾아 위험을 무릅쓰고 나서는 것이었다. 순례 도중에서 죽는 것도 신의 뜻이고, 이 때 죽음은 신이 이 지상의 괴로운 삶으로부터 구제해서 신의 곁으로 데려가는 것이라 생각되었다. 따라서 질병과 순례는 심리적으로나 역학적인 측면에서 볼 때 상호보완적인 것이었다. 전쟁의 경우도 비슷했다. 자신이나 적이 죽는 것이 결국 전쟁의 목적이었다.

이와 같이 전통적인 습관이나 신앙은 사람들을 여러 가지 질병으로부터 보호해 주는 구실을 하기도 했지만 때로는 질병을 초래하는 원인이 되기도 했다. 또한 최근에 이르기까지 의학이론이나 치료법도 이렇게 모순된 전통적인 생활양식의 혼란함에 상응하였다. 어떤 치료법은 효과가 있었지만, 어떤 것은 전혀 효과가 없었다. 열병에 흔히 쓰였던 사혈요법(瀉血療法)같이 일부 치료법은 오히려 환자에게 피해만 준 경우도 있었다. 민간요법과 마찬가지로 의학이론도 대개 경험 위주이거나 교조적이었다. 몇 개의 유명한 책에서 제시된 교리는 요지부동의 권위를 지녔다. 유럽과 이슬람 세계에서는 갈렌과 아비센나가, 인도에선 차라카가 그러한 권위를 인정받았다(갈렌은 그리스의 의학자로 129년에 태어나 199년에 죽었다. 아비센나는 아라비아 최고의 사상가이자 의학자로 980년에 태어나 1037년에 죽었다. 차라카는 현존하는 인도 최고의서의 저자라 지칭된다

2) Jacques M. May(ed.), *Studies in Disease Ecology*, New York, 1961, p.37.
3) 제2장 참조.

－역자 주). 중국에서는 몇 사람이 쓴 책이 권위를 인정받는 정전의 위치를 차지했다. 실제적인 경험을 통한 지식도 이런 이론에 따라 해석되고 치료가 행해졌다.

이러한 치료법의 공과를 오늘날에 와서 따져 본다면, 아마도 이들이 베푼 처치 때문에 생겨난 피해가 더 컸을 가능성도 있다. 전통적으로 의사들의 시술의 기초는 인간의 심리에 의거하여 있었다. 위급한 환자를 돌보기 위해 진료비를 비싸게 받는 전문 의료인을 부를 수 있게 되면 누구나 그만치 기분이 좋아졌을 것이다. 의사에게 일단 맡기게 되면 주위의 사람들은 그만큼 환자의 치료에 관련된 책임에서 해방되었을 것이다. 따라서 전통적으로 의사의 역할은 성직자와 매우 흡사했다. 성직자가 사람들의 영혼에 생기는 불안을 제거하도록 힘쓴 바와 같이 의사는 육체적 불안을 제거하는 데 힘썼다.

그러나 여기에는 큰 차이점이 있었다. 의사는 현실세계의 문제들을 다루었으며, 따라서 오랜 시일이 경과되면 이들의 의술이나 사상도 실제 경험에 의해 숙련될 수 있었다. 실제로 환자에게 좋은 결과를 얻게 되면 이러한 방법을 계속 이용하려는 경향은 일반서민이나 의사나 마찬가지였다. 아마도 새로운 치료법에 대한 이러한 개방적인 태도는 과거 1세기 간의 눈부신 발전에 앞서 유럽의 전문적 의료가 가진 중요한 특징이었다. 오랫동안 불문율로 여겨졌던 갈렌의 이론도 수정되었다. 갈렌 의학의 기초가 되었던 체액병리설(體液病理說)이 유럽의 의사들 사이에서 의문시되기 시작한 것은 17세기 이후였다. 그러나 아시아에서는 하나의 의학사상이나 치료법이 일단 고전적인 것이 되고 나면 계속 바꾸어진 경우는 별로 없었다.4)

유럽에서 전문 의사집단이 의학교나 병원을 중심으로 형성된 것도 새로운 질병치료에 효과적으로 대응해 나가는 데 도움을 주었다. 병원은 같

---

4) 이런 주장은 필자의 이 분야에 관련된 정보부족을 반증한다고도 생각할 수 있을 것이다. 그러나 필자의 주장을 좀더 이해하려면 Charles Leslie, "The Modernization of Asian Medical Systems," in John J. Poggie, Jr. and Robert N. Lynch (eds.), *Rethinking Modernization: Anthropological Perspectives*, New York, 1974, pp.69-108 참조.

은 질병의 증상이나 경과를 반복해서 관찰할 수 있는 기회를 제공해 주었다. 한 번 효과를 본 치료법은 다른 환자에게도 시행할 수 있었다. 많은 동료 의사들이 이런 치료 결과를 관찰했다. 어떤 한 의사가 베푼 치료법이 좋은 결과를 나타내면 다른 동료 의사들의 존경과 칭찬도 받게 되고, 치료에 뛰어난 의사는 좋은 평판을 얻어서 수입도 늘어났다. 이러한 사정은 야심적인 의사들로 하여금 환자진료에서 이런 경험주의적인 모험에 참여하도록 하는 일종의 자극제가 되어 차례로 새로운 치료법이 생겨났다. 더욱이 히포크라테스 이래 전통적으로 유럽의학은 환자의 증상을 세심하게 관찰하는 것을 중요시해 왔기 때문에 이런 치료법의 개발은 직업윤리면에서도 합당한 것이었다. 따라서 1200년부터 1700년에 걸쳐 새로운 질병현상에 관련해서 유럽의 의사들은 고전적인 의학이론이나 치료방법을 크게 개선할 수가 있었다. 이와는 대조적으로 아시아의 의사들은 병원에서 일하지 않았다. 따라서 오랜 세월 동안 질병과 관련된 체험을 고대의 권위 있는 의학이론에만 의존하였고 새로운 치료법이 생겨나도 전통적인 이론에 어긋나지 않는다고 강조했다.

유럽에서도 페스트의 대유행에 좀더 합리적으로 대처할 수 있는 의학적인 반응이 생겨나는 데는 거의 1세기가 소요되었다. 그러나 15세기 말에 이르면 이탈리아의 의사들은 도시국가의 범위내에서 페스트를 예방하고 유행하더라도 많은 희생을 막을 수 있는 일련의 보건대책을 만들어 냈다. 16세기에 이르자 이러한 시책은 더욱 진보해서 착실하게 실시되었다. 아마도 이러한 예방적인 환자격리나 검역제도가 실제로 페스트 감염의 사슬을 끊는 데 도움을 준 경우도 늘어났을 것으로 짐작된다. 전염설이 점차 지지를 받게 되어 이런 격리와 검역을 정당화시켰다. 또한 실제로 일반주민의 구체적인 체험에서 생겨난 여러 가지 지혜가 관심을 끌게 되었다. 예컨대 양모와 털로 된 모직물은 페스트를 옮긴다고 생각했다. 실제로 숙주인 쥐가 죽은 후 털옷 속에 숨어든 벼룩은 배가 고픈 나머지 사람의 피부가 닿으면 재빨리 이들의 피를 흡혈하게 될 것이란 벼룩의 행동양식을 상상해 본다면 이런 얘기는 미신으로만 돌리기는 어렵다고 생각된다.5)

아메리카대륙의 발견 후 생겨난 질병 현상에 대해 유럽의 의사들이 나타낸 반응은 그들 선배들이 페스트에 관련해서 나타냈던 반응과 거의 같았다. 매독에 관련되어 진행된 학문적인 토론은 당시에 이 병의 증상이 심했듯이 많은 이들의 관심을 끌었다. 이외에도 여러 가지 새로운 병에 대한 관심이 높아졌다. 그러나 그 어느 병도 고전적 의학이론으로는 제대로 설명할 수가 없었다. 따라서 고전의학에 대한 존경은 점차 사라져 전통의학이나 치료법이 다시는 그 힘을 되찾지 못하게 되었다. 아메리카대륙에 대한 지식이 점차 늘어나자 당대의 사람들은 이미 옛날 사람들에 비해 그들의 지식이 훨씬 앞섰다고 생각하게 되었다. 이러한 태도는 의학의 혁신에 도움이 되었다. 드디어 파라켈수스(1493~1541)는 전통의학의 지주였던 갈렌 의학을 전면으로 부정하게 되었다. 매독과 같은 새로운 병은 더욱 강력하고 새로운 약을 필요로 한다고 생각하였다. 이러한 배경은 파라켈수스의 화학요법과 신비적인 의학사상이 등장할 수가 있는 여건으로 작용하였다.6) 이렇게 의학의 근본개념이 의문시되자 오직 합리적인 방법은 고전적인 갈렌 의학의 이론에 따른 치료법과 파라켈수스의 새로운 화학요법을 비교관찰해서 효과가 더 좋은 치료법을 선택하게 만들었다. 그 결과 유럽 의학은 다른 어떤 전통적인 기술보다 앞서 급속하게 전문화되었다.

그럼에도 불구하고 18세기 이전에 이러한 유럽의 전문 의료가 인구동태 자체에 끼친 영향은 별로 크지 않았다. 값비싼 치료비를 지불하고 고명한 의사에게 진료받을 수 있을 만치 경제적으로 여유가 있는 사람들은 많지 않았다. 의사의 진료 때문에 살아 남을 수 있는 경우도 있었겠지만 훌륭한 의사의 전문적인 진료를 받아도 질병 경과에 별로 크게 도움이 되지 못했거나 오히려 치유를 더디게 만든 경우도 꽤 있었을 것이다. 따라서 이 책에서 의료기술의 구체적 내용이나 역사에 대해 별로 언급할 필요

5) J. Ehrard, "Opinions medicales en France au XVIIIe siecle: la Peste et I'idee de contagion," *Annales ESC* 12, 1957, pp.46-59; Ernst Rodenwalt, *Pest in Venedig 1575-1577: Ein Beitrag zur Frage der Infektkette bei den Pestepidemien West Europas*, Heidelberg, 1953; Brian Pullan, *Rich and Poor in Renaissance Venice: The Social Institutions of a Catholic State*, Cambridge, Massachusetts, 1971, pp.315ff.
6) A. Debus, *The English Paracelsians*, London, 1965, pp.67-68 참조.

가 없다고 생각되었다. 그러나 18세기에 들어서자 사정은 점차 달라지기 시작했다. 전문적 의료나 의료기관이 인간의 평균수명이나 인구 증가에 결정적으로 변화를 주기 시작한 것은 엄격히 따져 보건대 1850년 이후부터였다.

2. 17세기 이후 생태학적 균형의 변화

그러나 이보다 훨씬 앞서서 17세기 후반부터 나타나기 시작한 세계의 여러 대륙과 문명중심권 사이의 생태학적 균형변화는 뚜렷해졌다. 특히 중국과 유럽에서는 과거 어느 시기에서도 볼 수 없었을 정도로 높은 수준의 인구증가가 일어났다. 대략 1650년 이후 아메리카대륙의 여러 지역—유럽과 아프리카의 질병에 대해 가장 오랫동안 노출되었던 지역들과 18세기 중반까지 아메리카로 이주해 온 구대륙 이민의 자연증가율이 급격하게 성장하였던 지역들—의 인구수는 최저치를 벗어나기 시작했다. 오래 전부터 고립되어 있던 지역의 인구는 계속 감소했는데(예컨대 오세아니아 원주민의 경우), 전체적으로 볼 때 이들 인구수는 별로 많지 않아 그 영향은 미미했다.[7] 유럽의 배들이 이미 지구의 모든 대양과 연안항로를 운항하게 되는 17세기 이래로 실제로 일종의 질병망 외부에 존재하는 일정 규모의 인류공동체는 없게 되었다.

비교적 세밀한 연구가 이루어진 일부 지역에서도 17세기의 인구 추계는 별로 정확하지 못하다. 따라서 대부분의 인구학자들은 1750년 이후의 인구동태를 대상으로 삼는데 과거의 학자들은 이런 인구 추계를 1650년까지 거슬러올라가 시도하기도 했다.[8] 그러나 1650년에서 1750년 사이

---

7) 일부 추계에 따르면 1522년에 오세아니아의 총인구는 350만 명이었다고 하지만, Douglas L. Oliver, *The Pacific Islansds*, New York, 1961, p.255에 따르면, 1939년에 이르자 200만 명으로 줄었다.

8) 세계 여러 나라의 인구수를 추계하려는 학문적인 노력은 17세기부터 시작되었다. 1674년에 사망한 존 그란트와 1687년에 사망한 윌리엄 페티는 대표적인 인물로서, 이들은 이른바 '정치산술'에 관심을 가졌다. 이들은 나아가 런던시민의

의 어느 시점에 분명하게 유럽의 전 지역이라고 말할 수는 없겠지만 많은
지방에서 이른바 인구혁명이 일어난 것은 틀림없다. 이리하여 유럽은 미
증유의 인구증가가 생겨나기 시작했다. 중국도 비슷했다. 1683년 이후
새롭게 등장한 청나라에 의해 평화가 유지되자 인구가 급격하게 증가하
였다. 중국의 인구는 1700년에는 약 1억 5천만 명 수준에서 1794년에는
3억 1,300만 명으로 거의 두 배 가까이 늘어났다.[9]

이와는 대조적으로 유럽의 전 인구는 1800년까지 약 1억 5,200만 명
정도였다.[10] 또한 중국에서는 전역에 걸쳐 인구가 증가했지만, 유럽에서
인구가 뚜렷하게 증가한 지역은 동쪽의 초원지대와 서쪽의 영국 그리고
아메리카 같이 주로 변방이었다. 유럽대륙의 중심부는 전쟁과 흉작 때문

출생과 사망양상에 관련된 법칙 같은 차원 높은 이론적 연구도 진행시켰다. 그
런 의미에서 20세기의 세계인구 추계사업은 17세기에 시작된 이런 인구추계 작
업에서 시작되었다고 볼 수도 있을 것이다. Walter F. Willcox, "World Po-
pulation Growth and Movement Since 1650," in Walter F. Willcox(ed.), *In-
ternational Migrations*, 2 vols, New York, 1929~1931는 아시아·아프리카의 인
구추계에서 그란트의 이론을 그대로 답습했다. A. M. Carr-Saunders, *World
Population, Past Growth and Present Trends*, Oxford, 1936는 단지 인상적인 근거
에 따라 이러한 추계치를 수정하기도 했다. 최근의 인구학자들은 오늘날의 인구
동태 자료를 분석하는 데 매우 정교한 수학적 기법을 이용하며, 과거의 억측이
나 추계는 허용하지 않는다. John D. Durand, "The Modern Expansion of
World Population," *American Philosophical Society Proceedings* 11, 1967, pp.136-
159 참조. 그러나 조사자료의 수학적 분석이 아무리 정교하더라도 최근 2세기
간의 변동만을 대상으로 삼기 때문에 오늘날의 인구학자들은 인구동태의 역사
전체에서 볼 때 극히 한정된 표본만을 대상으로 하고 있을 뿐이다. 특히 이들이
연구대상으로 삼는 한정된 시기는 전염병이 사라진 시대로서, 정치적으로 무절
제한 폭력이 통제되기 시작한 시기였다. 흉년 때문에 생기는 기근도 효과적인
대책이 마련되었고 능률적인 수송수단에 의해 저장된 식량을 전세계적인 규모
로 분배할 수 있게 되어 기근의 영향도 급격히 감소했다. 인류의 인구동태사상
극히 한정된 시기에 한정된 표본만을 대상으로 연구하다 보면 오늘날의 전문가
들은 과거 오랜 기간에 걸쳐 인구동태에 큰 영향을 끼쳤던 수많은 요소들을 빠
뜨리기 쉽다. 때에 따라선 무시해 버리는 경향조차 있다.

9) Ping-ti Ho, *Studies on the Population of China 1386-1953*, pp.277-278.
10) Durand, op. cit., p.137을 보면 1750년 유럽의 총인구는 12,500만 명이었고,
1800년에는 15,200만 명이었다. Marcel R. Reinhard et Andre Armengaud,
Histoire Generale de la Population Mondiale, pp.114-201에서는 유럽에서 실시된
최근의 각종 연구결과를 요약하고 있다.

에 중국의 경우 같이 크게 인구가 증가하지 못했다. 이러한 현상은 18세기 말까지 계속되었다.

인구증가와 흔히 산업혁명이라 불려온 공업생산 확대 사이의 관계는 많은 역사가들, 특히 영국 역사가들의 관심을 끌어 왔다.[11] 18세기 동안 영국에서는 산업생산과 인구의 증가가 다 같이 이루어졌다. 이러한 인구 증가와 산업생산의 확대가 상호 보완적인 관계를 가졌다는 것은 누구나 인정하는 사실이다. 새로운 산업이 생겨나면 이에 종사할 많은 노동자가 요구되고, 팽창된 인구는 새로운 생계수단으로서 산업장이 필요했다. 당시 영국의 여러 교구가 남긴 기록을 살펴보면 이러한 사실을 잘 알 수 있다.

그러나 이러한 과정을 더욱 충실하게 이해하려면 유럽 전체와 대서양을 건너 새롭게 생겨난 신대륙의 식민지를 상호 연관시켜 종합적으로 고찰해야 한다. 실제로 1650년에서 1750년에 이르는 유럽의 인구동태를 거시적인 안목으로 보면, 유럽 동부변경의 농업발전과 인구증가는 대서양 건너편의 북미대륙 같은 식민지의 개척활동이나 그 진행과 성격이 같다는 것을 알 수 있다. 같은 대륙의 먼 변방에 많은 사람들이 이주해서 생겨났던 변방 개척과 해외 이주에 따른 식민지의 확대는 농업생산 기지의 확대라는 기본성격으로 따져 볼 때 거의 차이가 없다는 것을 알 수 있다.

유럽 중앙부와 대영제국에서 볼 수가 있었던 상공업활동의 성장도 이

---

11) 오늘날에도 영국의 역사학자들 사이에선 산업혁명과 인구증가, 그리고 농산물의 풍작과 흉작 및 질병발생 등 여러 요인의 관계에 관해 많은 논의가 계속되고 있다. 그러나 이들은 대개 과학적 인구동태학의 영향을 받아 출생률이나 사망률 같은 계량적 연구나 토지의 생산력지수, 연령 및 성별구성, 물가지수 같은 수치의 계산에 힘쓸 뿐 질병 자체의 역할에는 별로 큰 관심을 기울이지 않고 있다. 그 실례로 Thomas McKeown, R. G. Brown & R. G. Record, "An Interpretation of the Modern Rise of Population in Europe," *Population Studies* 26, 1972, pp.341-382 참조. 그러나 질병양상의 변화를 분석한 학자도 있다. P. E. Razzell, "Population Change in Eighteenth Century England: A Reinterpretation," *Economic History Review* 18, 1965, pp.312-332은 질병을 중요한 요소로 취급하고 있다. 최근의 연구로는 Thomas McKeown, "Medical Issues in Historical Demography," in Edwin Clark(ed.), *Modern Methods in the History of Medicine*, London, 1971, pp.57-74 참조.

런 거시적 안목에서 바라볼 필요가 있다. 잉글랜드 중부지방과 런던을 중심으로 발전하였던 산업혁명에 따른 상공업의 발달은 대폭적인 동력기계의 사용을 가져왔다. 이러한 산업혁명 또한 신·구 양대륙에 넓게 확대된 유럽사회의 요구에 부응해서 생겨난 필연적 결과였다고 볼 수 있다. 그러나 이와 같이 보다 더 넓게 유럽세계를 확대시켜 식민지 활동이 활발하게 추진된 넓은 영역까지 포함시켜 보더라도 유럽은 1800년대에 불과 800만 명에서 1,000만 명 정도로 인구가 증가했을 뿐이었다.[12] 유럽의 인구증가는 같은 시기의 중국에서 볼 수 있었던 인구증가에 비하면 훨씬 규모가 적어서 약 1/5 정도에 그쳤다.

다른 문명세계에서도 1800년대에 인구가 별로 증가하지 않았다. 여기에는 그럴 만한 충분한 이유가 있었다. 인도에서는 아우랑제브 황제(1658~1707)의 치세 후반에 이르자 대규모의 국내소요가 시작되어 1818년까지 내란이 그치지 않았다. 이슬람 세계 전체를 보더라도 인구가 증가한 증거를 찾아볼 수가 없다. 인도의 무갈 왕조는 물론 오스만제국과 사파비 왕조는 다 같이 국력이 쇠퇴하여 정치적 혼란이 계속되었다.

그러나 18세기의 중국은 예외였다. 세계적인 생태학적 변화와는 대조적으로 중국에서는 크게 인구가 증가했다. 다른 지역에서도 인구증가의 가능성은 있었겠지만 이를 상쇄시킬 만한 여러 가지 사정이 생겨나 실제로 인구는 증가하지 못했다. 그러나 중국에서는 오랫동안 평화가 유지되었다. 또한 정부가 거둬들이는 조세나 연공도 제대로 상한선이 지켜져 일반주민에게 큰 피해를 주지 않았다. 다시 말하면 사태를 크게 악화시킬 수 있는 거시기생의 변화는 생겨나지 않았다. 점차로 빈번하게 늘어나기 시작한 전염병의 유행은 무서웠던 전염병들을 비교적 피해가 적은 소아 전염병으로 바꾸어 인구 자체에 주는 타격도 줄어 들었다. 따라서 인구의 급격한 증가에 수반되는 여러 가지 특징이 차례로 나타났다. 예컨대 성인 사망률이 떨어져 부모와 자식이 온전한 가정이 많아지고 이러한 상태가

12) 이 수치는 1800년경에 아메리카 각지에 살고 있던 유럽인 인구를 합산해 얻은 것이다. 보다 구체적인 것을 보려면 Reinhard and Armengaud, op.cit., pp.202-206 참조.

계속되자 더욱 어린이수를 증가시키는 결과를 가져왔다.

　이렇게 눈덩이 같이 불어난 팽창된 인구는 결국 중국의 농민들로 하여
금 같은 땅에서 보다 많은 식량을 생산하도록 강요했다. 그러나 정치적인
장애와 생태학적 문제가 많아 중국의 영토는 크게 늘어날 수가 없었다.
중국 정부는 1430년대에 해외이주를 금지했다. 이러한 조치는 그 후 역
대 지배자들에 의해 계속되었다. 따라서 아메리카대륙의 태평양 연안이
나 중국 본토와 가까운 필리핀이나 말레이 반도 같은 지역에 대규모의 중
국 이민은 불가능했다. 1640년대에 만주족이 중국을 지배하자 만주나 몽
고에 중국민들이 진출하는 것도 금지되었다. 새롭게 등장한 이들 지배자
들은 자신들의 조상이 살았던 지역과 그 곳 주민들의 유목생활양식을 그
대로 보존하고자 했다. 단지 남쪽으로만 중국인의 활동이 확장될 수 있었
다. 그러나 남방에서도 안남국이나 버마왕국 같은 곳에서는 조직적인 정
치적 저항이 있었고, 이 고장의 몬순우림지대에선 여러 가지 전염병의 위
험도 많아서 중국인들의 진출이 제대로 이루어질 수 없었다.

　영토가 늘어나지 않았지만 중국에서는 중국 내부에서 과거에 비해 두
배 가량 늘어난 인구를 먹여 살릴 수 있는 식량생산이 가능해졌다. 그것
은 같은 토지에 보다 많은 노동력을 투입시켜 농업생산량을 증가시키고
감자, 고구마, 땅콩 같은 아메리카대륙 원산의 새로운 작물을 대폭 도입
해서 경사가 심하거나 너무 건조해서 논농사를 지을 수 없었던 토지를 활
용함으로써 가능해졌다.

　다시 말하면 18세기에 중국은 지리상의 발견과 이에 따른 인간활동의
확대가 가져온 새로운 질병체계와 농작물의 도입 및 군사기술의 변화 같
은 요인들이 복합적으로 작용해서 인구 증가를 촉진하게 되었던 것이다.
세계의 다른 곳에서는 정치적 평화나 농업생산의 증가 같은 조건이 19세
기나 20세기에 들어와 갖추어져 18세기의 중국과 같은 인구증가를 나타
냈다. 그런 의미에서 볼 때, 중국은 다른 문명세계에 비해 1세기 이상을
앞섰다. 이러한 중국의 앞선 인구 증가는 중국 고유의 문화적 전통도 관
계가 깊었다. 제국 정부에 의한 중앙집권적인 지배체제를 정당한 정치형
태로 받아들여 온 중국에서 정치적인 통일이 실현되자 인구는 자연히 증

가될 수밖에 없었다. 유교의 교리도 관계가 깊었다. 유교는 부모로부터
자식에 이어지는 가정생활에 높은 가치를 주어 왔다. 이러한 가치관 때문
에 다른 문명세계에 비해 훨씬 앞서서 중국의 인구는 급격하게 증가할 수
있었다. 그러나 이러한 급격한 인구 증가에는 질병의 영향 또한 매우 중
요한 역할을 했다는 사실도 간과해서는 안될 것이다.

중국뿐만 아니라 각종 전염병에 많은 경험을 쌓은 다른 문명세계의 공
동체들도 이미 강력한 인구증가의 잠재력을 가지게 되었다. 그러나 이들
공동체들은 식량생산을 증가시키지 못했거나 파괴적인 거시기생을 억제
할 수 없었거나 아니면 이 두 가지 요인이 다 관여해서 가능성은 있었지
만 인구는 실제로 증가하지 못했다. 결국 이런 지역에서는 19세기에 이르
러 인구가 증가하기 시작했다. 단지 식민활동이 본격화된 일부 변방에서
는 문명사회의 앞선 농경기술이 도입되어 중국의 여러 지역에서 볼 수 있
었던 바와 같이 1800년 이전부터 부분적으로 인구가 증가하기도 했다.

실제로 이렇게 인구가 늘어난 지역으로는 러시아의 우크라이나 지방과
남·북아메리카대륙의 대서양 연안을 꼽을 수 있다. 러시아, 특히 우크라
이나에서는 18세기의 전 기간을 걸쳐 설치류에 의해서 옮겨지는 페스트
가 인구동태에 가장 큰 영향을 미치는 요인이었다. 예컨대 1771년에 있
었던 페스트 유행 때문에 모스크바에서는 5만 6,672명의 사망자가 생겼
다는 공식기록이 있다. 이 통계수치는 1664년에서 1666년에 걸쳐 발생
한 런던의 유명한 페스트에 비해서도 작은 수치가 아니다.[13] 그러나 농경
지가 늘어나자 쟁기로 경작되는 토지가 늘어나 땅 속에 구멍을 파고 사는
설치류의 서식가능한 땅도 줄어들었다. 그만큼 설치류로부터 사람들에게
옮겨지는 페스트 감염의 가능성도 줄어들었다. 땅을 가는 쟁기가 페스트
를 없앨 수는 없었겠지만 점차로 그 위험이 줄어든 것은 사실이었다. 18
세기에 러시아는 급격하게 인구가 증가했다. 1724년 추계치가 1,250만

---

13) Georg Sticker, *Abhandlungen* I, pp.176-177, 237ff. 1771년경 페스트에 대한
러시아정부의 공식적 반응은 John T. Alexander, "Catherine II, Bubonic
Plague, and the Problem of Industry in Moscow," *American Historical Review* 79,
1974, pp.637-671 참조.

명이었는데, 1796년에는 2,100만 명으로 늘어났다.14) 다시 말하면 페스트균을 가진 설치류가 농경지 확대 때문에 페스트를 감염시킬 수 있는 기회가 줄어들고 식량생산이 급격하게 증가해서 생겨난 결과라 말할 수 있을 것이다.

아메리카대륙의 개척자들은 선페스트를 두려워할 필요가 없었다. 그러나 유럽 문명과 각종 질병의 중심지로부터 떨어진 그들의 새로운 환경에 의해 새로운 문제점에 봉착하였다. 예컨대 아메리카 원주민들에게 무서운 파괴력을 보였던 천연두가 점차 백인 이주자들에게도 무서운 전염병이 되었다. 어렸을 때 천연두의 감염원과 멀리 떨어져 살다가 어른이 되어서야 이 전염병에 걸리게 되면 사정은 완전히 달라졌다. 추후에 좀더 자세히 설명하겠지만 당시에는 인두접종에 따른 위험이 컸다. 그러나 아메리카대륙의 이주민들은 이 접종을 환영했다. 이 인두접종법은 유럽의 의사들이 18세기에 보급시킨 천연두의 새로운 예방법이었다. 그러나 언제나 전염병에 노출되어 온 유럽 대부분 공동체에서는 기껏해야 어린 이밖에 죽이지 않는 천연두 예방을 위해 또 다른 위험을 무릅쓰고 인두접종을 맞으려 들지 않았다. 따라서 19세기까지 유럽에서는 인두접종이 보편화되지 못했다. 19세기에 이르러 보다 효과적인 우두법이 발명되어 천연두는 이제 치사율이 높은 전염병의 위치를 잃게 되었다.

18세기에 진행되었던 변방의 개발과 관련해서 아일랜드는 좋은 실례가 된다. 아일랜드는 땅의 면적으로 본다면 대단하지 않다. 그러나 18세기에 아일랜드는 극적인 인구동태를 나타냈다. 오랜 기간에 걸친 전쟁끝에 이 나라는 1652년에 평화를 되찾게 되었다. 영국인, 스코틀랜드인, 아일랜드인 등 각기 다른 민족 집단이 서로 다른 농업수단을 가지고 경제적 전망도 다른 상태에서 함께 살게 되었다. 정치적으로는 매우 불리한 처지에 있었지만, 대부분의 지역에서 가장 우세한 종족은 아일랜드인이었다. 이들이 살아 남아 성공할 수 있었던 가장 큰 비결은 재빨리 감자를 주요 작물로 도입한 데 있었다. 이들은 원래 소규모로 농사를 지었다. 영국인

---

14) Reinhard and Armengaud, *Histoire Generale de la Population Mondiale*, pp.180-181.

이 몇 마리씩 되는 가축으로 쟁기를 써서 농사를 지었지만 아일랜드인은 작은 땅에서 농사지을 수밖에 없어서 재빨리 감자를 받아들이게 되었다. 풍부하고 값싼 감자 생산 때문에 아일랜드인은 영국인 이주자들과의 경쟁에서 살아 남을 수 있었다. 스코틀랜드인의 농업기술이나 생활수준도 아일랜드인과 비슷했다. 따라서 얼스터 지방에서 감자를 재배해서 살아 남을 수 있었다. 18세기 초에 농작물의 흉작이 계속되어 종전에는 멸시해 왔던 감자재배가 점차 그 가치를 인정받게 되었다. 아일랜드인의 폭발적인 인구증가가 본격화된 것은 18세기 말 이후였다. 당시 영국에서는 곡물 가격이 올라 아일랜드를 지배했던 영국인 지주들에게 농업은 더없이 높은 수익을 주는 사업이 되었다. 이러한 영농에도 많은 노동력이 필요했다. 원주민인 아일랜드인들은 1에이커쯤 되는 작은 감자밭을 제공받는 조건으로 노동력을 제공하는 경우가 늘어났다. 이들은 이 정도의 작은 농경지만 있으면 감자를 재배해서 한 가족이 충분히 살아 남을 수가 있었다. 물론 이들의 생활은 가난하고 비참했지만 영양상태가 그렇게 나쁘지는 않았다.15)

18세기에 아일랜드와 중국은 다 같이 급격한 농촌 인구의 증가를 보였다. 그 후 이런 경향은 다른 지역에서도 뒤늦게 나타났다. 영국에서도 산업혁명이 본격화됨에 따라 인구와 질병의 역사도 본격적인 변화를 나타내기 시작했다. 부족한 식량을 대량으로 수입하기 시작한 것은 1870년대 이후였다. 그 이전까지 영국의 도시인구 증가에는 이 도시를 둘러싸고 있는 농촌의 식량증산이 불가결한 선행조건이었다. 이를 위해 농기구, 비료, 작물의 순환재배, 종자의 선택, 식량저장법과 보존법 등이 광범위하게 개량되었다. 이 중에서도 특히 중요한 변화를 든다면, 농지에 생겨나기 쉬운 잡초를 억제하기 위해 땅을 놀리는 방법을 없앤 점이다. 순무우 같은 농작물은 그 생육기에 밭갈이를 해 주어야 하기 때문에 이런 작물을 재배

---

15) 아일랜드의 인구에 관해서는 Robert E. Kennedy, Jr., *The Irish: Emigration, Marriage, Fertility*, Berkeley and Los Angeles, 1973을 참조. 또한 감자의 역할에 관해서 보다 더 자세히 알려면 필자의 박사학위 논문인 "The Influnce of the Potato in Irish History," Cornell, 1947 참조.

하면 잡초도 없애고 값 나가는 농작물도 함께 생산할 수 있었다. 이렇게 해서 농업생산력은 약 1/3쯤 더 늘어났다.

17세기 후반에 생겨난 이 새로운 영농법은 북해 지방에까지 확산되었다. 이러한 농경법은 또 하나의 뜻하지 않은 부산물을 가져왔다. 잡초를 없애기 위해 농토를 놀리는 대신 순무우와 함께 심기 시작한 자주개자리풀의 재배는 과거에는 상상도 하지 못했던 만큼 대량의 가축용 사료를 제공해 주었다. 따라서 가축의 마리수가 급격하게 늘어나서 사람이 이용할 수 있는 식육과 우유공급이 확대되어 영양개선에 크게 도움이 되었다. 이렇게 되자 말라리아를 매개하는 아노펠레스 모기도 사람의 혈액보다 훨씬 그들이 좋아하는 소의 혈액을 충분히 제공받을 수 있게 되었다. 종래에는 소가 많지 않아 말라리아 병원체의 숙주 구실을 제대로 하지 못해서 사람의 피를 흡혈했던 모기들도 이제는 충분한 양의 혈액을 소로부터 공급받을 수 있을만치 소가 늘어나자 유럽 각지에서는 사람에게 옮겨지던 말라리아 감염의 사슬이 끊기게 되었다. 그 결과 사람에게 옮겨지던 말라리아는 지중해 연안지역으로 후퇴해 버렸다. 지중해 연안은 여름철에 강우량이 적어서 가축을 기를 만큼 충분한 사료를 생산할 수 없었다. 그 결과 북서 유럽지방의 주민들에게 오랫동안 가장 중요한 만성전염병이었던 말라리아가 새로운 영농법의 보편화에 힘입어 완전히 사라져 버리게 되었다.16)

이 새로운 영농법의 도입은 또 다른 생태학적 변화를 가져왔다. 가축의 수가 늘어나자 사람들은 더 많은 우유와 고기를 먹을 수가 있게 되어 단백질 섭취량이 증가했다. 그 결과 여러 가지 전염병에 효과적으로 저항할 수 있는 항체를 생산하는 능력도 향상되었다. 이 때 항체는 단백질이며 단백질이 제공하는 재료로 형성된다. 그 결과 여러 계층의 사람들이 전염병에 효과적으로 대항할 수 있는 저항력도 향상되었다.

이외에도 새로운 영농법 때문에 생겼다고 믿어지는 것이 또 하나 있다. 그것은 18세기에 영국에서 급속하게 진행되었던 공휴지나 황무지를 사유지로 만들기 위해 담을 쌓기 시작한 일이다. 그 결과 가축을 과잉 사육하

16) L. W. Hackett, *Malaria in Europe: an Ecological Study*, pp.53-96.

는 고장이 줄어들게 되었다. 점차로 소나 양을 개인이 소유하여 나누어 갖게 되자 가축의 건강에도 좋은 영향을 주게 되었다. 과거에는 흔히 공동 목초지에서 가축을 길렀기 때문에 목초지의 한계를 벗어나 과잉 사육하는 경우가 많았다. 마을의 모든 사람들은 자신들에게 부여된 권리를 최대한 행사하여 이익을 극대화시키기 위해 공동 목장에서 너무 많은 가축을 길렀다. 그러나 사유지를 만들기 위해 담을 쌓게 되자 가축이 먹을 수 있는 사료가 나아졌다. 또한 가축 간의 질병감염도 막을 수 있게 되었다. 과거에는 가축들이 마을의 공동목초지에서 함께 지냈기 때문에 이웃 마을의 가축과 접촉하는 경우가 흔했다. 대부분의 공동목장은 이웃 마을의 목초지와는 아무런 담이나 울타리 없이 이웃해 있었다. 따라서 이웃 마을의 전염병이 쉽게 마을 안의 가축에 퍼지기 쉬웠다. 울타리가 생겨나 일정한 목초지 안에서 기르게 되자 가축의 전염병도 발생하기 어렵게 되었다. 이러한 변화는 사람의 건강에도 큰 의미를 지니게 되었다. 소의 결핵이나 브루셀라증과 같은 여러 가지 동물의 전염병은 충분히 사람에게도 전염될 수 있는 것이다.[17] 이러한 전염병의 감소와 두드러진 말라리아의 소멸은 1650년부터 1750년 사이에 걸쳐 잉글랜드의 질병양상을 크게 변화시켰다. 이와는 대조적으로 프랑스에서는 공동 목장을 이용하는 가축 사육법이 계속되고, 18세기에도 새로운 영농법이 도입되지 않아 프랑스 농민의 건강상태는 매우 좋지 않았다. 프랑스 전역에서 여러 가지 전염병과 만성병이 유행했다. 유행성독감, 이질, 그리고 군대에 생겨난 발한열(장티푸스) 등 위험한 전염병이 제대로 질병 통계가 잡히기 시작한 1775년 이후에도 프랑스 농민들에게 흔했다.[18] 두 나라 모두 기본적으로 농업국가였으나 18세기를 통해 프랑스보다 영국의 인구증가가 앞섰다는 사실로 미루어 추측컨대 영국 농촌의 건강상태가 프랑스에 비해 좋았다는 것

---

17) Gordon Philpot, "Enclosure and Population Growth in Eighteenth Century England," *Explorations in Economic History* 12, 1975, pp.29-46을 보고 필자도 이런 생각을 갖게 되었다.

18) Jean-Paul Desaive(ed.), *Medecins, Climat et Epidemies a la Fin du XVIIIe Siecle*, Paris, 1972; Jean-Pierre Goubert, *Malades et Medicins en Bretagne 1770-1970*, Paris, 1974.

은 확실하다. 프랑스에서는 질병발생에 관련된 공식기록이 1775년부터 작성되기 시작했지만 불행히도 영국에서는 이와 비교할 만한 정부통계가 없다.

1650년 이후 1세기 간에 걸쳐 계속된 잉글랜드 농촌의 건강상태 향상은 또 다른 결과를 가져왔다. 그것은 곧 농업노동의 효율이 크게 향상된 점이다. 건강한 사람은 일을 잘한다. 또한 규칙적으로 일을 할 수 있다. 농업노동자들이 농작물이 한창 자라는 생육기간 동안 체력을 크게 소모시키는 각종 전염병 유행에 시달리지 않게 되면 제때에 일을 할 수 있고 농업생산에도 차질을 주지 않게 된다는 것은 자명한 이치이다. 이렇게 농민의 건강상태가 개선되자 적은 수의 농업노동자들이 당시에 늘어만 갔던 도시주민들의 식량을 공급할 수가 있게 되었다. 이러한 배경 아래 18세기의 특징적 현상으로 영국의 도시는 크게 발전할 수 있었다. 그렇지 않았다면 영국의 도시는 제대로 발전할 수 없었을 것이다.

3. 새로운 의료기술: 인두접종

18세기에 영국에서 생겨난 질병 발생의 이러한 변화는 위에서 지적한 바와 같이 예상할 수 없었던 생태계의 변화 때문에 생겨난 결과뿐만 아니라 인간의 의도적인 인두접종이란 새로운 의료기술의 도입 때문에 생겨난 것이기도 했다. 이 접종법은 1721년에 영국으로 도입되어 이듬해엔 왕실의 자녀들도 접종을 받게 되었다. 그 접종법은 천연두 환자의 고름집에서 채취한 고름을 접종받아야 할 사람의 피부에 만든 작은 상처에 넣어주는 것이었다. 드물지만 이렇게 접종을 받은 사람들 중에는 실제로 천연두가 발병해서 죽는 사람도 있었다. 그러나 대개 발진이 약간 생겨날 뿐 증상은 가벼웠다. 접종 결과 얻게 되는 면역력은 자연적으로 천연두에 걸린 것과 다를 바가 없었다.

이 접종법은 간단하고 그 효과가 점차 인정되어 집단적으로 접종이 실시되었다. 1740년대에 이르자 잉글랜드 전역에 보급되었다. 심각한 부작용의 위험이 줄어들 수 있게끔 개량되자 1770년대 이후에는 시골에 작은 마을에서도 보편화되어 갔다.

그러나 이러한 인두접종법은 런던 같은 대도시에선 별로 인기가 없었다. 이런 혁명적인 접종법은 농촌이나 작은 소도시에서는 보편화되었지만 큰도시에서는 별로 인기가 없었다는 사실은 질병발생 양상이 도시와 농촌 간에 각기 다르다는 사실을 따져 본다면 쉽게 이해될 수가 있을 것이다. 천연두는 이미 도시에서는 흔한 소아전염병이었다. 그러나 농촌에 가면 아직도 전염병의 성격을 띠고 어린이뿐 아니라 젊은 청년들에게도 유행했다. 젊은 청년들의 죽음은 어린이의 사망보다 훨씬 더 심각한 문제였다. 따라서 작은 도시나 촌락에서 인두접종에 관심이 높을 수밖에 없었다. 인두접종은 이런 작은 공동체에게는 심각한 천연두 문제를 해결시켜주는 좋은 방편이었다. 그러나 런던 같은 대도시에서는 오히려 어린애가 많아서 골치를 앓는 가난한 사람들이 많았다. 따라서 농촌의 경우와 같이 천연두를 예방하기 위해 별도로 접종을 받으려는 경우는 많지 않았다.[19]

18세기를 통해 천연두에 의한 사망자수는 공식적인 런던의 사망통계를 보아도 퍽 많았다. 런던에서 점차로 천연두의 위협이 줄어들기 시작한 것은 1840년대 이후였다. 그것은 보다 안전한 우두법이 도입되어 인두접종에 대한 거부감이 극복된 후 얻어진 결과였다.[20] 영국의 여러 농촌이나 소도시에는 천연두 바이러스에 의한 인두접종법이 이보다 70년 내지 100년쯤 앞서 보급되어 있었다. 그 결과 농촌 주민의 건강상태가 개선되어 인구증가가 계속될 수 있었다.

유럽대륙에서는 인두접종에 대한 반대가 꽤 오랫동안 계속되었다. 인두접종을 반대하는 사람들은 이러한 접종을 신의 뜻에 대한 일종의 간섭

---

19) P. E. Razzell, "Population Change in Eighteenth Century England: A Re-interpretation," *Economic History Review* 18, 1965, pp.312-332; D. E. C. Eversley, "Epidemiology as Social History," Foreward to Charles Creighton, *A History of Epidemics in Great Britain*, 2nd ed., New York, 1965, p.29.

20) 천연두가 런던의 심각한 보건문제였다는 사실에 관해서는 William A. Grey, "Two Hundred and Fifty Years of Smallpox in London," *Journal of the Royal Statistical Society* 45, 1882, pp.399-443 참조.

이라 했다. 때로는 건강한 사람들 사이에 위험한 전염병을 쓸데없이 전파시키는 행동이라고 비난받았다. 영국에서는 이러한 반대 이론은 1721년부터 1740년에 걸쳐 영국 학술원의 주관 아래 실시된 논리적이고도 세심한 통계학적 조사에 의해 완전히 사라지게 되었다. 그러나 프랑스에서는 루이 15세가 1774년에 천연두 때문에 죽을 때까지 인두접종에 대한 조직적 저항은 계속되었다. 그 이후에도 유럽대륙에서는 인공면역에 의해서 천연두에 대항할 수 있는 접종법은 19세기에 이르기까지 크게 환영받지 못하였다.[21]

그러나 영국의 식민지였던 아메리카 대륙에서는 인두접종법은 18세기 초에 이르자 크게 인기를 끌게 되었다. 아메리카대륙에서는 천연두가 성인에게도 많이 유행할 수 있는 무서운 전염병이었다. 원주민 집단에 생겨난 천연두 유행의 결과를 충분히 인식하고 있었다. 또한 이주민 사회는 영국의 작은 농촌과 같은 소규모 촌락구조를 가지고 있어 간헐적으로 찾아오는 전염병 유행에 제대로 저항할 수 없었다.[22] 18세기에 볼 수 있었던 아메리카 식민지의 인구증가에는 인두법의 보급에 따른 천연두 사망률의 저하도 크게 기여했을 것이다. 또한 변방의 백인 식민지에서는 원주민들과 똑같이 천연두를 위시해서 여러 전염병이 돌았기 때문에 인두법은 이런 지역사회에 크게 도움이 되었다. 실제로 원주민 사이에 천연두가 창궐한 배후에는 고의적인 세균전 같은 활동이 있었던 것 같다. 예컨대 1763년에 제프리 암허스트 경은 천연두의 병균이 묻은 모포를 아메리카 원주민들에게 나누어 주라고 명령했고 실제로 이런 명령은 집행되었다. 그 후 예상했던 결과가 나타났는지 기록에는 남아 있지 않다.[23]

21) Genevieve Miller, *The Adoption of Inoculation for Smallpox in England and France*, Philadelphia, 1957, pp.194-240.
22) 초기의 종두접종에 크게 공헌한 선구자는 목사 카튼 메더(1728년에 사망)였다. Genevieve Miller, "Smallpox Inoculation in England and America: A Re-appraisal," *William and Mary Quarterly* 13, 1956, pp.476-92 참조. 식민지시대 미국의 전염병 유행에 관해서는 John Duffy, *Epidemics in Colonial America*, Baton Rouge, 1953 참조.
23) J. C. Long, *Lord Jeffrey Amherst, Soldier of the King*, New York, 1933, pp. 186-187 참조

스페인이 점령하고 있었던 라틴 아메리카에서 원주민들을 천연두로부터 지키려는 정부의 노력은 스페인 본국에서 인두접종법이 공인된 후 시작되었다. 영국의 유능한 시골의 개업의 에드워드 제너가 백신을 발견하고, 1798년에 그 성과를 공식적으로 발표한 후 얼마 되지 않아 스페인 정부는 이 우두법을 공식적으로 인정했다. 제너는 젖을 짜는 여인들이 천연두에 걸리지 않는다는 사실에 관심을 갖고, 소의 뒷바라지를 하다 보니 이 여인들이 우두에 걸려 천연두를 예방할 수 있지 않을까 추측하게 되었다. 그는 우두를 사람에게 접종하는 실험을 거듭했다. 그 결과 천연두에 대한 면역이 생긴다는 사실이 밝혀졌다. 이 때 우두는 사람에게 아무런 피해를 주지 않는다는 것도 알아냈다. 따라서 이런 예방접종을 반대해 온 이론적 근거는 사라졌다. 그 결과 이 새로운 우두법은 유럽 전역으로 빠르게 확산되어 나갔다.

제너의 연구결과가 공식화된 후 수년도 되지 않은 1803년에는 스페인 본국에서 파견된 의사들이 멕시코에 도착해서 이 곳 의사들에게 이 새로운 기술을 전수하기 시작했다. 1807년에는 또 다른 의사들이 필리핀을 향해 출발해서 스페인의 머나먼 식민지에서 똑같은 일이 되풀이되었다. 이 시기에 이르자 백신에 의한 종두법은 신세계의 의사들에게 확실하게 전수되었다. 그 후 원주민 공동체들도 본격적으로 이러한 보건의료사업의 혜택을 받게 되자 오랜 기간에 걸쳐 원주민 집단을 뿌리채 파괴시켜 온 이 무서운 전염병은 라틴 아메리카에서 점차 사라지게 되었다.[24]

그러나 유럽대륙의 대부분 기독교국가들은 영국보다는 프랑스의 경우와 비슷해서 좀처럼 인두접종은 환영받지 못했다. 1800년 이후에나 점차로 수용되기 시작했다. 카체리나 2세는 1768년에 인두법을 러시아에 도입했다. 그녀는 한 사람의 영국 의사를 초빙해서 자신과 황태자에게 인두법에 의한 접종을 실시하도록 했다. 그러나 이 의사의 혜택을 받은 사람

---

24) Sherburne F. Cook, "F. X. Balmis and the Introduction of Vaccination to Spanish America," *Bulletin for the History of Medicine* 11, 1941, pp.543-560; 12, 1942, pp.70-101. 이 병은 라틴아메리카 정부의 관심을 오랫동안 끌어온 중요한 보건문제였다. Donald B. Cooper, *Epidemic Disease in Mexico City, 1761-1813: An Administrative, Social and Medical Sutdy*, Austin, Texas, 1965 참조.

은 극히 제한된 왕실의 일부 사람뿐이었다. 1774년에 루이 15세가 천연
두로 죽은 후 프로이센의 프리드리히 대제는 인두법을 받아들여 왕실뿐
만 아니라 국내의 많은 의사들에게 그 기술을 전수시켰다. 그러나 유럽대
륙의 서민계층까지 이 예방법이 적용된 것은 군대의 강제접종에서 비롯
되었다. 1776년에 조지 워싱턴은 휘하 부대의 모든 병사에게 종두의 접
종을 명령했고, 1805년에는 나폴레옹이 모든 군인들에게 개량된 종두를
맞도록 명령하였다.25) 그런 의미에서 볼 때 유럽대륙에서 천연두의 효과
적인 예방법으로 종두법이 보급된 것은 나폴레옹전쟁의 부산물이었다고
할 수 있다. 실제로 유럽의 역사를 통해 앞선 여러 세기와는 판이하게 19
세기 전 기간 동안 크게 인구가 증가한 것은 오랫동안 이들 공동체를 괴
롭혀 온 천연두를 효과적으로 예방하게 된 당연한 결과였다고 할 수 있을
것이다.

그러나 터키의 일부 지역에서는 오래 전부터 유럽보다 훨씬 앞서서 종
두법이 실시되어 왔다. 원래 인두법은 터키로부터 영국에 전수되었다. 오
스만제국 주재 영국 대사의 아내였던 메리 워틀리 몬타규 부인(1690~
1762년. 앤 여왕 및 조지 1세의 왕실에서 일했던 여자로서 18세기의 전
형적인 서간작가였다. 남편의 임지였던 콘스탄티노플로부터 고국에 보낸
서간집이 특히 유명하다—역자 주)이 1721년에 블루머(여자용 반바지—
역자 주)나 터키풍 모자 같은 동방의 진기한 산물과 함께 인두법을 런던
에 소개했다.26) 파두아의 유명한 의학교에서 유럽의학을 배운 콘스탄티
노플의 그리스 의사 두 사람이 이 새로운 기법을 소개하는 역할을 담당했

---

25) Harry Wain, *A History of Preventive Medicine*, Springfield, Illinois, 1970,
   pp.177, 185, 195.
26) 메리 여사는 미국의 풍물에 대해서 영국인들이 새롭게 대하도록 했다. 즉 쓸데
   없는 공포심이나 경멸, 또는 빈곤으로 인한 외부의 위협에 그저 경의를 표했던
   종전의 태도와는 다른 반응을 불러일으켰다. 그녀를 중심으로 한 일련의 사람들
   은 오스만제국의 생활방식이나 사람들의 행동양식에 강한 흥미를 가졌다. 이들
   은 생활에 여유가 있었고, 외부세계에 호기심을 가졌지만, 자신들의 전통적 생
   활양식에 대한 우월감도 가지고 있었다. 따라서 메리 여사를 위시한 귀족집단은
   아무 편견 없이 이런 외부의 풍물을 받아들일 수 있었다. Norman Daniel, *Islam
   and the West: The Making of an Image*, Edinburgh, 1960 참조.

다. 이들은 오래 전부터 터키의 민간 예방법으로 전수되어 온 인두법을 작은 책자에 담아 유럽의학계에 소개했다. 이 책은 영국과 많은 나라에서 출판됐다. 이 소책자에 따르면 인두법은 이미 모레아나 테사리 같은 고장의 그리스인 농부들 사이에 널리 보급되어 왔다고 콘스탄티노플에서는 믿었다고 했다.

그러나 이미 인두종법은 오래 전부터 아라비아나 북아프리카, 페르시아 그리고 인도 같은 곳에서는 민간요법의 일환으로 널리 실시되어 왔다.[27] 천연두 바이러스가 들어 있는 솜으로 된 면봉을 코 속에 집어넣는 중국식 접종법은 이미 1700년에 런던에도 알려진 바 있다.[28] 중국의 여러 문헌에 따르면 11세기에 인도의 접경지역에서 들어온 한 사람의 현자로부터 전해진 기법이라고 한다. 그 후 이 접종법은 크게 보급되었다고 한다.[29] 결국 어린이에게 인두를 접종하는 방법은 오래 전부터 아시아의 여러 지역에서 민간요법으로 전파되어 왔다는 사실을 알 수 있다. 이렇게 오랜 세월을 거친 후 18세기에 이르러 유럽의학계의 주목을 받아 공인된 일종의 의료기술이 되었다.[30]

이 예방법이 민간요법으로 오래 전부터 보급되어 왔지만 유럽의학계가 18세기에 이르러 겨우 이 방법을 받아들인 이유는 무엇일까. 또한 이러한 의료기술은 왜 영국에서 먼저 받아들여졌을까.

이러한 해답 중 하나는 우연한 것이었다. 메리 워틀리 몬타규 부인이

---

27) Perrot Williams, M. D., "A Method of Procuring the Small Pox Used in South Walse," *Royal Society of London, Transactions Abridged III, Transactions to the Year 1732*, eds. by John Eames and John Martyn, London, 1734, pp.618-620 에 따르면 웨일즈에서는 이미 1721년 이전에 인두접종이 실시되었는지도 모른다. 또한 C. S. Dixon, *Smallpox*, p.216에 따르면, 일부 사람들에 의해 인두접종이 폴란드(1671년), 스코틀랜드(1715년), 나폴리(1754년)에서 행해졌다는 기록도 있다.

28) Genevieve Miller, *The Adoption of Inoculation*, pp.48-67.

29) K. Chimin Wong and Wu Lien-teh, *History of Chinese Medicine*, pp.215-216.

30) 종두는 젊은 여자들을 터키제국 고관들의 후궁으로 보낼 때 깨끗한 피부를 보존시키는 수단으로 코카서스 사람들 사이에서 만들어졌다는 볼테르의 그럴 듯한 얘기는 확실한 근거가 없다. *Voltaire, Lettres Philosophiques*, reprinted in Paris, II, 1915, p.130 참조.

종두법에 관심을 갖게 된 것은 그 나름대로 이유가 있었다. 그녀는 상류 사회의 이름난 사교계의 귀부인이 된 후 천연두에 걸려 이쁜 얼굴을 망쳐 버렸다. 그러나 터키로부터 그녀가 보낸 소식에 런던이 민감하게 반응하게 된 것은 18세기 초 10여 년 간에 걸쳐서 유럽의 여러 왕가에 천연두 때문에 사망한 사람들이 생겨나 영국의 정치나 외교에 심각한 영향을 주었다는 사실도 배경에 깔려 있다. 1700년에 단 한 명의 정통 왕위계승자였던 앤 여왕의 아들이 천연두 때문에 죽자, 영국에서는 왕위계승이 또 다른 커다란 문제가 되었다. 그 후 잉글랜드와 스코틀랜드를 합병하고 하노버 왕가로부터 왕을 영입하기로 결정한 직후인 1711년에 독일황제인 합스부르크 왕가에 역시 천연두가 발생해서 사람이 죽자 동맹을 맺고 프랑스와 대항했던 열강 사이에 스페인 계승전쟁을 계속하면서 추진해 왔던 여러 계획이 수포로 돌아가 버렸다. 이런 사건들은 비교적 짧은 기간 동안 일어나 영국정치사에 큰 영향을 끼쳤다. 따라서 영국의 지배층은 자연히 천연두의 위험에 민감한 반응을 보일 수밖에 없었다. 이 병에 의한 젊은이의 불행한 사망을 막고자 영국학술원 회원에 의한 예방방법에 관련된 연구가 마침 진행되던 도중 메리 워틀리 몬타규 부인으로부터 런던의 의학계와 왕실에 종두법이 소개되었던 것이다. 그 결과 이 방법은 적극적으로 검토되고 과학적인 평가를 받게 되었다.[31]

　요약컨대 개인적인 우발적 사건과 정치적인 관계, 그리고 전문의료단체 및 광범위한 정보망의 형성 같은 각종 요인들이 망라되어 18세기의 무서운 전염병이었던 천연두를 유럽의 의사들은 충분히 관리할 수 있게 되었던 것이다. 그런 의미에서 볼 때 천연두를 예방하기 위한 종두법의 도입은 조직적인 의료활동이 통계적으로 의미를 가질 정도로 크게 인구증가를 가져온 역사상 최초의 공식적인 공헌이었다고 할 수 있을 것이다. 물론 1700년 이전에도 오랫동안 중국이나 아시아 여러 지역에서는 종두법이 실시되어 인구증가에 도움을 준 경우도 있었겠지만 이것은 어디까지나 과거에 흔했던 민간요법의 수준에서 벗어나지 못한 활동이었다. 엄

31) C. W. Dixon, *Smallpox*, pp.216-227; Genevieve Miller, *The Adoption of Inoculation for Smallpox in England and France*.

격한 의미에서 이런 활동은 도처에서 우리 인류가 소박하지만 각양각색
의 신비한 설화와 함께 정당화해 온 위생규칙과 비슷한 수준의 것이었다.
유럽인들에 의해 본격적인 연구가 시작되었던 시기에는 인두종법은 이
미 근동지방에서는 일종의 민간요법으로 일련의 신화나 의식과 더불어
정착되어 있었다. 종두를 받는 사람들은 천연두를 사는 사람으로 취급되
고 흥정을 제대로 하려면 종두를 파는 사람에게 의식을 통해 일종의 선물
을 주어야 했다. 종두는 대개 엄지손가락과 집게손가락 사이에 실시해서
누구나 흉터를 알아볼 수 있게 했다. 따라서 종두를 시술받은 사람은 일
종의 의식을 마친 사람으로 간주되었다. 이런 의식은 일종의 상행위를 모
방했지만 이런 민간요법이 대상들을 통해 소개되었다는 것은 쉽게 이해
할 수 있을 것이다. 대상무역에 종사했던 상인들은 특히 천연두 예방이
필요했다. 따라서 종두법이 보급된 지방에서 우선 이들이 듣고 스스로 시
험해서 대상교역이 중요한 장거리 교역형태가 된 유라시아대륙과 아프리
카의 여러 지역에서 일종의 민간요법으로 보편화되었다는 것은 쉽게 상
상될 수 있다.32)

이미 제5장에서 지적한 바와 같이, 선페스트 또한 아시아대륙과 동유
럽의 여러 곳에 이와 똑같은 길을 따라 전파됐다. 페스트의 유행과 천연
두에 대한 효과적인 예방법이 거의 같은 시기에 같은 길을 따라 전파되었
다는 사실에는 일종의 인구이동이 관여했다는 사실을 알 수 있다. 그러나
종두법이 서유럽에 전파된 시기에는 이미 페스트가 소멸되어 인구증가의
가능성만 더욱 커지게 되었던 것이다.

유럽은 이미 다른 지역과는 달리 의사들은 나름대로 전문적으로 조직
화되어 있었다. 따라서 새로운 요법이 생겨나면 서민을 상대로 의료활동
을 했던 의사들에게도 급속하게 퍼져 나갈 수 있었다. 여러 지방에서 많
은 사람들이 새롭게 소개된 예방법의 혜택을 받길 원하자 이들은 곧 집단

---

32) 종두에 관련된 중동지방의 풍습에 대해서는 Patrick Russell, "An Account of
Inoculation in Arabia in a Letter from Dr. Patrick Russell, Physician at Aleppo
to Alexaner Russell, M.D., F.R.S.," *Philosophical Transactions of the Royal Society*
18, 1768, pp.140-150을 참조. 러셀의 보고서는 영국 학술원의 문의에 대한 회
답이었다.

적인 규모로 종두를 실시해 주었다. 따라서 유럽에서는 종두법이 의학계에 관심을 끌게 된 후 얼마 되지 않아 일종의 특수한 의료기술이 되었다. 그 결과 더 나은 종두법을 발견하려는 조직적인 노력이 생겨났다. 이러한 노력을 통해 생겨난 눈부신 결과가 우두백신에 의한 새로운 종두법이었다. 이 우두법은 인두법이 유럽에 소개된 지 1세기도 채 되지 않아 생겨난 것이었다.

이러한 과정에서 특히 주목할 만한 사실은 이 우두법이 당시 유럽의 강력한 의학정보체계를 통해 재빨리 전 세계에 보급되었다는 점이다. 예컨대 켄터키 주에서는 한 의사가 1803년까지 소도시 렉싱턴에서 약 500명에게 우두를 접종했다.33) 1805년에는 러시아의 의사들이 중국과의 접경지방인 키야트카에서 원주민들에게 종두를 실시했고, 같은 해에 마카오의 포르투갈 의사는 중국 남부에서 크게 천연두가 유행하자 급히 필리핀으로부터 우두백신을 받아들이기도 했다.34) 또한 놀랍게도 1812년에는 러시아의 영토가 아니었던 부카라나 사마르칸트의 타타르 상인들이 아라비아말과 차카타이-터키말을 사용하여 카잔에서 인쇄한 제너의 우두법에 대한 상세한 설명을 실은 소책자가 나오기도 했다. 이것은 아마도 우두법을 아시아의 러시아령 전역에 보급시키려는 러시아 정부의 조직적 노력의 일환이었을 것이다.35)

이제 유럽의 일반적인 발전과 질병의 역사에 관련해서 두 가지 사실을 지적해 두고 싶다.

첫 번째로, 18세기 동안 영국은 프랑스에 비해 훨씬 앞서서 발전했는데, 이러한 배경 가운데 영국의 현저한 인구증가를 빼놓을 수 없다. 영국은 프랑스보다 앞서서 인구증가가 시작됐고, 그 후에도 오랫동안 이런 인구증가는 계속되었다. 물론 한 나라의 국가 발전에는 그 나라의 정치제도나 이용가능한 석탄과 철광석의 분포, 사회구조, 가치관, 개인의 창조력

---

33) J. S. Chambers, *The Conquest of Cholera*, New York, 1938, p.11.
34) Wu Lien-teh, "The Early Days of Western Medicine in China," *Journal of the North China Branch of the Royal Asiatic Society*, 1931, pp.9-10; K. Chimin Wong and Wu Lien-teh, *History of Chinese Medicine*, pp.276-280.
35) 일리노이 대학교 인류학과 교수 심킨 박사의 서신에 의거했다.

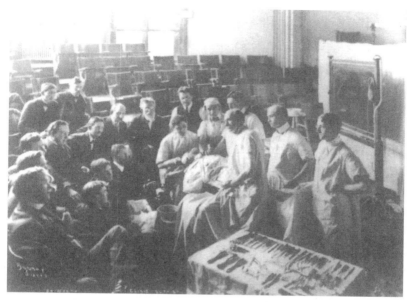

▲ 여러 사람들 앞에서 수술하는 모습. 당시엔 소독이 충분히 되지 않았다(1901년)

등 다양한 요소가 관계를 갖는다는 것은 두말 할 여지가 없다. 그러나 영국의 농촌에서 페스트와 말라리아를 위시해서 여러 가지 전염병이 사라져 버린 사실 또한 간과해서는 안될 것이다. 또한 영국이 일찍부터 천연두의 계획적 예방에 앞섰다는 점도 빼놓을 수 없을 것이다. 확실히 이러한 영국과 프랑스의 각기 다른 질병사가 이들 두 나라의 인구동태에 크게 영향을 끼치게 되었을 것이다. 18세기 동안 진행된 이와 같은 질병양상의 변화는 유럽의 역사에는 물론 세계사에 중대한 영향을 끼쳤다. 1763년을 경계로 나타난 대영제국의 적극적인 해외진출과 프랑스의 상대적인 세력 약화는 유럽뿐 아니라 아메리카대륙과 아프리카, 그리고 아시아의 역사에 중대한 영향을 끼쳤다.

두 번째로는 18세기를 통해 과학적인 의학의 역할에 관련된 점이다. 18세기를 통해 의학도 발전했다. 그러나 본격적인 과학적 의학의 발전은 미래에 기대해야 할 입장에 있었다. 전염병이 점차로 감소했지만 의학 발전에 의해 생겨난 결과라기보다는 사람들이 제대로 의식할 수 없었던 생태계의 변화 때문에 생겨났다고 보아야 할 것이다. 물론 18세기를 통해 계몽주의적인 철학사상과 사회풍조가 기본적인 배경을 이루었던 것은 사실이다. 그러나 예기치 않은 돌발적인 질병 때문에 많은 사람들이 죽어가는 생활환경 속에서는 우주가 일종의 거대한 기계와 같아서 그 운동이 규칙적이라고 이해하는 사상은 목전에 생기는 인간의 삶과 관련해서 제대로 인간문제를 설명하기 어려웠을 것이다. 전염병과 같은 무서운 질병이 사람들에게 큰 피해를 주는 환경 속에서는 어떠한 논리나 철학으로도 이런 현상을 제대로 해석할 수도 예상할 수도 없어서 이러한 위협을 직접 받고 있는 이들의 입장에서는 기계론적 우주관은 별다른 의미가 없었을 것이다. 따라서 17세기에 이룩된 천문학자나 수학자의 여러 가지 발견이 일반인의 세계관에 결정적으로 영향을 주려면 인간의 정신과 육체에 심각한 영향을 주어 왔던 전염병의 발생이 줄어야만 했다. 실제로 페스트나 말라리아가 없어지고 천연두가 예방가능하게 되자 비로소 18세기의 진보적인 사상은 확산될 수 있는 선행조건을 갖추게 되었던 것이다.

치사율이 높은 전염병이 하루아침에 한창 나이의 건강한 사람을 죽게 하는 일이 점차 사라지게 되자 이러한 죽음을 설명하기 위한 신의 섭리 같은 것은 더 이상 필요가 없게 되었다. 또한 이런 정향적인 환경에서는 당연히 기계론적 세계관이 질병의 보다 효과적인 예방법 발전에도 크게 도움을 주게 되었다. 실제로 경험에 입각해서 전문화된 의료인이 새로운 요법을 찾아 나서게 되고 이러한 활동은 더욱 촉진될 수 있었던 것이다. 그 결과 의학의 발전은 본격화되고 인간의 지성이나 기술이 기계뿐만 아니라 사람의 건강에 관련해서도 인간생활을 개선시킬 수 있다는 생각이 점차 확산되기 시작했다.

이런 관점에서 볼 때 유럽의 질병사나 질병 양상의 변화는 유럽의 문화사 내지 정치사에 깊은 영향을 주었다고 할 수 있다. 1492년부터 1648년에 이르기까지 지리상의 발견에 뒤이어 유럽사람들은 인간이나 각종 산물은 물론 사상과 질병의 대이동에 따른 충격에도 적응해야만 되었다. 따라서 이들이 지녀왔던 오랜 문화적 전통이 받은 충격도 컸다. 이 시기에 종교개혁과 종교전쟁의 정치 및 이념적인 폭풍이 거세게 나타났다. 이러한 최초의 충격이 사라지자—그것은 무서운 전염병의 감소와 보다 예상가능한 질병 발생으로 이어지는 질병양상의 변화에 따른 것이었다—흔히 우리들이 구질서라 부르는 좀더 편안한 정치문화적인 생활양식이 확립될 수 있었다. 물론 질병 발생양상의 변화는 이와 같은 커다란 사회변화를 유발한 여러 요인 중 하나에 불과했을 것이며 결코 결정적 요인이었다고 단정하기는 어렵다. 그러나 과거의 많은 역사가들은 이런 질병양상의 변화에 따른 영향들을 완전히 무시해 왔기 때문에 질병양상의 변화나 치사율이 높은 전염병의 변천 같은 요인들이 역사발전에 중요한 역할을 했다는 점을 강조하고자 하는 것이다.

어떠한 생태계에서도 하나의 또는 한 집단의 새로운 생물이 나타나 크게 늘어나면 생태계 전체에 여러 가지 충격을 주게 된다. 우선 이 충격에 따라 생겨난 혼란은 세월이 흐르게 되면 점차 그 영향력이 줄어들고 생태계 스스로 이런 지나친 증식을 억제하려는 경향이 생겨난다. 1856년부터 1960년에 걸쳐 오스트레일리아의 토끼가 겪은 경험은 바로 이런 실례이다. 또한 1750년부터 1850년에 이르기까지 산업혁명이 진행되었던 유럽 북서부의 환경도 바로 그런 경우의 하나였다. 새롭게 생겨난 산업도시의 생활환경은 너무나 비위생적이었고, 이런 불결한 위생상태는 오랫동안 계속되었다. 그러나 수송수단의 발달에 의해 지역주민에게 식량을 공급하는 방식이 효과적으로 개선되었고, 또한 식품의 저장기술도 발전되었다. 예컨대 통조림으로 밀폐 보존하는 방법이 1809년에 프랑스에서 발명되었는데, 발명자는 프랑스 정부로부터 많은 상금을 받았으며 나폴레옹의 군대는 통조림에 의한 식품저장방법을 광범위하게 실제로 활용한 선구자들이었다.[36]

나폴레옹 전쟁은 유럽 사람들이 그 때까지 겪은 전쟁 중 가장 격렬한 전쟁이었다. 그러나 이 전쟁으로 인해 발생한 전사자수는 발진티푸스 같은 전염병 때문에 죽은 병사자수에 비한다면 훨씬 적었다. 발진티푸스 같은 전염병은 유럽대륙의 여러 곳에 진격했던 나폴레옹군은 물론 적군에

36) Harry Wain, *A History of Preventive Medicine*, Springfield, Illinois, 1970, p.206.

게도 큰 피해를 주었다.37) 그럼에도 불구하고 1800년에 이르면 유럽 전
역에서 본격적인 인구증가가 시작되어 이런 손실은 빨리 회복될 수 있었
다. 그 후 1840년대에 이르면 가용 식량의 부족으로 인하여 유럽대륙의
여러 지역에서는 심각한 문제가 발생하였다. 1845년 이후 수백만 명이
기근에 시달리게 되는 이른바 '배고픈 1840년대'는 페루에서 들어온 기
생곰팡이가 유럽의 감자밭에 퍼짐으로써 시작되었다.38) 그 결과 수백만
명의 가난한 아일랜드인이나 벨기에인과 독일인들이 주식으로 삼아 왔던
감자의 수확이 불가능하게 되어 기근이 만연되었고 기근으로 인해 발진
티푸스와 여타의 질병을 발생하였다. 수백만 명이 죽었고 예외적이던 아
일랜드 농촌지역의 인구증가도 정지되었다. 그 후 수십 년 동안 아일랜드
인들은 고향을 떠나 대영제국의 여러 지방뿐만 아니라 북아메리카나 오
스트레일리아로 이주하게 되었다.

1845년부터 1849년에 걸쳐 무서운 결과를 초래했던 유럽의 감자 흉년
은 그 영향력은 컸지만 오래 가지는 않았다. 기계의 힘을 이용하여 육상
이나 해상의 수송수단이 급속하게 발달하자, 19세기의 유럽과 여러 문명
세계의 주민들은 과거에 비해 더 오래 질병의 위험 부담을 갖게 되었다.
또한 이미 인구가 많은 대도시에 급속하게 인구가 유입되자 과거부터 뿌
리를 내려왔던 여러 가지 전염병도 더 많이 발생했다. 이리하여 유럽에서
는 이와 같은 질병을 관리하려는 의사나 정부의 보건요원들은 생활환경
의 변화 때문에 늘어난 각종 전염병이나 만성병과 본격적인 전쟁을 시작
하게 되었다.

19세기 후반에 이르기까지 이 전쟁은 세계의 여러 도시에서 승패가 나
지 않았다. 뉴욕뿐 아니라 아메리카의 다른 도시도 마찬가지였다. 인구가

---

37) 기록에 남아 있는 이 전염병의 유행에 대해서는 Friedrich Prinzing, *Epidemics
resulting from Wars*, Oxford, 1916, pp.92-164 참조. 프린징에 따르면 정확한 통
계는 낼 수 없지만, 1813~1814년의 전쟁중에 독일 주민의 1/10이 발진티푸스
에 걸려 총인구의 약 1%가 사망했다고 한다.
38) 곰팡이균들이 넓은 바다를 건너 전파될 수 있게 된 것은 남아메리카와 유럽을
왕복하는 배가 과거에 비해 훨씬 커지고 속도도 빨라져 적도를 넘어 빠르게 침
투할 수 있게 된 항해술 덕분이었다.

급격하게 늘어난 대도시의 위생상태가 좋지 않은 곳에서는 많은 사람들
이 질병으로 죽었다.[39] 그러나 1880년대 이후 의학자들은 일련의 극적인
승리를 거두게 되었다. 의학자들은 각종 전염병을 일으키는 이른바 세균
을 찾아내는 데 성공했다. 대개 이런 연구를 통해 이들은 이런 전염병을
예방할 수 있는 효과적인 방법을 알아냈다. 새로운 약을 합성하거나 면역
력을 갖게 만드는 주사를 개발했다. 또한 새로운 위생대책을 만들어서 곤
충이나 설치류 같은 각종 질병의 병원소를 관리함으로써 질병의 감염으
로부터 벗어날 수 있게 되었다. 국제기구가 생겨나서 도시나 국가 단위의
이런 보건대책을 지원하게 되었는데, 그 결과 20세기 이후 수십 년 동안
예방의학은 아시아와 아프리카는 물론 유럽 사람들과 유럽계 이주민들의
질병양상에 결정적으로 영향을 주게 되었다.

그 결과는 완전한 성공이었다. 20세기 후반에 이르자 이들 전문가들은
종래 오랫동안 인류를 괴롭혀 왔던 여러 전염병을 범세계적으로 박멸할
것을 제의했다. 또한 이런 목표는 가까운 장래에 실현가능하리라 생각된
다.[40] 이러한 성공에는 언제나 문제가 뒤따르기 마련이다. 인류의 질병양
상을 근본적으로 바꾸려는 노력이 점차 성공을 거두게 되자 이에 상응하
는 새로운 문제점이 나타나기 시작했다. 여러 대륙에 걸쳐 인구과잉 현상
이 나타났다. 그것은 마치 19세기의 전문의료인들이 새롭게 늘어난 공업
도시의 인구증가에 대처했던 모습과 흡사했다. 그런 의미에서 볼 때 의료
기술과 질병 간의 전쟁은 아직 완전히 승부가 났다고는 단정할 수 없다.
생태학적 관점에서 본다면 그럴 가능성은 거의 없다고 본다.

산업사회의 출현에 따라 생겨난 질병양상 가운데 가장 중요한 현상은
콜레라의 범세계적인 대유행이었다. 이 질병은 원래 벵갈 지방에 예로부

39) 일부 추계에 따르면, 1810년에 뉴욕시민 중 사망자는 연간 46명에 1명 꼴이었
고, 1859년에는 27명에 1명꼴이었다. Howard D. Kramer, "The Beginnings of
the Public Health Movement in the United States," *Bulletin of the History of
Medicine* 21, 1947, pp.352-376 참조. 파리에서도 1817~1835년에 12,000명당
31명에서 34명꼴로 늘어났다. Roderick E. McGrew, *Russia and the Cholera,
1823-1832*, Madison and Milwaukee, Wisconsin, 1965, p.6 참조.
40) "앞으로 2~3년 안에 천연두 발생은 사라지게 되리라 믿는다." Aidan T.
Cockburn, *The Evolution and Eradication of Infectious Diseases*, p.196 참조.

터 흔한 풍토병이었다. 가끔 인도의 다른 지역이나 이웃나라에 퍼져나가 무서운 맹위를 떨치기도 했다. 병원균은 세균이다. 이 세균은 물 속에서 오랫동안 생존한다. 이 콜레라균이 입을 통해 몸 안에 들어와 위산에 의해 죽지 않으면 소화기 속에서 급속하게 증식해서 심한 증상을 나타낸다. 설사, 구토에 이어 고열이 나타난 후 사망한다. 이러한 과정은 증상이 나타난 후 수시간내에 끝난다. 콜레라는 신속하게 사람의 생명을 빼앗는다. 이 전염병이 돌면 아무리 건강한 사람도 갑작스런 죽음의 위험에서 완전히 피할 수는 없었다. 밖으로 나타나는 증상은 더욱 심각했다. 탈수증이 심하면 수시간 안에 마치 만화에 나오는 인형과 같이 수척해지고 모세혈관이 파괴되어 피부색도 검고 푸르게 변했다. 이런 모습은 분명하게 목전에서 죽음을 연출하는 것이었다. 육체의 붕괴과정은 마치 저속으로 촬영한 영화처럼 과장되고 가속화되어 나타나 보는 사람들은 모두 죽음의 무서운 공포에 빠지게 되었다.

통계적으로 보아도 가끔 콜레라 때문에 입는 피해는 컸다. 1831년에 최초로 콜레라가 카이로에 유행했다. 그 결과 총인구 중 약 13%의 사람들이 죽었다.[41] 물론 이것은 예외적인 경우였고 유럽의 여러 도시에서는 이렇게 많이 죽지는 않았다. 그러나 콜레라 때문에 받은 심리적인 충격은 컸다. 콜레라는 어떠한 검역조치에도 아랑곳없이 모든 인위적인 방벽을 뛰어넘어 침범하는 것 같이 보였다. 환자는 여러 계층에 걸쳐 생겨났다. 유럽의 도시에서는 비교적 가난한 서민에게 많이 발생했으나 예외적인 경우도 있었다. 요컨대 이 전염병은 심리적으로 무서운 충격을 주었다. 유럽인들의 가까운 과거에 이렇게 무서운 질병은 없었다. 그 결과 사람들의 반응도 거의 광기에 가까워 심각한 영향을 끼쳤다.

이 질병이 처음으로 유럽 사람들의 관심을 끌게 된 것은 1817년에 캘커타의 오지에 많은 환자가 발생한 이후였다. 이 곳으로부터 콜레라는 인도의 여러 지방에 퍼져 나갔다. 과거에는 인도대륙과 주변지역에 한정해

---

41) Laverne Kuhnke, *Resistance and Response to Moderniazation: Preventive Medicine and Social Control in Egypt 1825-1850*, Unpublished Ph.D. dissertation, Chicago, 1971, p.51.

서 전파되었지만 이번에는 사정이 달랐다. 놀랍게도 과거의 전파경로에서 벗어나 이번에는 새롭게 영국에 의해 만들어진 각종 교역로나 군대의 이동경로에 따라 넓은 지역으로 확산되어 나갔다. 그 결과 이 질병은 과거의 유행경로나 경계를 벗어나 새로운 여러 곳에 퍼져 나갔다. 이러한 지역에서는 누구나 콜레라에 대한 저항력도 없었고 이를 효과적으로 막을 수 있는 아무런 민간차원의 관습도 없었다.

오래 전부터 힌두교의 순례나 종교적인 의식을 위해 많은 사람들이 모여드는 갠지스 강 하류지방에서는 일종의 풍토병으로 콜레라가 뿌리를 내려 발생해 왔다. 이런 종교적 의식에 참여한 사람들은 다른 전염병과 함께 콜레라에 걸렸다. 그 곳에서 사망하지 않은 사람들은 이 질병을 고향으로 가져갔다. 따라서 많은 사람들에게 희생을 강요했지만 콜레라는 일종의 풍토병으로 존재해 왔다.[42] 오늘날에 와서도 인도에서는 순례자나 종교적 의식이 행해질 때마다 발생하고 있다.[43] 따라서 1817년까지는 확실한 전파경로나 범위가 고정되어 있어 힌두교 순례자들이 이동하는 범위 내에서 발생해 왔다. 물론 배편으로 중국의 먼 지역까지 콜레라가 전파된 적도 있었다. 19세기 초에 콜레라가 중국에 침입했지만 중국인들은 새로운 질병으로 보지 않았다. 그동안 중국에서는 콜레라가 오랫동안 발생하지 않았지만 중국인들은 결코 새로운 전염병으로 여기지 않았다.[44]

그러나 1817년에 시작된 콜레라의 유행양상은 달랐다. 콜레라가 과거의 전파경로를 따라 퍼져 나갈 무렵에 영국의 선박과 군대가 개입하게 되었다. 이들은 캘커타 시와 그 주변지역으로부터 새로운 고장으로 콜레라를 실어 나르는 역할을 하게 되었다.

---

42) 고아(Goa)에 포르투갈의 식민지가 생긴 후 유럽인이 남긴 자료에 따르면 인도의 남부와 서부지역에 콜레라로 생각되는 전염병이 자주 유행했다. R. Pollitzer, *Cholera*, Geneva, 1959, pp.12-13 참조. G. Macnamara, *A Hostiry of Asiatic Cholera*, London, 1876에 따르면, 1503년부터 1817년 사이에 이 전염병의 유행이 64회나 있었다고 한다.
43) Pollitzer, op.cit., p.80에 있는 그래프 참조.
44) C. H. Gorden, *An Epitome of the Reports of the Medical Officers of the Chinese Imperial Customs from 1871 to 1882*, London, 1884, p.124 참조.

두 가지 경로를 따라 콜레라는 퍼져 나갔다. 그 하나는 육상을 통한 유행으로 그 범위는 별로 크지 않았다. 1816년부터 1818년에 걸쳐 영국군은 인도의 북부 국경지대에서 일련의 군사활동을 전개했다. 이들은 벵갈지방으로부터 콜레라를 들여와서 적군인 네팔사람들이나 아프간인들에게도 콜레라를 확산시켰다. 해상경로를 통한 콜레라 전파는 훨씬 더 심각했다. 1820년부터 1822년에 걸쳐 배편을 통해 콜레라는 실론, 인도네시아, 동남아시아의 대륙지방, 그리고 중국과 일본에 확산되었다. 아라비아 남부의 마스카트에서는 영국군이 노예무역을 금지시키고자 1821년에 이곳에 상륙했을 때 콜레라가 발생했다. 다시 콜레라는 마스카트로부터 노예상인들과 함께 아프리카대륙의 동남해안을 따라 남쪽으로 퍼져 나간한편 페르시아만에도 들어갔다. 메소포타미아와 이란을 침범하고 북쪽으로 올라가서 시리아, 아나톨리아, 그리고 카스피해 연안을 침범한 후 더 퍼져 나가지는 않았다. 이는 러시아나 터키, 그리고 페르시아 같은 국가 정부들이 취한 방역대책 때문에 생겨난 결과라기보다는 1823년부터 1824년에 걸쳐 불어 닥친 예년에 볼 수 없었던 추운 겨울날씨 때문에 생겨난 결과라고 믿어진다. 그 후 중국과 일본에서도 크게 유행했다. 또다시 1826년에 두 번째 대유행이 생겨났다. 그 때까지 콜레라가 중국에서 완전히 없어졌는지 확실하지 않다.[45]

그러나 이 유행은 그 후 1830년대에 거듭되었던 보다 광범위한 콜레라 대유행의 전주곡에 지나지 않았다. 이제 콜레라는 범세계적인 질병이 되어 버렸다. 1826년에 벵갈 지방에 새롭게 콜레라 유행이 일어났는데 전통적 전파경로를 통해 신속하게 러시아 남부까지 확산되었다. 러시아는 1826~28년에 페르시아와 전쟁을 했고, 1828~29년에 터키와 싸웠다. 또한 1830~31년에 폴란드 반란을 진압하기 위한 군사행동을 수행했다. 그 결과 1831년까지 콜레라는 발트해에까지 도달했고 거기서 다시 영국에 전파되었다. 이듬해에는 아일랜드에 들어갔고 아일랜드 이주민과 함

45) Pollitzer, op.cit., pp.17-21; McGrew, *Russia and the Cholera*, pp.39-40; Norman Longmate, *King Cholera: The Biography of a Disease*, London, 1966, pp.2-3; Hirsch, *Handbook of Geographical and Historical Pathology*, I, pp.394-397.

께 캐나다에 들어갔다. 그리고 1832년에는 미국에 들어가고, 1833년에는 멕시코에까지 확산되었다.

이처럼 콜레라는 유럽의 중심부까지 침범했다. 그러나 보다 중요한 사실은 1831년부터 이슬람교도의 순례와 때맞추어 이 병이 메카에 뿌리를 내리게 되었다는 점이다.[46] 그 결과 인도에서 오랫동안 거듭되었던 콜레라의 발생양상이 다시 반복되었다. 그러나 이번에는 유행의 지리적 규모가 훨씬 컸다. 여러 나라에서 순례에 참여한 사람들은 서쪽으로는 모로코, 동쪽으로는 민다나오 섬에 이르는 광범한 지역에 콜레라를 확산시키는 역할을 했다. 그 후 콜레라가 메카와 메디나에 마지막으로 발생했던 1912년까지[47] 이 전염병은 이슬람교도의 순례에 반드시 뒤따라 발생했다. 1831년부터 1912년까지 적어도 40회나 발생했다. 2년에 평균 한 번 꼴로 유행한 셈이다.[48]

이제 콜레라는 힌두교도들의 순례에 따른 확산경로는 물론 이슬람교도의 순례경로를 따라 인도 이외의 여러 고장에까지 퍼져 나가 뿌리를 내렸다. 또한 19세기 후반부터 기선과 철도가 늘어나자 이런 콜레라 오염지역으로부터 더욱 신속하게 범세계적인 유행이 생겨났다. 그 결과 19세기에 이르자 인도 이외의 지역에서 발생한 콜레라로 인해서 죽은 사망자만 해도 수백만 명에 이르렀다. 물론 정확한 통계는 없지만 아직 인도에서는 이 질병은 매우 심각한 전염병이다. 인도에서는 페스트의 경우보다 더 많은 희생자를 냈다.[49] 그러나 인도에서는 너무 흔한 질병이기 때문에 심각한 심리적 충격이나 두려움을 불러일으키지는 않는다.

인도를 벗어나면 사정은 달랐다. 이슬람교도들은 페스트 감염을 신의 섭리로 돌려 체념해 왔다. 유럽의 검역조치도 받아들이지 않았다. 그러나

---

46) 사망자수 추계를 보면 12,000명에서 3만 명 정도였다고 한다. Laverne Kuhn-ke, op.cit., p.66 참조.
47) 1930년에도 소규모의 유행이 있었다. 그러나 이 때 메카에선 아무런 보고가 없었다. Pollitzer, op.cit., p.63 참조.
48) Norman Longmate, *King Cholera*, p.237.
49) 정부통계에 따르면 1910~1945년에 인도에서는 1,020만 명이 콜레라로 죽었고, 1947년 이후 파키스탄에서도 약 20만 명이 죽었다. Pollitzer, op.cit., p.204 이하 참조.

미지의 콜레라가 급속하게 퍼지자 이집트는 물론 콜레라에 침범받은 이
슬람세계의 주민들은 유럽사람들처럼 공포감에 사로잡혔다. 이슬람의 전
통의학이나 종교적인 관습도 불신을 받았고, 결국 콜레라 유행 때문에 생
겨난 일반 대중의 공포감은 전통적인 권위나 지도력에 불신감을 나타내
게 했고 그 결과 유럽의학을 받아들이는 계기가 되었다.50)

유럽에서는 아직도 페스트의 대유행에 대한 기억이 많은 이들의 뇌리
에서 떠나지 않았다. 그 결과 긴급사태에 대처하기 위한 정부나 개인적인
반응은 다소 고풍스럽긴 했으나 적절하게 나타나는 경우가 많았다. 지중
해 지역에서는 16세기 이후 이러한 긴급사태에 대처해서 의학적인 차원
의 검역 대책과 하나님께 의지하려는 종교적인 기원이 법률로 확립되었
다. 예컨대 마르세이유에서는 1721년부터 페스트의 유행을 기리는 기념
일이 제정되고 이런 무서운 참화의 기억 때문에 콜레라의 유행은 일반인
들로 하여금 기독교에 귀의하려는 종교적 신앙심을 더 두텁게 해 주는 계
기가 되기도 했다.51)

북부유럽에서는 이러한 전염병 유행에 직면해서 모든 사람들이 합의를
본 행동양식이나 전통적인 지침이 분명하게 마련되어 있지는 않았다. 이
지역에서는 계급 사이의 사회적 대립이나 긴장이 계속되었다. 페테르스
부르크나 파리 같은 도시에서는 갈등이나 긴장이 심했다.52) 그러나 이런
사회적 갈등이 사람들의 행동양식에 변화를 주지는 않았다. 전염병이 돌
면 많은 사람들이 각자의 의견을 주장하고, 즉석에서 대책을 제시하거나
또는 도망가 버렸다. 때로는 항변하고 겁을 주거나 종교에 귀의해서 신의
가호를 빌었다. 다시 말하면 사회적으로나 각 개인에게 무서운 공포의 대
상이었던 전염병에 대처하는 행동양식이나 방법은 다양했다. 이러한 혼
란은 19세기 후반에 이르기까지 계속되었다. 그러나 점차 도시의 위생상

50) Kuhnke, op.cit., p.204 이하.
51) Asa Briggs, "Cholera and Society in the 19th Century," *Past and Present 19*,
    1961, pp.76-96.
52) McGrew, op.cit., pp.67, 111, 125; Longmate, *King Cholera*, pp.4-5; Louis
    Chevalier(ed.), *Le Cholera, la Premiere Epidemie du XIXe Siecle*, La Roche sur Yon,
    1958.

태나 시민생활을 향상시키려는 기운이 생겨나기 시작했다.[53]

4. 세균의 발견

콜레라의 대유행은 전염병의 원인을 둘러싼 해묵은 두 학파의 논쟁을 더욱 고조시켰다. 히포크라테스 시절부터 유럽의 의사들은 더러운 장기 때문에 전염병이 발생한다고 믿었다. 다시 말하면 땅 속의 시체나 여러 부패물질 때문에 생기는 장기(miasma)로 인해 발생한다고 보았다. 이런 주장에 따르면 이런 장기가 체력이 떨어진 사람을 만나게 될 때 질병을 일으킨다. 이 장기설은 말라리아나 곤충이 매개하는 전염병이 흔했던 지방에서는 실제로 강력한 지지를 받았는데, 사람들은 경험에 비추어 장기설을 믿을 수밖에 없었다.

장기설에 맞섰던 전염병 감염설은 1546년에 지로라모 프라카스토로(Girolamo Fracastoro)에 의해 제창되었다. 지중해 세계에서 페스트를 막기 위한 표준적인 수단으로 검역조치가 실시된 것도 감염설에 근거한 것이었다. 그러나 19세기 초반에 이르러 감염설은 점차 그 지지기반을 잃었다. 1802년에 투생 뤼베르튀르(Toussaint L'Ouverture) 지휘하의 흑인반란을 진압시키고자 산토 도밍고 섬에 파견된 프랑스군이 전염병의 유행을 겪었는데 몇 달도 되지 않아 황열병 같은 열대병 때문에 33,000명의 프랑스 정예부대가 완전히 괴멸했다. 그 결과 나폴레옹의 제국주의적 야망이 좌절되었고, 1803년에는 루이지아나 식민지를 미국에 팔고 말았다. 이처럼 해외에 파견된 유럽 열강의 정예부대가 질병 때문에 힘을 못 쓰자, 프랑스 의사들 사이에서 열대병을 연구하려는 움직임이 나타났다. 또한 1822년에 바르셀로나에 황열병이 발생했는데, 이 기회를 이용해서 이들은 장기설과 감염설 중 어느 것이 옳은지 최종적인 결론을 얻고자 했

---

53) Charles E. Rosenberg, "Cholera in 19th Century Europe: A Tool for Social and Economic Analysis," *Comparative Studies in Society and History* 8, 1966, pp.452-463 참조.

다. 쉐르벵(Nicolas Chervin)을 단장으로 하는 프랑스 전문가들은 어떻게
이 질병이 발생하는지 조직적이고도 면밀한 조사연구를 실시했다. 그 결
과 바르셀로나에서 황열병에 걸린 환자들 사이에 전혀 접촉이 없었다는
사실을 밝혀 냈다. 따라서 감염설은 부정되었다.

그 결과 50년 간에 걸쳐 의학계의 개혁론자들은 지중해 지역의 항구도
시에서 오랫동안 실시해 온 전염병 검역제도를 없애 버리려 했다. 이들은
검역조치를 미신인 구시대의 유물에 지나지 않는다고 반박했다. 어느 누
구도 곤충이 이 질병을 매개한다는 사실을 몰랐던 것이다. 따라서 감염설
은 완전히 사라질 운명에 빠졌다.[54] 특히 영국의 진보적 자유주의자들은
전염병 검역을 자유무역의 원칙에 위배되는 불합리한 침해로 로마가톨릭
교회의 그릇된 유산이라고 공박했다.

그러나 1854년에 런던의 개업의사 존 스노우(John Snow)가 이 도시의
일부 지역에서 발생한 콜레라 유행을 추적한 결과, 모두 오염된 음료수
때문에 발생했다는 사실을 밝혔다. 그러나 그의 주장은 단지 정황 증거만
을 제시한 것이어서[55] 유럽의 권위 있는 의사들이 감염설을 부정하자 많
은 사람들의 호응을 받지 못했다. 그러나 1880년대에 이르자 현미경을
써서 질병을 일으키는 세균을 발견하면서 의학계의 두 학파 간 균형은 급
속하게 역전되었다.

현미경으로 밝혀 낸 최초의 세균은 탄저병과 결핵을 일으키는 세균이
었는데, 탄저병은 루이 파스퇴르(Louis Pasteur)가 1877~79년에 발견했
고, 결핵균은 로버트 코흐(Robert Koch)가 1882년에 발견했다. 그러나
이 두 병은 짧은 시일 안에 많은 사람들에게 유행하는 전염병이 아니었기
때문에 이런 병균이 발견되었다고 해서 장기설이 뒤집어지지는 않았다.
원래 장기설은 무서운 급성전염병을 설명하고자 만들어 낸 주장이었다.
그러나 1883년에 코흐가 콜레라균을 발견하자 사정은 달라졌다. 만일 코

---

54) Erwin H. Ackerknecht, "Anti-contagionism between 1821 and 1867," *Bulletin
of the History of Medicine* 22, 1948, pp.562-593.

55) 스노우의 콜레라 보고서는 재간행되었다. *Snow on Cholera, Being a Reprint of
Two Papers by John Snow, M.D.*, New York, 1936 참조.

흐의 주장이 옳다면 장기설은 콜레라에 관한 한 잘못된 주장으로 전락할 수밖에 없었다.[56]

그러나 코흐의 콜레라 병균 발견에도 불구하고 '유식한' 의사들은 모두 장기설을 믿으면서 감염설을 완강하게 거부했다.[57] 1892년에는 독일의 한 유명한 학자가 감염설의 허구성을 실증하고자 비이커에 가득 찬 콜레라균을 마시기도 했는데, 다행히도 별로 큰 증상이 나타나지 않았다.[58] 그러나 그것은 특별한 행운이었다. 이런 극적인 이야깃거리를 보면 콜레라 감염에 관련해서 당시 불확실했던 점이 많았던 것도 사실인데, 아마그는 화가 나고 긴장해서 위액이 많이 분비되는 바람에 콜레라균을 모두죽일 수 있었으리라 생각된다.[59]

이렇게 코흐의 현미경을 통한 연구에 힘입어 콜레라 감염에 관련된 과학적 해석이 실증적인 근거가 제시되기 훨씬 전부터 아메리카대륙이나유럽의 많은 도시에서는 콜레라의 공포가 원동력이 되어서 도시의 환경위생이나 주거는 물론 각종 보건봉사와 위생적인 음료수 공급을 위한 여러 가지 조치가 많은 개혁론자들에 의해 추진되었다. 무엇을, 그리고 어떻게 할 것인지 그들은 잘 알고 있었다. 18세기에 이르자 유럽 여러 나라들은 군인이나 선원들의 생명을 보호하기 위한 여러 가지 조치에 관심을쏟기 시작했다.

이런 보건사업 중 오늘날까지 잘 알려진 대책을 든다면, 괴혈병 예방에감귤의 과즙을 쓰기 시작한 것을 들 수가 있다. 유럽의 큰 배는 몇 주일이

---

56) Norman Howard-Jones, "Choleranomalies: the Unhistory of Medicine as Exemplified by Cholera," *Perspectives in Biology and Medicine* 15, 1972, pp.422-433 에 따르면 필립페 파치니(Filippe Facini)라는 이태리인이 코흐보다 30년 앞서 콜레라의 원인균으로 비브리오를 제시했다. 그러나 그의 주장은 당시에 전혀 관심을 끌지 못했다. 의학적인 이론이나 실천면에서 볼 때 콜레라균을 발견한 것은 코흐였다고 인정된다.

57) 크레이튼의 대작 *The History of Epidemics in Britain*, 2 vols., Cambridge, 1891; 1894도 사실은 전염병 세균설을 부정하기 위해 쓰인 것이다.

58) Longmate, *King Cholera*, p.229.

59) Pollitzer, *Cholera*, pp.202-372를 보면 콜레라 전염에 영향을 준다고 생각되는 각종 요인에 관해 주의깊게 지적하고 있다.

나 수개월씩 긴 항해를 하는 경우가 흔했는데, 음식물은 대부분 비타민이
부족한 것이었다. 이 때 생기는 것이 괴혈병으로서, 이 병의 특이한 발병양
상은 이미 오래 전부터 각종 문헌에 제시되어 왔다. 1611년에 레몬과 오렌
지로 이 병을 치료할 수 있다고 주장한 책이 출판되었고, 그 후 이런 주장
은 권위 있는 많은 의학서적을 통해서도 거듭되었다. 그러나 이외에도 여
러 가지 치료법이 주장되고 레몬 같은 과일을 구하기 힘들어서 큰 성과를
거두지 못했다. 결정적인 효과를 거둔 것은 18세기 후반 이후였다.

영국 해군의 군의관 제임스 린드(James Lind)가 오랜 실험 끝에 신선한
레몬과 오렌지가 괴혈병 치료에 특효가 있다는 사실을 1753년에 공식적
으로 발표한 후에도 영국 해군은 이 충고에 따르지 않았다. 그것은 우선
재정적 이유 때문이었다. 레몬이나 오렌지는 값이 비싸고, 귀할 뿐만 아
니라 장기 보존에도 문제가 있었다. 오히려 해군본부는 또 다른 치료법이
있다고 믿었다. 예컨대 제임스 쿡 선장이 태평양 항해중 선원들에게 급식
한 양배추 같은 것을 좋다고 믿었다. 그러나 결국 1795년에 영국의 해군
본부도 레몬이나 오렌지의 과즙이 가장 효과적이란 결론에 이르러 항해
중 해군병사들에게 매일 급식했지만 그 결과는 불충분했다. 이들은 서인
도제도에서 생산되는 라임을 급식했다. 그러나 이 라임은 여러 가지 비타
민을 가지고 있지 않다는 사실이 밝혀졌다. 결국 서인도제도의 라임이 지
중해산 레몬보다 값이 쌌기 때문에 그런 결과를 가져왔던 것이다. 따라서
영국 해군에게 전혀 영양가치가 없는 서인도산 라임주스를 마셨다고 해
서 '헐값의 라임주스를 마신 사람들'이란 별명이 붙여졌다. 그 후 1875년
에 와서도 영국 해군에서는 괴혈병이 자주 발생했다. 분명히 이들은 규정
에 의해 일정량의 라임주스를 매일 마시고 있었다.[60]

60) 해군본부가 괴혈병을 예방하기 위해서 취했던 대책은 오랫동안 비난의 대상이
    되었다. 피상적으로 보아도, 이 조치는 비능률적인 관료적 대응이었다. 이미 권
    위 있는 의학자들이 1611년에 효과적인 예방법이나 치료법을 제시했지만 1795
    년에 이르기까지 이런 대책은 전혀 실행에 옮겨지지 않았다. John Woodall, *The
    Surgeon's Mate or Military and Domestique Surgery*, 2nd ed., London, 1639, p.165
    참조. 여기서 괴혈병의 치료에 대해 다음과 같은 지적이 나온다. "레몬즙을 복
    용하는 것이 가장 좋은 치료법이다. 여러 번 시험해 보아도 효과가 뚜렷했다. 일
    부 의사들은 건강한 사람들에게도 이 병의 예방을 위해 매일 복용시켰다. 저장

　이런 혼란과 비능률이 연속된 와중에서도 18세기 후반부터 린드 같은 영국 해군의 군의관들은 건강에 도움이 되는 여러 가지 조치를 도입했다. 항해중 좋은 음료수를 공급하기 위해서 바닷물을 증류시키는 장치를 도입한 것도 린드였다. 신병을 깨끗이 목욕하게 한 후 새옷을 지급하는 일종의 격리검역제도도 도입되었다. 이 방법이 도입되자 극적으로 발진티푸스 발생이 감소했다. 또한 말라리아를 예방하기 위해 키니네를 썼고 말라리아가 만연하는 지역에서는 일몰 후 상륙을 금지시켰다. 이러한 조치는 모두 린드에 의해 추진되었다.

　육군의 경우에도 병사들의 건강관리를 개선시키고자 깨끗한 음료수 공급에 힘쓰게 되었다. 병사들의 개인위생이나 하수처리 같은 문제해결에도 힘썼다. 그러나 육군은 해군과는 다소 달랐다. 육군의 병사는 배를 타고 외부세계와 단절해서 행동하는 해군 수병과는 달리 외부세계의 감염원으로부터 완전히 격리될 수 없었다. 그러나 18세기를 통해 유럽 각국의 군대는 여러 왕가들이 가장 아끼는 매우 가치 있는 존재로서 명령에 의해 규제하기도 쉬웠다. 따라서 점차 늘어났던 당시의 새로운 보건위생대책이 적용되기 시작했다. 이렇게 도입된 병사들의 건강관리법은 쉽게 일반 대중에게도 적용될 수 있었다. 유럽대륙에서는 지역에 따라 서로 다르고 실행되지 않은 것들도 많았지만, 점차 이런 위생규칙이 실천에 옮겨졌다. 이 운동을 주도한 사람들은 독일의 여러 영주들 아래서 일했던 사람들이었다. 그 가운데서도 가장 두드러진 사람을 꼽는다면 요한 페터 프랑크(Johann Peter Frank)였다. 그는 1779년에서 1819년에 걸쳐 『의료정책』 여섯 권을 출간했다. 이 책은 많은 나라에서 정부 관리나 지배층의 관심을 끌었다. 이들 지배자들은 그들 지배하에 있는 국민의 수와 체력이야말로 국력의 기본적인 구성요소라는 사실을 잘 알고 있었다.

　유럽의 정치사와 관련해서 직업군인으로 구성된 육군과 해군 같은 상

　　해둘 수 있다면 가장 좋은 대책이 될 것이다." 그러나 역사적인 관점에서 볼 때, 18세기 전에 영국에서 괴혈병의 치료법이 분명하게 밝혀졌다고는 하기 어렵다. 이런 뒤늦은 대책과 그동안의 상황에 대해서는 John Joyce Keevil, *Medicine and the Navy, 1200-1900*, 4 vols., I, London, 1957~1963, p.151; Christopher Lloyd and Jack S. Coulter, ibid., III, pp.298-327 참조.

비군의 건강상태에 역사가들은 별로 관심을 쏟지 않았다. 유럽대륙에서 실제로 절대왕권이 확립될 수 있었던 배경에는 잘 훈련된 군대가 군주의 뜻대로 뒷받침해 주었기 때문이었다. 이런 상비군을 위해서 위생대책이 도입되어 병사 개개인의 보건향상이 도모되고, 계절을 가리지 않고 전쟁터에서는 물론 병영 안에서도 전염병의 큰 피해를 받지 않도록 힘쓰게 되었다. 침을 발라 빛이 날 정도로 깨끗이 닦는다든가 각종 개인위생을 강조하는 구호나 의식이 생겨나 유럽군대의 건강수준이 향상되었다. 18세기에 이르러 위생과 관련된 이런 관습은 군대 안에서 뿌리를 내렸다. 경험 위주의 병영관리는 크게 변화했다. 그러나 프랑크 같은 사람이 발표한 고도의 의학이론이나, 병영 내에서 하사관과 하급장교들이 병사들을 위해 고안해 낸 여러 훈련법이나, 병사들의 건강을 제대로 유지시켜 전투능력을 향상하고자 취해진 각종 조치 등에 아무도 관심을 쏟지 않았다.

이 분야에서 앞서 나간 나라는 프랑스였다. 프랑스 왕국정부는 일찍이 18세기에 군전용 병원과 의학교를 설치했고, 1770년대에 근대적 형태의 군의무부대를 조직했다. 이 가운데 가장 중요한 것은 군에 종사하는 군의관이 생겨난 것이다. 이들은 일생 동안 군에 봉직하면서 일반장교와 똑같이 승진할 수 있는 기회를 가졌다. 과거에는 대개 일반개업의들이 전쟁이 나면 군사령관의 초빙을 받아 종군하는 경우가 흔했다.

프랑스의 군의무부대 창설은 많은 업적을 남겼다. 프랑스혁명과 나폴레옹시대를 통해 프랑스 군의무단은 유감 없이 그 효과를 발휘했다. 당시의 대규모 전쟁을 위해 시골 농촌이나 파리의 빈민가에서도 많은 청년들이 군에 소집되었는데, 이들은 질병에 대한 저항력이나 경험이 천차만별이었다. 그러나 프랑스 군의무부대는 각기 다른 배경에서 자란 신병으로 구성된 군대에서도 대규모의 전염병 발생을 막을 수 있었다. 또한 1798년에 발표된 제너(Edward Jenner)의 우두법 같은 새로운 의학적 발견을 적극적으로 도입해서 병사들의 건강 유지에 응용했다. 그렇지 않고서는 나폴레옹시대의 특징인 대규모 전투가 불가능하였을 것이다. 마찬가지로 영국 해군이 프랑스의 항구들을 오랫동안 봉쇄할 수 있었던 것도 탄약뿐만 아니라 그 이상의 레몬주스의 공급이 있었기 때문이다.[61]

그럼에도 불구하고 군대를 통한 의학의 업적에 비추어 보면, 1830년대와 1840년대의 유럽 위생개혁운동가가 직면한 문제는 의료기술보다는 제도적인 차원의 것이었다. 영국에서는 자기 재산을 자기 의사대로 처분할 수 있는 개인의 권리는 반드시 존중되어야 하며, 이런 권리를 침해하는 어떠한 강제적 조치도 허용되어서는 안된다는 자유주의적인 견해가 팽배해 있었다. 전염병 전파에 관련된 논쟁도 결론을 보지 못한 상태였다. 따라서 위생개혁을 위한 어떠한 강제조치도 일반의 호응을 받기가 어려웠다. 이러한 상황에서 콜레라에 대한 공포가 촉매역할을 했다. 더 이상 손을 맞잡고 방관할 수는 없게 되었다. 오랫동안 계속된 논쟁이나 의견의 대립은 목전에 닥쳐 온 죽음의 공포 앞에 신속한 결론을 요구하게 되었다.

1832년에 최초로 영국에 콜레라가 들어오자 여러 지방에 보건위원회가 설치되었다. 이 위원회의 위원은 선거를 통해 선출되고, 보수는 없었다. 이 위원회는 생활환경을 개선할 수 있는 법적 권한도 없었고 전문적인 경험도 갖고 있지 못했다. 불결하면 병이 생기기 쉽다는 단순한 사실에도 모두 동의하는 것은 아니었다. 그러나 1848년에 또다시 콜레라가 유행하자 반응이 달라졌다. 의회는 콜레라가 영국에 상륙하기 일 주일 전에 중앙보건위원회의 설치를 승인했다. 곧 아시아로부터 콜레라가 상륙하리라는 위협 아래서는 의회는 이러한 결정을 취할 수밖에 없었던 것이다.

이렇게 해서 새로 생겨난 중앙보건위원회는 과거 10여 년 넘게 위생개혁주의자들이 주장해 왔던 여러 가지 보건위생대책을 제도화시켰다. 위생개혁운동을 주도했던 사람들이 위원으로 참여하여 위원회에 부여된 광범위한 권한을 발휘하면서 영국 내 여러 도시의 비위생적인 오물들을 제

---

61) 18세기 유럽의 여러 나라 군대의 위생상태에 대해 보다 구체적으로 알아보려면 Paul Delaunay, *La Vie Medicale aux XVIe, XVIIe et XVIIIe Siecles*, Paris, 1935, pp.84ff, 275-280 이하; Charles Singer and A. E. Underwood, *A Short History of Medicine*, New York, 1928, pp.169-171; George Rosen, *From Medical Police to Social Medicine: Essays on the History of Health Care*, New York, 1974, pp.120-158, 201-245; David M. Vess, *Medical Revolution in France 1789-1796*, Gainesville, Florida, 1975 참조. 프랑크에 대해서는 Henry E. Sigerist, *Grosse Arzte*, 4th ed., Munich, 1959, pp.217-229 참조.

거하고 전국에 상하수도시설을 도입했다.

　하수도는 고대 로마에서도 있었다. 그러나 이런 하수도는 1840년대에 이르기까지 단지 끝에 배출구를 지닌 오물로 가득찬 긴 배관에 지나지 않았고, 따라서 자주 오물이 막혀서 정기적으로 파낼 수밖에 없었다. 비가 많이 오지 않는 한 하수도의 흐름도 매우 완만했으며, 물의 공급 자체가 많지 않았다. 이런 여건에서 벤담의 공리주의 철학을 신봉했던 위생개혁론자 에드윈 채드위크(Edwin Chadwick)는 도자기로 만든 가는 하수관을 새롭게 부설하고 충분한 양의 물도 흐르게 해서 오물을 사람의 거주지역에서 멀리 떨어진 저장소에 보내고 이 오물을 처리해서 비료로 농민에게 판매하자고 제창했다.

　그리하여 새롭게 급수관과 하수관이 부설되었고, 물에 압력을 가해 각 가정에 급수하기 위해 강력한 펌프가 생겼으며 낡은 하수관은 강제로 철거되었다. 상수도의 본관이나 하수관은 가능하면 직선으로 부설되었다. 그 과정에서는 개인소유 땅에서도 공사를 할 수밖에 없었는데, 당시 영국인들의 입장에서 볼 때 이런 일은 허용될 수 없는 개인 자유의 침해로 인식되었다. 또한 공사경비도 막대했다. 그러나 이러한 반대 여론을 극복할 수 있었던 것은 콜레라의 유행이 가져온 전염병의 공포감이었다.[62]

　그러나 채드위크의 원대한 포부는 완전히 빛을 보지 못했다. 반쯤 성공했다고 보아야 할 것이다. 즉 오물을 처리해서 농민에게 비료로 팔고자 했으나 경제적으로 성공하지 못했다. 당시에 칠레에서 대량으로 들여온 구와노나 인공 합성비료가 채드위크가 구상했던 오물로 만든 비료보다 값도 싸고 쓰기도 용이했던 것이다. 그리하여 결국 이런 오물의 처리는 물이 많이 흐르는 곳에 배수관을 연결시켜서 내보내는 방법밖에 없었다. 이렇게 되자 불쾌한 결과가 생겨났다. 오물을 제대로 처리해서 나쁜 냄새를 완전히 없애는 데는 그 후에도 반세기나 더 걸렸다. 이런 하수 처리시설은 돈

62) R. A. Lewis, *Edwin Chadwick and the Public Health Movement, 1832-1854*, London, 1952, pp.52-55 이하 참조. 오물을 비료로 이용하려고 한 채드위크의 생각은 결코 새로운 것은 아니었으며 1594년에도 그런 시도가 있었다. Allen G. Debus, "Palissy, Plat and English Agricultural Chemistry in the 16th and 17th Centuries," *Archives int. hist. sci.*, 21, 1968, pp.67-88 참조.

도 많이 들어서 경기가 좋은 도시에서도 20세기 이후에나 생겨났다.[63]

이처럼 채드위크의 원대한 계획은 완전히 빛을 보지는 못했지만 그의 강력한 영도 아래서 중앙보건위원회는 1848~1854년에 산업혁명에 따라 늘어난 도시들이 과거의 어느 도시보다도 훨씬 깨끗하고 위생적으로 탈바꿈할 수 있다는 사실을 실증적으로 보여 주었다. 더욱이 새로운 상하수도망에 의한 급수와 오물처리는 유럽의 도시 공동체와 해외의 유럽인 이주지역 주민의 입장에서 볼 때, 감당하기 어려울 정도로 비용이 드는 것도 아니었다. 그러나 아시아에서는 인분을 비료로 써 왔기 때문에 새로운 하수도체계는 보급되기 어려웠다.

상하수도는 급속히 다른 나라에도 퍼져 나갔다. 지역에 따라서는 이익집단들의 강력한 반발 때문에 콜레라처럼 무서운 전염병이 돌 때까지 기다리려 했던 경우도 많았다. 예컨대 아메리카에서도 1866년 이전에 콜레라의 유행을 앞두고 영국의 선례를 본따서 뉴욕에 보건위원회가 설치되었지만,[64] 이런 절박한 전염병의 위협이 없는 한 함부르크 같은 대도시에서도 비용이 많이 드는 급수시설의 개선은 1892년까지 추진되지 않았다. 1892년에 콜레라가 크게 번지고 오염된 물 때문에 이 전염병이 확산된다는 틀림없는 사실이 알려지자 상하수도의 개선이 시작되었다.

그 경위를 구체적으로 살펴보면 다음과 같다. 오래 전부터 함부르크는 독일제국에서 자치권을 가진 자유시로 번영을 누려왔는데, 엘베 강에서 받아오는 물에 특별처리를 하지 않았지만 함부르크와 인접해 있었으면서 프러시아에 속해 있던 알토나 시의 정부는 물을 엘베 강으로부터 끌어들여 제대로 여과시켜 공급했다. 그 결과 1892년에 콜레라가 함부르크에 나돌았지만 알토나에서는 전혀 발생하지 않았다. 장기설에서 주장하는 공기나 토양은 이 두 도시 모두 똑같았다. 그리하여 콜레라가 음료수 때문에 발생한다는 사실이 분명하게 밝혀졌고[65] 감염설에 회의적이었던 사

63) C. Fraser Brockington, *A Short History of Public Health*, London, 1966, pp.34-43 참조.
64) Charles Rosenberg, *The Cholera Years: The United States in 1832, 1849 and 1866*, Chicago, 1962, pp.175-212; John Duffy, *A History of Public Health in New York City, 1625-1866*, New York, 1968 참조.

람도 침묵하게 되었다. 그 후 콜레라는 유럽의 도시에서는 또다시 생겨나
지 않았다. 세균에 의한 오염을 막기 위해서 유럽의 모든 도시가 위생적
인 상수도시설을 도입했던 것이다.

상하수도체계를 개선하려는 결정이 내려진 이후에도 실제로 완전히 성
과를 거두는 데는 오랜 시간이 걸렸다. 그러나 유럽의 주요 도시들은
1848~54년에 영국에서 제창되었던 환경위생과 안전한 상수도 보급을
위해 꾸준히 힘써 왔다. 그 결과 19세기 말에 이르자 상당한 수준에 이르
렀다. 이제 도시생활은 과거에 비해 퍽 안전해졌다. 콜레라나 장티푸스뿐
만 아니라 수많은 수인성 전염병도 격감했다. 영아사망률을 높여 왔던 가
장 큰 원인 가운데 하나가 통계적으로 볼 때도 확실하게 사라져 버린 것
이다.

그러나 아시아와 아프리카, 라틴아메리카의 도시들에서는 전 주민이
이용할 수 있을 정도로 대규모의 상하수도 시설을 갖추지 못했지만 오염
된 물이 위험하다는 사실은 잘 알고 있었기 때문에, 음료수는 반드시 끓
여 마셨고 생활용수는 정기적으로 세균학 검사를 통해 집단적인 수인성
전염병 발생을 막을 수 있게 되었다. 경우에 따라서는 제대로 세균학적
감시가 실시되기 어려운 경우도 있었고 강제로 실시하기 어려운 도시도
많았다. 그러나 치사율이 높은 전염병의 폭발적 유행을 피하기 위한 지식
이나 방법은 잘 알려졌다. 콜레라 같이 치사율이 높은 전염병이 한 지역
에 발생하면, 곧 부유한 나라들이 비용을 부담해서 전문가들로 구성된 국
제적인 방역반을 파견하여 해당 국가의 행정당국과 긴밀하게 협조해서
전파를 막는 데 힘써 왔다. 그 결과 위생적인 상하수도 시설이 제대로 갖
추어지지 않은 도시에서도 발전된 보건위생의 혜택을 입는 경우가 늘어
났다.

지구상에 도시의 형태를 가진 인간공동체가 생겨난 지 약 5천 년이 지
난 1900년에 이르자, 처음으로 도시들은 주변의 농촌으로부터 유입되는
인구에 의지하지 않고도 인구수를 유지할 수 있게 되었고 더 나아가 증가
시킬 수 있게 되었다.[66] 이것은 인구동태면에서 볼 때 역사상 가장 큰 변

---

65) Longmate, *King Cholera*, pp.228-229 참조.

화였다. 19세기까지 도시는 농촌에서 인구를 받아들여 존립해 왔다. 이러한 사실을 분명하게 나타내는 것으로 '런던 사망통계'를 인용할 수 있다. 비교적 정확한 인구추계가 가능해진 18세기에 런던 시의 연간 사망자수는 신생아수보다 평균 6천 명이나 많았다. 다시 말하면 런던 시는 인구수를 계속 유지하기 위해 18세기 동안 최소 60만 명의 이주자가 필요했던 것이다. 따라서 18세기 동안 급격하게 늘어났던 런던의 인구증가는 이 수치보다 훨씬 많은 인구가 이주했음을 보여 준다.[67]

이러한 인구동태상의 변화가 함축하는 의미는 크다. 도시가 스스로 인구를 증가시킬 수 있게 되자 지방유입자에 의한 도시인구의 보충은 더 이상 필요없게 되었다. 농촌에서 도시로 온 이주자들은 과거에 비해 더 많은 난관을 극복해야만 했다. 농촌에서 이주해 온 사람들은 도시에서 태어난 문화수준이 높은 사람들과 경쟁할 수밖에 없었다. 과거에는 농촌 이주자에게 물려주었던 일들도 점차 도시에서 태어난 사람들이 맡게 되었다. 과거에는 도시 사람들이 많이 죽었기 때문에 주변 농촌에서 사회적인 신분향상의 꿈을 품은 농촌 이주자들이 쉽사리 목적을 이룰 수 있었다. 그러나 이제 사회적 신분이동이나 유동성이 현저히 둔화되었다. 물론 상공업이 급속하게 발전된 지역에서는 도시에 많은 일자리가 생겨나 도시 태생의 사람들뿐 아니라 농촌 이주자들에도 다 같이 일자리를 주어 큰 문제가 없었던 경우도 있었다. 그러나 오늘날에도 산업화가 늦은 지역에서는 이러한 사회적 이동이 어려워 문제가 되는 경우를 볼 수 있다. 예컨대 라틴아메리카나 아프리카에서는 오늘날에도 도시의 외곽 지대에는 많은 빈민굴이 있는데 시골에서 이주해 온 사람들이 멋대로 집을 짓고 사는 곳이다. 이들은 도회지에 나와 도시인으로 사회적 이동을 꿈꾸었지만, 적당한 일자리가 없어서 가난하게 사는 사람들이다. 다시 말하면 이런 빈민굴은 도시주민이 빨리 죽어서 농촌 이주자들이 부족한 인구를 보충해 온 전통

66) 카이로에 근대적인 하수처리시설이 도입되기 전인 1913년 전의 출생률은 1,000명당 43.1명, 사망률은 36.9명이었다. Robert Tignor, *Public Health Administration in Egypt, under British Rule, 1882-1914*, Unpublished Ph.D. thesis, Yale University, 1960, pp.115-121 참조.
67) C. Fraser Brockington, *World Health*, 2nd ed., Boston, 1968, p.99.

적 인구이동양식이 사라지자 생겨난 현상이다.

도시의 인구증가에는 또 다른 측면이 있었다. 즉 전통적으로 안정된 농촌에서는 관습에 의해 결혼이 규제를 받아왔는데, 그 결과 출산율이 사망률이나 도시 이주자와 맞먹는 수준으로 유지되었다. 예컨대 결혼에 필요한 지참금이 그런 역할을 했다. 신랑이나 신부가 어느 정도는 돈을 벌어서 가정을 꾸밀 수 있을 때까지 결혼은 연기될 수밖에 없었다. 그러나 도시에서는 사정이 달랐다. 도시인구의 감소가 컸다는 점도 있었지만 돈많은 유산계층을 제외하면 조혼이나 출산을 억제할 수 있는 규제가 없었다. 도시에 사는 가난한 청년들은 부모로부터 세습해서 일을 물려받을 것도 없었고, 따라서 부모들이 완전히 은퇴할 때까지 기다릴 이유가 없었다.[68] 따라서 결국 도시에서는 조혼을 막을 수 있는 규제나 생식에 관련된 오래된 규칙이 약화되거나 완전히 없어졌다. 이러한 상황은 1900년 이래(아시아에서는 1945년 이후) 인구의 격감을 초래하는 전염병의 소멸이라는 요인과 함께 현재와 같은 인구증가를 뒷받침하는 요인이 되고 있다.[69]

이외에도 도시와 인구동태에 관련된 문제를 꼽는다면, 변화된 노동의 정의에서부터 사회계급과 토지소유의 분리는 물론 여러 사람이 모여서 사는 군거양식에 대한 심리적 반응 같은 요인들을 지적할 수 있다. 이러한 문제에 깊이 들어가면 이 책의 주제에서 너무 멀어지므로 더 이상 취급하지 않겠지만 도시와 농촌의 관계변화가 지구상 대부분의 지역에서 20세기 이후 인류가 겪은 가장 중요한 사건이었다는 점은 짚고 넘어가자.

---

68) Conrad Arensberg and Solon T. Kimball, *Family and Community in Ireland*, 2nd ed., Cambridge, Massachusetts, 1968을 보면, 결혼지참금에 관련된 관습이 종래 얼마나 결혼연령을 늦추게 만들고 그 결과 인구증가를 얼마나 억제시켰는지 구체적 사례가 나온다.

69) 여기서는 두 가지 실례를 들어 보겠다. 이집트의 인구는 1846년에 530만 명이었으나, 1950년에 이르자 2,600만 명으로 늘어났다. 자바 섬의 인구도 1860년에 1,240만 명이었으나 1940년는 4천만 명으로 증가했다. 또한 세계 총인구의 증가경향을 추계해 보면, 1850년에 10억, 1950년에 25억, 1970년에 36억, 1976년에 40억으로 나타난다. G. Baer, *Population and Society in the Arab East*, London, 1964, p.3; Reinhard and Armengaud, *Histoire Generale de la Population Mondiale*, p.379; *United Nations Demographic Yearbook*, 1972, p.119; Ronald Freedman(ed.), *Population, the Vital Revolution*, New York, 1964, pp.18-19 참조.

이러한 변화의 배후에는 19세기에 있은 유럽의 콜레라 유행에서 출발한
도시환경의 개선과 위생개혁도 있었다는 사실을 잊어서는 안될 것이다.

5. 국제의료활동의 시작

유럽에 콜레라가 발생하자 또 다른 부산물로 의료활동의 국제적 협력
이 나타났다. 최초의 국제회의는 1851년에 열렸는데, 이 회의는 각국의
전문가들이 파리에 모여 토론을 통해 전통적 격리검역제도에 결론을 내
리기 위해 소집된 것이었다. 거기에서는 검역조치가 콜레라나 각종 전염
병에 과연 효과가 있는지 토론이 계속되었다. 지중해 지방의 의사나 정부
의 관리들은 페스트를 막기 위해 생겨난 검역조치를 계속 실시해 왔기 때
문에 대개 전염병의 감염설을 지지하는 사람이 많아서 콜레라에도 검역
조치가 유효하다고 주장했지만, 영국이나 북유럽 지방의 위생개혁주의자
들은 감염설을 시대에 뒤떨어진 발상이라고 비난하면서 악취를 풍기는
쓰레기나 오물에서 나오는 장기가 전염병을 일으키는 원인이라고 주장했
다. 결국 회의는 아무런 결론 없이 각기 다른 의견교환만으로 그쳤다.
그러나 전혀 성과가 없었던 것은 아니어서 이집트에서 국제활동의 첫
무대가 시작되었다. 콜레라가 들어온 1831년에 알렉산드리아에 주재하
던 유럽 열강의 영사들은 당시 이집트의 근대화를 추진하고 있던 알바니
아 전사 출신의 군주 무하마드 알리(Mohemet Ali)의 요청에 따라 이 도
시를 위한 보건위원회를 만들었다.[70] 이 위원회는 그 후 서유럽의 보건관
계 전초기지와 같은 형태로 존속하였는데, 메카 순례자들의 전염병 발생
을 추적하거나 이집트의 위험한 질병의 발발이나 그 소멸에 관련된 정보
를 유럽에 보내기도 했다. 그 후 1883년에 또다시 콜레라가 이집트에 유
행하자, 유럽의 여러 나라에서는 의사들을 현장에 보내 세균학의 새롭게
발전된 성과를 실제로 적용하기도 했다. 따지고 보면 이런 국제적 협력은
1831년에 생겨난 보건위원회의 진일보한 국제적 활동이었다고 볼 수 있

---

70) Laverne Kuhnke, op.cit., p.70.

을 것이다.

그 결과는 매우 성공적이었다. 불과 몇 주일만에 독일에서 온 로버트 코흐가 콜레라의 병원균을 발견했다. 그리하여 전염병의 세균설이 지배하는 시대가 시작되었다. 그뿐만이 아니라 콜레라 감염의 정체가 밝혀지자 예방법도 분명해졌다. 화학 소독약과 가열처리로 세균을 죽일 수 있게 되었고, 환자를 제대로 다루면 다른 사람에게 전염시키는 것도 막을 수 있게 되었다. 1893년에는 드디어 콜레라 백신도 개발되었다.

이 병의 감염과정에 관련된 새로운 지식에 따라 행정조치가 취해지자 효과는 더 커졌다. 이집트에서는 1890년부터 이슬람교도들의 순례에 규제를 가하기 시작했고, 순례자 모두에게 법에 따라 접종을 시켰다. 이 우두접종의 도입에 따라 이슬람교 순례에 따른 천연두 발생은 더 이상 나타나지 않았다. 1900년에는 모든 단기 입국자에게 강제검역을 실시했고, 1913년에 이집트 정부는 콜레라를 막기 위한 강제접종을 법제화했다. 그 후 콜레라는 이슬람교 순례자들 중에서 더 이상 발생하지 않았다.[71] 그러나 인도에서는 사정이 달랐다. 아직도 콜레라는 흔한 전염병이다. 2차대전 후에도 중국이나 아시아의 다른 지역, 그리고 아프리카에서도 자주 콜레라가 발생했다. 그러나 세계 전체를 볼 때, 19세기 초에 효율적인 수송수단의 발달에 힘입어 전세계적으로 퍼졌던 이 전염병도 19세기 말에 이르자 과학적 원리에 입각한 보건위생 대책에 힘입어 효과적으로 억제될 수 있게 되었다. 이처럼 19세기를 통해 이 전염병은 산업화된 수많은 큰 도시에서 무서운 위협이 되었지만 성공적으로 예방할 수 있게 되었다.

먼 옛날부터 수많은 사람들에게 많은 희생을 강요해 왔던 각종 전염병이 새롭게 개발된 세균학자들의 신기한 기술에 힘입어 급속하게 정복되었다. 예컨대 장티푸스는 1829년에 최초로 독립된 질병으로 밝혀졌다. 이 병원균의 발견에 뒤이은 효과적인 백신의 개발은 1896년에 이루어졌다. 20세기 초 10년간에 걸쳐 집단적인 예방주사를 통해 장티푸스의 유행을 막을 수 있게 되었다. 디프테리아균은 1883년에 발견되고 그 항독소는 1891년에 생겨났다. 우유에 들어 있는 잡균은 일정한 수준으로 가

71) Robert Tignor, op.cit., pp.91, 102 참조.

열시키는 파스퇴르살균법에 의해 퇴치되었다. 어린이나 우유를 마시는 사람들을 우유매개 전염병으로부터 보호할 수 있는 이 방법은 대도시로는 시카고에서 1908년부터 법령에 의해서 강제적으로 실시되었다. 다른 도시들도 곧 이 방법을 채용했다. 1차대전이 일어나기 전에 우유매개 전염병은 더 이상 문제되지 않게 되었다.[72]

물론 대처하기 어려운 또 다른 전염병도 있었다. 이미 1650년대부터 유럽의 의사들은 급격하게 체력이 떨어지는 말라리아환자들에게 남아메리카에서 나는 키나 나무껍질을 물이나 다른 용액에 적시거나 끓여서 먹이면 그 증상이 좋아진다는 것을 알고 있었다. 그 후 이 약의 유효성분이 키니네라는 사실도 밝혀졌다. 그러나 효과 있는 나무껍질을 채취할 나무의 종류와 관련해서 혼란이 계속되고, 좋지 않은 가짜 약들이 나돌아서 이 치료법은 더 이상 신용을 얻을 수 없었다. 특히 신교도들이 믿지 않았다. 이 나무껍질을 열심히 소개한 사람들은 예수회 소속의 수도사들이었다. 따라서 신교도들은 의식적으로 이러한 치료법을 무시했다.[73] 1854년에 이르면 네덜란드 사람들이 자바에서 본격적으로 키나나무 농장을 시작하게 되는데 그 후 유럽 사람들은 진짜 키나나무 껍질을 입수할 수 있게 되었다. 아마도 19세기 중반 이후 시작된 유럽 사람들의 아프리카대륙 오지의 탐험여행은 네덜란드인들의 농장에서 생산된 키니네가 없었으면 불가능했을 것이다. 이 농장들은 2차대전이 일어날 때까지 유럽에 키니네를 공급했다.[74] 1942년에 일본군이 자바를 점령하자 키니네를 대신할

---

72) Harry Wain, *A History of Preventive Medicine*, pp.284-287, 353-358, 250-263 참조

73) 크롬웰(Oliver Cromwell)은 생애의 태반을 말라리아에 걸려서 고생했다. 그의 목숨을 빼앗은 병도 말라리아와 관계가 있었다. 전하는 바에 의하면 '예수회 수도사들의 나무껍질'을 자신을 독살하려는 가톨릭교도들의 음모로 여겨서 계속 거부했다고 한다. Antonia Fraser, *Cromwell, the Lord Protector*, New York, 1973, p.770ff.; A. W. Haggis, "Fundamental Errors in the Early History of Cinchona," *Bulletin of the History of Medicine* 10, 1941, pp.417-59, 568-592; Paul F. Russell, *Man's Mastery of Malaria,* London, 1955, pp.93-102 참조.

74) Russell, op.cit., pp.96, 105-116. 말라리아 예방약도 없이 아프리카의 오지에 들어갔을 때에 흔히 나타났던 결과에 대해서는 Frederick F. Cartwright, *Disease and History*, London, 1972, pp.137-139; Philip Curtin, *The Image of Africa:*

수 있는 말라리아약의 발견이 필요하게 되었다. 그 결과 공동연구가 시작되어 아타부린과 같은 신약이 합성되기에 이르렀다.

키니네 없이는 말라리아 때문에 희생될 수밖에 없었던 지역에서도 사람들은 규칙적으로 키니네만 복용하면 살아 남을 수가 있게 되었다. 그러나 이 약은 말라리아 때문에 생겨나는 고역을 억제할 뿐 말라리아를 근치시키거나 예방할 수 있는 힘이 없었다. 말라리아 원충의 존재가 확인되고 복잡한 생활주기가 분명하게 밝혀진 것은 1890년대 이후였다. 그러나 백신이나 해독제는 개발되지 못했다. 모기박멸사업은 간단하지 않았다. 20년대에 이르기까지 특별한 일부 지역에서만 조직적인 모기박멸사업이 전개되었을 뿐이다.

황열병은 말라리아보다 더 많은 관심의 대상이 되었다. 이 병에 걸리면 말라리아보다 훨씬 많은 사람들이 목숨을 빼앗겼다. 또한 이 질병은 미국의 제국주의적 카리브해 진출을 가로막는 중요한 문제점으로 인식되었다. 그러나 황열병은 바이러스 때문에 생기는 질병이다. 19세기의 세균학자들이 쓴 방법으로는 병원체를 밝혀 낼 수가 없었다. 그러나 월터 리드(Walter Reed)를 단장으로 하는 미국의 연구팀은 쿠바에 나가 본격적인 연구에 착수했다. 그 결과 모기가 이 질병을 전염시킨다는 사실을 밝혀 냈다. 1901년에는 모기의 서식처를 없애서 하바나로부터 황열병을 추방하려는 사업이 전개되었다. 미국 육군의 후원과 막대한 재정적 지원을 받아 이 작전은 성공할 수 있었다.

1901년의 하바나는 스페인과 미국의 전쟁(1898)으로 이제 막 스페인제국으로부터 지배에서 벗어난 상태였다. 그 후 얼마 되지 않아 파나마지협을 관통하는 운하건설의 움직임이 본격화되어 미국의 전략적 관심이나 야심이 카리브해 연안에 쏠릴 수밖에 없었다. 이보다 앞서 프랑스가 1881년부터 1888년에 걸쳐 이 지역에 운하를 건설하고자 시도했으나 너무 비용이 많이 들어 포기해 버렸다. 그 주된 원인은 말라리아와 황열병 때문에 근로자들이 너무 많이 죽었기 때문이다. 따라서 운하를 성공적으

British Ideas and Action 1780-1850, Madison, Wisconsin, 1964, pp.483-487 참조.

로 개통시키려면 모기가 매개하는 이 전염병을 억제할 수 있어야만 하였다. 따라서 미국의 정치지도자나 군사령관들은 많은 예산을 들여 군의관들로 하여금 황열병 박멸사업을 추진하도록 하였다.

그 결과는 놀라운 것이었다. 정력적이고도 엄격한 위생경찰이 모기의 수와 행동양식을 세심하게 관찰해서 사업을 추진해 나갔다. 그 결과 치사율이 높은 무서운 황열병도 완전히 예방가능하게 되었다. 운하지대가 법적으로 설정된 1904년 이후 미합중국 군대는 황열병이 만연해서 가장 악명이 높았던 이 고장에 계속 주둔했지만 별로 생명에는 지장을 받지 않게 되었다.[75]

아메리카합중국의 군정당국은 미국군 병사의 건강유지에 힘썼을 뿐 세계적 규모로 황열병을 박멸하는 데는 별로 관심을 두지 않았다. 당시에는 뎅그열과 황열병의 관계가 분명히 밝혀지지 않았다. 1914년에 파나마운하가 개통되었다. 이 운하를 통과한 배가 운이 나쁘게 황열병을 받아들여 태평양의 여러 섬이나 아시아의 여러 지방에 확산시켜 이 질병의 감염을 전혀 과거에 경험하지 못했던 많은 고장의 사람들에게 전염시키게 되지 않을까 문제되기 시작했다.

이러한 위험을 사전에 막기 위해 생겨난 지 얼마 안된 록펠러 재단은 1915년부터 전세계적인 규모로 황열병의 연구와 예방에 착수하게 되었다. 그 후 20년 간에 걸쳐 이 질병의 복잡한 감염과정이 분명하게 밝혀졌다. 효과적인 관리대책에 힘입어 남아메리카의 서해안 지대에 퍼져 있었던 이 질병의 감염중심지는 거의 없어져 버렸다. 그러나 황열병의 발상지라고 할 수 있는 아프리카에서는 생태계가 강력하게 이 질병을 지원해 주기 때문에 전세계적으로 이 질병을 완전히 박멸시키기는 불가능하다는 사실도 밝혀 냈다. 그 후 1937년에 값싸고 효과 좋은 백신이 개발되어 더 이상 사람들의 생명을 앗아가지 않게 되었다.[76]

---

75) William Crawford Gorgas, *Sanitation in Panama*, New York, 1915; John M. Gibson, *Physician to the World: The Life of General William C. Gorgas*, Durham, North Carolina, 1950 참조.

76) George K. Strohde(ed.), *Yellow Fever*, New York, 1951, pp.5-37.

황열병 예방에 성공한 록펠러 재단은 20년대에 들어서자 말라리아 박멸사업에 착수하게 되었다. 황열병을 카리브해의 여러 도시에서 추방하기 위해 전개됐던 모기의 박멸사업이 또다시 그리스 같은 나라에서 실시되었다. 그러나 모기박멸에 값싼 무기가 생겨나 말라리아의 전세계적인 발생을 제대로 억제할 수 있게 된 것은 2차대전 후 살충제 DDT가 이용가능하게 된 이후였다. 또한 2차대전이 끝나자 말라리아 박멸사업은 민간단체인 록펠러 재단으로부터 세계보건기구로 옮겨졌다. 이 조직은 국제적이고도 공적인 조직으로 1948년에 생겨났다.

2차대전 직후 수년 간에 걸쳐 DDT 사용이 보편화되자 더 이상 말라리아는 문제가 될 수 없게 되었다. 아마도 이러한 사실은 인류가 겪었던 가장 극적인 건강상의 변화였을 것이다. 이렇게 되자 일부 지역에선 급격하게 인구가 늘어나서 말라리아와 똑같이 건강문제를 만들어 냈다.[77] 또한 DDT를 대량 사용하자 각종 곤충들이 사라지고 때에 따라서는 이 화학약품에 오염된 곤충을 잡아먹는 동물도 죽었다. 예상하지 못했던 또 다른 사태는 DDT에 저항력을 지닌 모기의 출현이었다. 그러나 화학자들은 더욱 강력한 살충제를 합성해서 이에 대처해 왔다. 이제 인간은 모기가 이러한 살충제에 내성을 얻기 이전에 한발 앞서 또 다른 살충제를 만들어 내고 있다. 그러나 인간과 곤충 간의 이런 전쟁에 장기적으로 볼 때 어떤 생태학적 결과를 초래할지 알 수 없다. 장기적으로 볼 때 말라리아를 영원히 억제할 수 있을지도 장담하기는 어렵다. 세계보건기구는 이미 천연두와 함께 말라리아를 이 지구상에서 없애기 위해 공개적인 전쟁을 계속하고 있다.[78]

집요하게 우리 인류를 괴롭혀 온 또 하나의 전염병을 든다면 결핵을 꼽을 수 있다. 제4장에서 지적한 바와 같이 14세기 이후 폐결핵은 유럽 각지의 주민들에게 나병을 대신해서 중요한 전염병이 되었다. 이러한 사

---

77) W. A. Karunaratne, "The Influence of Malaria Control on Vital Statistics in Ceylon," *Journal of Tropical Medicine and Hygiene* 62, 1959, pp.79-82 참조.

78) R. Mansell Prothero, *Migration and Malaria*, London, 1965를 보면, 여러 가지 형태의 인구이동이 아프리카대륙에서 말라리아를 박멸하려는 세계보건기구의 노력을 어떻게 좌절시켰는지 흥미 있게 설명하고 있다.

실은 이미 많은 전문가들에 의해 주장된 바 있다. 유럽에서는 17세기에 결핵의 유행이 절정에 달한 후 18세기에 약간 줄어 들었다. 19세기에 접어들자 산업화에 따른 좋지 않은 도시환경과 영양상태 때문에 또다시 크게 유행했다.[79] 이 질병은 사회적으로 볼 때 중류 이상의 사람들에도 많이 확산되어 19세기 초반에는 결핵을 '소모병'이라 불러서 심미적이고 문학적인 사람들 사이에서는 나쁘지 않은 병으로 여겨졌다.

그러나 최소한 영국에서는 약 1850년 이후에는 결핵에 의한 사망자가 감소하기 시작했다. 그 후 로버트 코흐가 1882년에 병원균을 발견하자 크게 명성을 얻었다. 40년쯤 지난 1921년에 이르러서는 결핵에 부분적으로 효과가 있는 백신이 생겨났다. 이보다 훨씬 전부터 이 질병이 어떻게 전파되는지 알게 되어 환자를 요양소에 격리시키게 되었다. 또한 결핵균을 가진 젖소는 도살시켰고 많은 사람들이 모이는 공공장소에서는 가래침도 뱉지 못하게 했다. 단순한 것이었지만 이러한 여러 조치가 실천에 옮겨지자 유럽의 여러 나라에서는 폐를 침범하는 결핵이 점차 줄어들기 시작했다.

그러나 오랫동안 외부세계와 관계를 갖지 않고 독립적으로 살아왔던 사람들이 갑자기 발달된 수송수단에 의해 외부세계와 빈번한 접촉을 갖게 되자 결핵은 이런 지역에서는 무서운 질병으로 남게 되었다. 오늘날에

---

79) 이는 듀보의 의견이다. Rene Dubos, *The White Plague. Tuberculosis, Man and Society*, Boston, 1952, pp.185-207 참조. 그는 이른바 '임금님의 손길'을 받으려고 나타난, 결핵의 일종인 연주창을 앓던 환자수에 의해 이 환자수를 추산해 냈다. 물론 영국 국왕의 손길에 의해 연주창이 낫는다고 믿지 않은 사람들도 있었을 것이다. 그런 의미에서 18세기에 결핵환자가 줄어들었다고 하지만 '임금님의 손길'에 의해 더 이상 결핵을 고칠 수 없다는 회의적인 생각을 가진 사람들이 늘어난 결과 때문인지 분명하지는 않다. 영국에서는 하노버 왕가가 왕위를 계승하자 왕실에 대한 신비적인 생각이 사라졌고, 프랑스에서도 루이 15세와 루이 16세의 치세에 이르자 루이 14세 때와 같은 카리스마적 후광은 더 이상 통용되기 어렵게 되었다. 아메리카 원산의 식용작물과 새로운 영농법의 보급에 의해 유럽사람의 영양상태가 과거보다 훨씬 좋아졌는데 이렇게 영양상태가 개선되면 결핵감염이 줄어든다는 것은 식량이 부족한 전쟁중 결핵이 또다시 판을 쳤던 최근의 실례만을 보더라도 충분히 이해할 수 있다. 그러나 오늘날에 와서 정확히 추계를 하기는 어렵다. 듀보의 의견에도 가능성은 있겠지만, 모두 맞다고 단정하기는 어렵다고 본다.

도 결핵은 오세아니아, 아시아, 그리고 아프리카의 여러 곳에서 사람의
건강을 해치고 죽음에 이르게 하는 주요 사망원인이 되고 있다. 사람에게
는 별로 피해를 주지 않지만 병균만을 죽이는 항생물질이 2차대전을 경
과하면서 개발되자 근대적인 의료를 받게 된 지역에서는 더 이상 결핵은
심각한 질병이 되지 않았다. 2차대전 후 말라리아가 급격하게 감소했지
만, 세계 전체로 볼 때 결핵은 아직도 가장 중요한 감염병이다. 결핵에 의
한 연간 사망자수는 350만 명 이상이라고 추측된다.[80]

6. 비약적인 의학의 발전과 보건의료조직

이러한 질병과 잘 알려져 있지 않았던 많은 전염병들도 이제는 적은
비용으로 충분히 예방가능하게 되었다. 이러한 눈부신 의학연구의 성공
이나 발견은 그 이론을 실제로 적용할 수 있는 효과적인 관리대책이 보급
됨으로써 급속하게 그 성과를 거두게 되었다. 국가적인 조직뿐만 아니라
지방의 크고 작은 보건의료조직이 생겨났다. 군의무부대는 이런 보건기
관에 앞서거나 같이 힘을 합쳐서 질병퇴치에 힘써 왔다.

군진의학의 비약적 발전은 20세기의 개막과 함께 나타났다. 군인들의
건강관리를 잘한 군대도 과거에는 실제로 전투중 질병 때문에 사망하는
사람들이 군사작전에 의한 전사자보다 훨씬 많았다. 예컨대 1853년에서
1856년까지 계속된 크리미아전쟁중 영국군은 이질 때문에 사망한 병사
자수가 러시아군과 싸우는 과정에서 발생한 전사자수보다 10배나 많았
다. 그 후 약 반세기쯤 지나 1899년에서 1902년까지 계속된 보어전쟁에
서도 공식적으로 보고된 영국군 병사자는 전사자의 5배나 되었다.[81] 그
러나 2년 후 조직적 예방접종과 위생관리 대책이 그 성과를 거두기 시작

---

80) Rene Dubos, *The White Plague*, p.vi 이하; T. Aidan Cockburn, *The Evolution and Eradication of Infectious Diseases*, pp.219-230.

81) H. H. Scott, *A History of Tropical Medicine*, I, pp.44-54; A. J. P. Taylor, *English History 1914-1945*, New York, 1970, p.121.

했다. 1904년부터 1906년 사이에 있었던 러일전쟁중 일본군의 병사자는 전사자의 1/4 이하로 줄어들었다.[82]

이와 같은 놀라운 결과를 다른 나라들은 잊지 않았다. 그 후 10여 년 간에 걸쳐 많은 나라의 군대도 일본군의 선례—장티푸스, 천연두, 파상풍 같은 각종 전염병을 막기 위해 예방주사를 모든 신병에게 접종시킨 일—를 그대로 모방하게 되었다. 물론 과거에도 유럽의 일부 국가에서는 나폴레옹의 선례를 따라 군대에 들어오는 신병에게 천연두 예방을 위한 종두를 실시해 왔다. 그러나 이상하게도 프랑스는 1815년 이후 이러한 관행을 폐지시켰다. 그러나 프러시아의 군대에서는 계속 실시했다. 그 결과 1870년에서 1871년 사이의 보불전쟁을 통해 프랑스군은 약 2만 명의 병사가 천연두에 걸려 전투를 할 수 없었으나 독일군은 예방주사를 맞았기 때문에 무사했다.[83] 따라서 군진의학에서는 새로운 지식이나 이론의 발견도 중요했지만 이러한 새로운 방법을 각종 전염병 예방을 위해 빠짐 없이 병사들에게 예방주사를 맞게 하는 것이 더 중요한 과제가 되었다.

그 후 1차대전이 일어나기 전 10년 간에 걸쳐 또 다른 의학상의 발견에 힘입어 유럽의 군대는 전염병관리상 큰 혜택을 받게 되었다. 1909년에서 1912년 사이에 발진티푸스 전염에 이가 중요한 역할을 한다는 사실이 확인되었다. 이미 발견된 각종 전염병에 대한 조직적인 예방접종과 함께 이러한 의학적 발견에 힘입어 1914년에서 1918년에 걸쳐 북부 프랑스에선 수백만 명의 군인들이 참호 속에서 군사작전을 무사히 수행할 수 있게 되었다. 이제 모든 병사들이 입는 옷은 이를 죽이는 시설을 통과하도록 의무화되었다. 이런 박멸사업에 힘입어 서부전선에선 발진티푸스가 크게 유행하지 못하였다. 그러나 동부전선에선 가끔 극적인 유행이 생겨났다. 실제로 1915년에 동부전선에서 발진티푸스가 돌발했다. 제대로 조직적인 통제가 이루어진 지역에선 이 질병 때문에 죽은 병사자 전사자보다 많지는 않았다.[84] 1915년에서 1916년에 걸쳐 세르비아군과 1917년

82) Ralph H. Major, *Fatal Partners: War and Disease*, New York, 1941, p.240.
83) R. H. Shryock, *The Development of Modern Medicine*, Philadelphia, 1936, p.309.
84) Clemens Pirquet(ed.), *Volksgesundheit im Krieg*, Vienna and New Haven, 1926,

에서 1918년에 걸쳐 러시아군대에선 이런 규제조치가 제대로 이루어지지 않자 무서운 발진티푸스 유행이 생겨나 병사는 물론 많은 민간인이 죽었다. 1차대전중 매독은 군의무부대의 활동을 비웃듯 크게 유행했다. 실제로 영국군에선 매독이 일종의 급성전염병 같이 만연했다. 초기에 군의관들은 제대로 대처하지 못했다. 의학적인 이유보다는 윤리적인 이유 때문에 성공할 수가 없었다.[85]

2차대전중에도 군진의학은 더욱 발전되었다. 동남아시아의 우림지대에서 걸리기 쉬운 수많은 전염병의 위협이나 러시아 초원지대의 추위도 제대로 건강관리를 할 수 있는 군대의 경우에는 큰 문제가 되지 않았다. DDT, 설파제, 페니실린, 아타블린 같은 여러 가지 신약이 이런 질병의 예방과 치료에 크게 도움이 되었다. 군의 지휘계통도 효과적인 성과를 거두는 데 도움이 되었다. 필요한 곳에 능률적으로 신속하게 보급할 수 있었다. 부족하면 육군이나 해군의 병사가 우선적으로 다루어졌다. 경우에 따라선 전염병이 확산될 징조가 보이면 군당국은 민간인들에게도 이런 보건위생조치를 강구했다. 실제로 1943년에 나폴리에선 민간인들을 대상으로 전면적이고도 강제적인 이 박멸사업이 전개되었다. 그 결과 발진티푸스의 만연을 막을 수 있었다.[86] 이외에도 난민수용소나 강제수용소 같은 시설에서도 군병사의 경우와 똑같이 보건관리체계가 적용되기 시작했다.

2차대전중 강제적으로 실시할 수 밖에 없었던 건강관리사업은 또 다른 변화를 유발했다. 이러한 건강관리사업의 일환으로 식량배급이 실시되어 오히려 국민건강의 향상을 가져왔다. 1차대전중 식량배급은 각 개인의 필요량을 전혀 고려하지 않고 실시해서 독일 같은 일부 국가에선 국민들이 심한 영양실조에 걸렸다. 물론 2차대전중에도 식량문제를 해결하지 못해서 어려움을 겪은 나라도 있었지만 독일은 물론 영국에서도 부족하기 쉬운 식품을 어린이나 임산부 같은 사람들에게 우선 공급하고 과학적

I, p.70을 보면 세르비아에서 크게 유행했던 발진티푸스에 오랫동안 노출되었지만 오스트리아·헝가리 연합군의 병사자수는 전사자수의 50% 수준을 넘지 않았다.

85) R. S. Morton, *Venereal Disease*, Baltimore, 1966, p.28 참조.
86) Harry Wain, *A History of Preventive Medicine*, p.306 참조.

으로 생리적 요구량을 결정해서 사회계층에 따른 노동량에 따라 비타민, 단백질, 탄수화물 등의 식품을 공급했다. 그 결과 전체적으로 볼 때 식량은 부족했지만 영국인의 일반적인 국민건강수준은 향상되었다. 독일 사람들도 전쟁이 끝날 때까지 거의 만족할 만한 건강수준을 유지했다.[87] 이러한 합리적인 건강관리사업의 경험에 힘입어 2차대전 후 국제적인 보건사업이 생겨나기 시작했다. 이러한 국제적 보건사업은 크게 성공을 거두어 1948년 이후 지구상 대부분 지역에서 질병양상이 근본적으로 변화되었다.

공식적인 성격의 국제보건조직은 1909년에 생겨났다. '국제공중위생국'이 1909년에 파리에 설립되었다. 이 조직은 페스트, 콜레라, 천연두, 발진티푸스, 그리고 황열병의 발생을 감시하기 시작했다. 또한 유럽 각국에서 공통으로 적용할 수 있는 위생규칙이나 검역제도를 만들고자 했다. 그 후 20세기의 두 번에 걸친 세계대전 사이에 국제연맹은 보건과를 설립했다. 이 곳에 특별위원회가 생겨나 말라리아, 천연두, 나병, 그리고 매독 같은 전염병의 범세계적인 발생양상에 관해 논의가 계속되었다. 그러나 이 시기에 거둔 가장 큰 성과는 록펠러 재단에 의한 말라리아와 황열병의 예방사업이었다. 그 후 1948년에는 더욱 야심적인 세계보건기구가 생겨났다. 국제연합의 지원 아래 세계보건기구는 오늘날 세계의 여러 후진지역에서 지방행정당국과 협력하여 최신 의학의 혜택을 베풀고자 힘쓰고 있다.[88]

그리하여 40년대 이후 과학적 의학과 공중보건사업이 우리 인류생활에 끼친 영향은 문자 그대로 범세계적이며 놀랄 만한 것이었다. 대부분의 지역에서 무서운 전염병은 사라졌다. 수많은 전염병이 맹위를 떨쳤던 곳에서도 이제는 더 이상 이런 질병을 찾아볼 수 없게 되었다. 인류의 건강과 복지가 크게 향상되었다. 전염병의 유행이 과거에 우리의 조상이나 가

87) Thomas McKeown and C. R. Lowe, *An Introduction to Social Medicine*, Oxford and Edinbrugh, 1966, p.126 참조.

88) 요약된 결론에 대해서는 Ernest L. Stebbins, "International Health Organization," in Philip E. Sartwell(ed.), *Maxcy-Rosenau Preventive Medicine and Public Health*, 9th ed., New York, 1965, pp.1036-1045 참조.

깝게는 우리의 조부에게 얼마나 무서운 존재였는지 또다시 제대로 설명하기도 어렵게 되어 버렸다. 그러나 자연계의 복잡한 생태학적 관계에 새로운 수단을 찾아내 변화를 시도하게 되면 반드시 새로운 문제가 나타나기 쉽다. 1880년대 이후 의학발달에 힘입은 미생물의 효과적인 관리는 우리들이 예상하지 못했던 또 다른 부산물과 문제를 제기하고 있다.

그 중 우리의 관심을 끄는 문제점을 하나만 든다면 너무 지나치게 위생적인 생활을 하면 생겨나기 쉬운 질병문제이다. 그 대표적인 질병으로 20세기 이후 위생상태가 좋아지자 크게 극성을 부리기 시작한 소아마비를 들 수 있다. 종래 대부분의 비위생적인 사회에선 어렸을 때 이 병에 걸려서 큰 증상 없이 면역을 갖게 되었다. 그러나 위생적인 생활습관이 보편화되자 이 소아마비의 바이러스에 뒤늦게 걸리게 되어 심한 마비를 일으키고 죽음에까지 이르는 경우가 늘어나게 되었다.[89] 미국에서 소아마비에 많은 관심이 쏠린 것은 50년대였다. 그 결과 이 질병의 원인과 치료법을 밝혀 내기 위한 충분한 지원과 자금을 확보하게 되었다. 다른 전염병의 경우와 비슷하게 1954년에 이르자 효과적인 백신이 개발되어 이 질병은 또다시 일반대중의 관심을 끌지 못하게 되어 버렸다. 물론 백신을 맞지 않거나 거부한 일부 사람들은 계속 이 질병에 걸렸다.

이러한 질병과는 달리 앞으로도 계속 우리 인류에게 큰 영향을 끼칠 가능성을 가진 전염병으로 인플루엔자를 들 수 있다. 이 전염병은 1918년에서 1919년에 걸쳐 세계적인 대유행을 했다. 인플루엔자는 퍽 오래 전부터 유행해 왔다.[90] 이 병은 매우 빠르게 전파되며 면역기간이 짧고

---

89) 외부세계와 단절된 섬 주민들은 이런 질병에 대한 저항력을 가질 수가 없다. 대만의 경우에, 60년대 들어서 불구의 후유증을 남기는 소아마비 환자가 4만 명이나 발생했는데, 소아마비를 일으키는 병원체에 감염된 경험이 없는 주민들이 이 병원체에 새롭게 노출되었을 때 청소년에게 흔히 나타나는 현상이 생겨난 것이다. 위생적인 생활습관도 이들을 보호하지 못했다. 그동안 이 섬에는 이 병원체가 없었기 때문이다.

90) August Hirsch, *Handbook of Geographical and Historical Pathology*, I, pp.6-18에 따르면 1173~1875년에 분명하게 인플루엔자라고 밝힐 수 있는 전염병의 유행이 94회나 있었는데 이 중 적어도 15회는 세계적인 대유행을 했다. 즉 유럽과 아시아대륙이 다 함께 인플루엔자의 유행을 겪었던 것이다. 현재 남아 있는 문

병원 바이러스가 불안정하다는 특징을 지니고 있다. 1918년에서 1919년에 걸쳐 미국과 유럽, 그리고 아프리카의 군대가 북부 프랑스에서 합류했다. 그 결과 이 병이 크게 유행했다. 원인은 새로운 종류의 바이러스였다. 이 병원 바이러스는 숙주인 인간에게 무서운 파괴력을 발휘했다. 유행은 전세계로 확산되어 지구상 거의 모든 사람들이 감염되고 2천만 명 이상이나 죽었다. 갑자기 인플루엔자가 나돌면 너무 환자가 많아져 어떤 의료조직도 제대로 정상적인 활동을 할 수 없었다. 그러나 바이러스의 감염력이 강하고 사태가 심각할수록 유행기간도 짧아서 수주일 후에는 급속하게 사라져 버렸다.[91]

1918년 이후 한 세대에 걸친 오랜 연구 결과, 세 가지의 각기 다른 병원바이러스를 찾아냈으며 이 바이러스에 대한 백신도 만들 수 있게 되었다. 그러나 이 바이러스는 매우 불안정해서 자주 화학구조를 바꾸기 때문에 문제가 간단하지 않았다. 지난 해에 접종받은 백신에 의해 생겨난 항체가 금년에는 실효를 거두지 못하는 경우가 많았고, 그렇게 되면 인플루엔자의 광범위한 유행이 시작되고는 했다. 인플루엔자 바이러스의 변화뿐 아니라 각종 전염병을 일으키는 병원미생물의 돌연변이 문제는 아직도 인류가 안고 있는 심각한 관심사의 하나이다. 1957년에 홍콩에 새롭게 바뀐 아시아형 인플루엔자가 나돌았는데, 당시 미국에서는 이 신종 바이러스에 대한 백신을 대량 생산해서 그 유행을 억제할 수 있었다. 이와 같이 인플루엔자가 발생하면 재빨리 보건당국과 민간기업이 그 병원바이러스를 확인해서 백신을 대량 생산할 수 있어야만 실효를 거둘 수 있다.[92]

헌만을 보더라도 1173년 이전에 인플루엔자가 없었다고 단정하기는 어렵다. 유럽 의사들이 이 병의 증상을 정확하게 기술해서 그 정체를 밝혀 낼 수 있게 된 16세기 이전에 이 병이 있었는지, 그리고 어떤 영향을 끼쳤는지는 알 수가 없다.

91) F. M. Burnet and E. Clark, *Influenza: A Survey of the Last Fifty Years in the Light of Modern Work on the Virus of Epidemic Influenza*, Melbourne and London, 1942; Edwin O. Jordan, *Epidemic Influenza*, Chicago, 1927, p.229. 또한 필자는 크로스비의 『1918~19년에 걸친 인플루엔자 유행의 역사』(미간행)를 읽는 혜택을 가졌다.

92) Joseph A. Bell, "Influenza," in Ernest L. Stebbins(ed.), *Maxcy-Rosenau Pre-*

돌연변이를 하지 않더라도 제대로 그 정체가 밝혀지지 않은 기생생물이 전통적인 생태학적 균형이 깨지면 많은 사람들을 침범해서 새로운 유행을 일으킬 가능성이 크다.[93] 근래 인도와 동남아시아에서 발생했던 콜레라는 셀레베스(Celebes) 원산의 새로운 세균 때문이었다. 이 세균은 고전적인 콜레라균을 벵갈지역에서 몰아내고 대신 그 자리를 차지했다.[94] 이런 예측불가능한 생태학적 변동은 이미 지적한 나이제리아의 랏사열이나 우간다의 오녕녕열에서도 볼 수 있다.[95]

세 번째로 기분 나쁜 가능성은 미생물 연구를 진행시켜 치사율이 높은 전염병 병원균을 적지에 뿌릴 가능성이 있다는 점이다. 그렇게 되면 세계의 일부 또는 전세계에 걸쳐 인위적인 전염병 유행이 생길 것이다. 설혹 이와 같은 세균전에 의한 무서운 파멸의 가능성은 배제하더라도 우리 인류는 앞으로도 먹이사슬에 관련된 여러 가지 제약에서 완전히 벗어날 수는 없을 것이다. 지난 150년 간의 보건사업의 눈부신 성공에 힘입어 사람의 수는 급속하게 증가했다. 그 결과 식량공급이 또 다른 문제로 나타났다. 인구증가는 자연히 사회적으로나 심리적으로도 큰 부담이 되며 정치나 질병관리면에서도 크게 영향을 끼친다.

이제 우리가 터득한 지식과 기술에 의해 대부분의 전염병은 관리할 수 있게 되었다. 그러나 인류는 눈에 보이지 않는 미시기생의 공격과 인간 스스로 만들어 내는 거시기생의 협공을 받고 있다. 이 관계는 앞으로도 크게 변하지 않을 것이다. 과거의 사회는 식량 생산자와 이를 수탈하는 계층으로 양극화되어 있었지만, 이젠 농업도 과학화되어 식량생산자는 직접 식량을 생산하지 않는 사람들로부터 각종 봉사와 물자를 공급받고 있다. 그렇지만 고도로 기계화되고 관료조직에 의해서 운영되고 있는 현대사회에서도 여전히 생산자와 소비자의 원만한 조정은 정착되지 않았

    ventive Medicine and Public Health, 9th ed., pp.90-104.

93) Richard Fiennes, *Man, Nature and Disease*, London, 1964, p.124에 따르면 사망률이 90% 이상이나 되었다고 한다.

94) W. E. Woodward et al., "The Spectrum of Cholera in Bangladesh," *American Journal of Epidemiology* 96, 1972, pp.342-351 참조.

95) 이 책의 제2장 참조.

다. 세계적인 안목에서 볼 때 지속적인 안정된 형태의 거시기생관계가 제대로 자리잡았다고 보기는 어렵다. 두 차례의 세계대전은 지역에 따라 파괴적인 결과를 초래했으며 각기 다른 의도를 갖고 시작된 혁명과 전쟁은 과거 우리 인류가 겪었듯이 앞으로도 많은 사람들에게 기아와 죽음의 공포를 안겨 줄 것이다.

인구 또한 앞으로도 계속 급격하게 증가할 것이다. 이런 급격한 인구증가는 점차 식량의 요구량과 공급량 사이에 여유를 계속 줄어들게 만들 것이고, 비정상적 위기에 대비해서 먹을 수 있는 잉여식량도 점차 줄어들 것이다. 그런 불행한 사태를 사전에 막으려면 무엇보다 현재 수준에서 인구증가를 억제하는 것이 중요한 관건이라 생각한다.

과거 수세기 동안에 거둔 경이적인 성과를 생각해 볼 때, 우리가 예상하지 못했던 비약적 발전을 이루어 상상을 초월한 보다 큰 폭의 발전이 일어날 수도 있을 것이다. 그렇게 되면 산아제한에 의한 출생자수와 사망자수가 같게 될 것이고 인간과 자원 간의 관계에서도 안정된 균형을 되찾을 수 있을 것이다. 그렇지만 적어도 오늘날에는, 그리고 가까운 장래에 우리는 과거보다도 더 큰 생태학적 대변동의 와중에서 살 수밖에 없을 것이다. 따라서 가까운 과거에도 그러했듯이 장래에도 안정된 생태학적 균형은 기대할 수 없을 것이며, 당분간 격변하는 미시기생과 거시기생 속에서 살 수밖에 없을 것이다.

우리 인류가 겪어야 할 미래를 제대로 이해하려면 우리들의 과거를 우선 올바로 알아야 한다. 그러기 위해서는 여러 점에서 많은 영향을 끼친 전염병의 역할을 무시해서는 안 될 것이다. 인간의 창의와 지식, 제도가 아무리 바뀌더라도 인간은 기생생물에게 취약한 존재일 수밖에 없다. 인류의 출현 이전부터 있었을 각종 전염병은 앞으로도 인류와 함께 계속 살아 남을 것이다. 또한 과거에 그러했듯이 앞으로도 질병은 인간의 역사에 가장 큰 영향을 끼치는 기본적 변수인 동시에 결정요인으로 작용하게 될 것이다.

부록
중국의 전염병유행 연표

퀸시대학 극동사 교수
조셉 H. 차 편찬

이 중국의 전염병 연표는 과거의 두 문헌에 기초해서 만들어진 것이다. 하나는 송나라(960~1279년) 학자 사마광(司馬光)의 기록에 근거한 것이고, 또 하나는 18세기에 들어와 여러 학자들에 의해 만들어진 문헌에 기초한 것이다. 18세기에 이르러 중국의 전통학문을 중심으로 백과전서가 만들어졌다. 이 중 천재(天災)와 인재(人災)에 관련된 기록이 1940년에 발간되었다. 그러나 그 과정에서 과거의 연대를 오늘날의 연표로 맞추는 데 틀린 경우가 있었다. 차 교수는 이런 잘못을 고치고 가능한 한 고대왕조의 역사서나 다른 자료와 대조해서 지명을 바로잡았다.

그렇지만 모든 것이 완전무결하지는 않다. 고대의 지명은 오늘날의 지역과 일치하지 않는 경우가 많다. 또한 오늘날의 지명이나 성명으로 바꾸는 데 혼동되는 경우도 있다. 또한 과거의 사람들은 전염병이 크게 유행했더라도 기록으로 남기지 않은 것도 많았을 것이다. 전염병의 유행 때문에 사망자가 얼마나 있었는지도 확실하지 않다. 단지 옛날 문헌에 나오는 수치를 그대로 옮겨놓았을 뿐이다. 차 교수는 이러한 수치의 신빙성에 관련해서 전혀 주관적인 언급을 피했다. 일부 수치는 믿을 만한 것이겠지만 맞지 않는 것도 있을 것이다.

이러한 결함이 있다 하더라도 여기 제시된 연표는 유럽어로 발간된 어느 전염병 연표보다 정확하고 전염병에 의한 피해의 기록도 상세하다고

믿는다. 역사상 중요한 전환점이 필요했던 전염병 유행에 관련된 기록은
이 연표에서 충분히 찾아낼 수 있을 것이다.

이 연표를 만드는 데는 陳高傭 編, 『中國歷代天炎人禍表』(1940년, 상해)
가 이용되었다.

※ 1911년에 이르기까지 중국에서 발생된 주요 전염병

기원전 243년: 전국적으로 전염병이 돌다.

기원전 48년: 오늘날의 하남, 산서, 산동이라 볼 수 있는 관동지방에 전염
        병과 홍수, 그리고 기근이 돌다.

서 기 16년: 전염병이 돌다. 남쪽의 야만족을 토벌하기 위해 파견된 군대
        의 6/10~7/10이 전염병으로 죽다.

       37년: 강소, 강서, 안휘, 절강, 복건 같은 여러 성에서 전염병이 돌
        다.

       38년: 절강성에 전염병이 돌다.

       46년: 몽고에 기근과 전염병이 돌다. 인구의 2/3가 죽다.

       50년: 전염병이 돌다. 장소 미상.

      119년: 절강성에 전염병이 돌다.

      125년: 하남성에 전염병이 돌다.

      126년: 하남성에 전염병이 돌다.

      151년: 하남, 안휘, 그리고 강서성에 전염병이 돌다.

      161년: 전염병이 돌다. 장소 미상.

      162년: 신강 및 청해에서 군대에 전염병이 돌다. 10명에 3~4명 꼴
        로 죽다.

      171년: 전염병이 돌다. 장소 미상.

      173년: 전염병이 돌다. 장소 미상.

      179년: 전염병이 돌다. 장소 미상.

      182년: 전염병이 돌다. 장소 미상.

      185년: 전염병이 돌다. 장소 미상.

      208년: 호북의 군대에 전염병이 돌다. 2/3가 기근과 전염병으로 죽
        다.

      217년: 전염병이 돌다. 장소 미상.

      223년: 전염병이 돌다. 장소 미상.

      234년: 전염병이 돌다. 장소 미상.

      275년: 하남에서 전염병이 돌다. 수만 명이 죽다.

291년: 하남에 전염병이 돌다.
296년: 협서에 전염병이 돌다.
297년: 하북, 합서, 사천에 전염병이 돌다.
312년: 전염병이 돌다. 장소 미상. 메뚜기의 피해와 기근에 뒤이어
        발생했다. 중국 북부와 중부지역이 황폐화되었다. 협서성에
        서 100명 중 생존자는 1~2명에 불과했다.
322년: 전염병이 돌다. 10명 중 2~3명 꼴로 죽다. 장소 미상.
330년: 전염병이 돌다. 장소 미상.
350년: 전염병이 돌다. 장소 미상.
351년: 전염병이 돌다. 하남에 반란이 일어나다.
353년: 전염병이 돌다. 장소 미상.
379년: 협서에 전염병이 돌다.
423년: 북부지역에 전염병이 돌다. 하남에서는 10명 중 2~3명 꼴
        로 사망하다.
427년: 강소에 전염병이 돌다.
447년: 강소에 전염병이 돌다.
451년: 강소에 전염병이 돌다.
457년: 강소에 전염병이 돌다.
460년: 강소에 전염병이 돌다.
468년: 전국에 전염병이 돌다. 후반기에 하남, 하북, 산동, 호북, 그
        리고 안휘에 다시 전염병이 돌다. 14만 내지 15만 명이 사
        망하다.
503년: 전염병이 돌다. 장소 미상.
504년: 북부지역에 전염병이 돌다.
505년: 북부지역에 전염병이 돌다.
510년: 협서에 전염병이 돌다. 2,730명이 죽다.
529년: 협서에 전염병이 돌다.
546년: 강소에 전염병이 돌다.
565년: 하남에 전염병이 돌다.
598년: 한반도와 전쟁중 만주 남부에 전염병이 돌다.
612년: 산동과 기타 지역에서 전염병이 돌다.
636년: 산서, 감숙, 영하, 협서에 전염병이 돌다.
641년: 산서에 전염병이 돌다.
642년: 산서와 하남에 전염병이 돌다.
643년: 산서와 안휘에 전염병이 돌다.
644년: 안휘와 사천, 그리고 북동지역에 전염병이 돌다.

648년: 사천에 전염병이 돌다.

655년: 강서에 전염병이 돌다.

682년: 하남과 산동에 전염병이 돌다. 죽은 시체가 땅을 덮다.

707년: 하남과 산동에 전염병이 돌다. 수천 명이 죽다.

708년: 하남과 산동에 전염병이 돌다. 1천 명이 죽다.

762년: 산동에 전염병이 돌다. 주민의 약 반이 죽다.

790년: 복건, 호북, 강서, 안휘, 절강에 전염병이 돌다.

806년: 절강에 전염병이 돌아 주민의 반 이상이 죽다.

832년: 사천, 운남, 강소에 전염병이 돌다.

840년: 복건, 절강에 전염병이 돌다.

874년: 절강에 전염병이 돌다

891년: 호북, 강소, 안휘에 전염병이 돌다. 호북에서는 10명 중 3~4
       명 꼴로 죽다.

892년: 강소에 전염병이 돌다.

994년: 하남에 전염병이 돌다.

996년: 강소, 안휘, 강서에 전염병이 돌다.

1003년: 하남에 전염병이 돌다.

1010년: 협서에 전염병이 돌다.

1049년: 하북에 전염병이 돌다.

1052년: 호북, 강소, 안휘에 전염병이 돌다.

1054년: 하남에 전염병이 돌다.

1060년: 하남에 전염병이 돌다.

1094년: 하남에 전염병이 돌다.

1109년: 절강에 전염병이 돌다.

1127년: 하남에 전염병이 돌다. 수도 주민의 반이 죽다.

1131년: 절강, 호남에 전염병이 돌다.

1133년: 호남, 절강에 전염병이 돌다.

1136년: 사천에 전염병이 돌다.

1144년: 절강에 전염병이 돌다.

1146년: 강소에 전염병이 돌다.

1199년: 절강에 전염병이 돌다.

1203년: 강소에 전염병이 돌다.

1208년: 하남과 안휘에 전염병이 돌다.

1209년: 절강에 전염병이 돌다.

1210년: 절강에 전염병이 돌다.

1211년: 절강에 전염병이 돌다.

1222년: 강서에 전염병이 돌다.

1227년: 북부 몽고군에 전염병이 거듭해서 발생하다.

1232년: 하남에 전염병이 돌다. 50일만에 9만 명이 죽다.

1275년: 전염병이 돌다. 장소 미상. 많은 사람이 죽다.

1308년: 절강에 전염병이 돌다. 26,000명 이상이 죽다.

1313년: 하북에 전염병이 돌다.

1320년: 하북에 전염병이 돌다.

1321년: 하북에 전염병이 돌다.

1323년: 하북에 전염병이 돌다.

1331년: 하북에 전염병이 돌다. 10명 중 9명이 죽다.

1345년: 복건, 산동에 전염병이 돌다.

1346년: 산동에 전염병이 돌다.

1351~52년: 산서, 하북, 강서에 전염병이 돌다. 훼하 유역의 군대에
서는 사망률이 50%나 되었다.

1353년: 호북, 강서, 산서에 전염병이 돌다. 산서 일부 지역에서는 주
민의 2/3가 죽다.

1354년: 산서, 호북, 하북, 강서, 호남, 광동, 광서에 전염병이 돌다. 호
북의 일부 지역에서는 10명 중 6~7명이 죽었다.

1356년: 하남에 전염병이 돌다.

1357년: 산동에 전염병이 돌다.

1358년: 산서, 하북에 전염병이 돌다. 20만 명 이상이 죽다.

1359년: 협서, 산동, 광동에 전염병이 돌다.

1360년: 절강, 강소, 안휘에 전염병이 돌다.

1362년: 절강에 전염병이 돌다.

1369년: 복건에 전염병이 돌다. 죽은 시체가 거리에 산 같이 쌓이다.

1380년: 절강에 전염병이 돌다.

1404년: 하북에 전염병이 돌다.

1407년: 호남에 전염병이 돌다.

1408년: 간서, 사천, 복건에 전염병이 돌다. 78,400명이 죽다.

1410년: 산동에 전염병이 돌다. 6,000명이 죽다. 복건에 전염병이 돌
다. 15,000세대가 죽었다.

1411년: 하남, 협서에 전염병이 돌다.

1413년: 절강에 전염병이 돌다.

1414년: 하북, 하남, 산서, 호북에 전염병이 돌다.

1445년: 절강, 협서, 복건에 전염병이 돌다.

1454년: 강서, 호북에 전염병이 돌다.

1455년: 협서, 감숙, 절강에 전염병이 돌다.
1461년: 호남, 호북, 광동, 협서에 전염병이 돌다.
1471년: 귀주에 전염병이 돌다.
1475년: 복건, 강서에 전염병이 돌다.
1480년: 복건에 전염병이 돌다.
1481년: 강서, 귀주에 전염병이 돌다.
1486년: 복건에 전염병이 돌다.
1489년: 호남에 전염병이 돌다. 촌락사람들이 모두 죽었다.
1492년: 절강에 전염병이 돌다.
1495년: 동남지역에 전염병이 돌다.
1500년: 광서에 전염병이 돌다.
1504년: 산서에 전염병이 돌다.
1506년: 호남, 호북, 광동, 광서, 운남, 복건에 전염병이 돌다.
1511년: 절강에 전염병이 돌다.
1514년: 운남에 전염병이 돌다.
1516년: 호북에 전염병이 돌다.
1519년: 하북, 산동, 절강에 전염병이 돌다.
1521년: 협서에 전염병이 돌다.
1525년: 산동에 전염병이 돌다. 4,128명이 죽다.
1528년: 산서에 전염병이 돌다.
1529년: 호북, 사천, 귀주에 전염병이 돌다.
1532년: 협서에 전염병이 돌다.
1533년: 호북, 호남에 전염병이 돌다.
1534년: 절강, 호북, 호남에 전염병이 돌다.
1535년: 복건에 전염병이 돌다.
1538년: 광서에 전염병이 돌다.
1543년: 산서에 전염병이 돌다.
1544년: 산서, 하남에 전염병이 돌다.
1545년: 복건에 전염병이 돌다.
1554년: 하북에 전염병이 돌다.
1556년: 복건에 전염병이 돌다.
1558년: 귀주에 전염병이 돌다.
1560년: 산서에 전염병이 돌다.
1561년: 호북에 전염병이 돌다.
1562년: 복건에 전염병이 돌다. 인구의 6/10이 죽다.
1563년: 강서에 전염병이 돌다.

1565년: 호북, 절강에 전염병이 돌다.

1571년: 산서에 전염병이 돌다.

1573년: 호북에 전염병이 돌다.

1579년: 산서에 전염병이 돌다.

1580년: 산서에 전염병이 돌다.

1581년: 산서에 전염병이 돌다.

1582년: 하북, 사천, 산동, 산서에 전염병이 돌다.

1584년: 호북에 전염병이 돌다.

1585년: 산서에 전염병이 돌다.

1587년: 산서, 강서에 전염병이 돌다.

1588년: 산동, 협서, 산서, 절강, 하남에 전염병이 돌다.

1590년: 호북, 호남, 광동에 전염병이 돌다.

1594년: 운남에 전염병이 돌다.

1597년: 운남에 전염병이 돌다.

1598년: 사천에 전염병이 돌다.

1601년: 산서, 귀주에 전염병이 돌다.

1603년: 절강에 전염병이 돌다.

1606년: 절강에 전염병이 돌다.

1608년: 운남에 전염병이 돌다.

1609년: 복건에 전염병이 돌다.

1610년: 산서, 협서에 전염병이 돌다.

1611년: 산서에 전염병이 돌다.

1612년: 협서, 절강에 전염병이 돌다.

1613년: 복건에 전염병이 돌다.

1617년: 복건에 전염병이 돌다.

1618년: 산서, 호남, 귀주, 운남에 전염병이 돌다. 산서에서는 죽은 시
체가 즐비하게 늘어서다.

1621년: 호북에 전염병이 돌다.

1622년: 운남에 전염병이 돌다.

1623년: 운남, 광서에 전염병이 돌다.

1624년: 운남에 전염병이 돌다.

1627년: 호북에 전염병이 돌다.

1633년: 산서에 전염병이 돌다.

1635년: 산서에 전염병이 돌다.

1640년: 하북, 절강에 전염병이 돌다.

1641년: 하남, 화북, 산동, 산서에 전염병이 돌다. 도처에 시체가 즐비

하게 늘어서다.

1643년: 협서에 전염병이 돌다.

1644년: 산서, 강소, 내몽고에 전염병이 돌다.

1653년: 내몽고에 전염병이 돌다.

1656년: 감숙에 전염병이 돌다.

1665년: 산동에 전염병이 돌다.

1667년: 감숙에 전염병이 돌다.

1668년: 하북에 전염병이 돌다.

1670년: 내몽고에 전염병이 돌다.

1673년: 만주에 전염병이 돌다.

1677년: 강소, 협서에 전염병이 돌다.

1680년: 강소에 전염병이 돌다.

1681년: 운남에 전염병이 돌다.

1683년: 호북에 전염병이 돌다.

1692년: 협서에 전염병이 돌다.

1693년: 산동에 전염병이 돌다.

1694년: 절강, 해남도에 전염병이 돌다.

1697년: 강소, 산서, 강서에 전염병이 돌다.

1698년: 산동, 산서에 전염병이 돌다.

1702년: 광동에 전염병이 돌다.

1703년: 내몽고, 산동, 해남도에 전염병이 돌다.

1704년: 하북, 산동, 절강, 협서에 전염병이 돌다.

1706년: 호북에 전염병이 돌다.

1707년: 광서, 광동, 하북, 호북에 전염병이 돌다.

1708년: 호북, 내몽고, 강서, 감숙, 산동에 전염병이 돌다.

1709년: 절강, 강소, 안휘, 산동, 협서, 광동, 복건, 강서에 전염병이 돌
다.

1713년: 광동에 전염병이 돌다.

1714년: 광동에 전염병이 돌다.

1717년: 절강에 전염병이 돌다.

1721년: 협서에 전염병이 돌다.

1722년: 절강에 전염병이 돌다.

1723년: 하북에 전염병이 돌다.

1724년: 산동에 전염병이 돌다.

1726년: 강소, 산서, 광동, 하북에 전염병이 돌다.

1727년: 광동, 호북에 전염병이 돌다.

1728년: 강소, 절강, 산서, 협서, 하북, 호북, 안휘, 그리고 만리장성의
      동쪽지역에 전염병이 돌다.
1733년: 강소에 전염병이 돌다.
1742년: 안휘에 전염병이 돌다.
1746년: 호북에 전염병이 돌다.
1747년: 하북에 전염병이 돌다.
1748년: 산동에 전염병이 돌다.
1749년: 강소, 강서에 전염병이 돌다.
1756년: 복건, 강소, 안휘에 전염병이 돌다.
1757년: 절강, 강서에 전염병이 돌다. 신강성 서부 국경지역에서는 발
      병한 사람들이 모두 죽었다.
1760년: 강서, 절강, 감숙에 전염병이 돌다.
1767년: 절강에 전염병이 돌다.
1770년: 감숙에 전염병이 돌다.
1775년: 하북에 전염병이 돌다.
1783년: 절강에 전염병이 돌다.
1785년: 강소에 전염병이 돌다.
1786년: 강소, 안휘, 산동, 하북에 전염병이 돌다.
1790년: 감숙, 운남에 전염병이 돌다.
1792년: 하북에 전염병이 돌다.
1793년: 절강에 전염병이 돌다.
1795년: 절강에 전염병이 돌다.
1797년: 절강에 전염병이 돌다.
1798년: 산동에 전염병이 돌다.
1800년: 절강에 전염병이 돌다.
1806년: 하북, 협서에 전염병이 돌다.
1811년: 감숙에 전염병이 돌다.
1814년: 호북에 전염병이 돌다.
1815년: 강소, 안휘, 산동에 전염병이 돌다.
1816년: 하북에 전염병이 돌다.
1818년: 산동에 전염병이 돌다.
1820년: 절강, 산서, 강소에 전염병이 돌다.
1821년: 하북, 산동, 운남에 전염병이 돌다.
1822년: 하북, 협서에 전염병이 돌다.
1823년: 강소, 하북에 전염병이 돌다.
1824년: 하북에 전염병이 돌다.

1826년: 산동에 전염병이 돌다.
1827년: 산동에 전염병이 돌다.
1831년: 절강에 전염병이 돌다.
1832년: 호북, 협소, 산동에 전염병이 돌다.
1833년: 산동, 하북, 절강에 전염병이 돌다.
1834년: 절강, 강소에 전염병이 돌다.
1835년: 산동에 전염병이 돌다.
1836년: 감숙, 광동, 산동에 전염병이 돌다.
1839년: 하북에 전염병이 돌다.
1842년: 강소, 하북에 전염병이 돌다.
1843년: 호북, 강서, 절강에 전염병이 돌다.
1847년: 협서에 전염병이 돌다.
1848년: 협서에 전염병이 돌다.
1849년: 절강에 전염병이 돌다.
1853년: 하남에 전염병이 돌다. 1만 명 이상이 죽다.
1855년: 감숙에 전염병이 돌다.
1856년: 협서에 전염병이 돌다.
1861년: 산동에 전염병이 돌다.
1862년: 하북, 강소, 절강, 호북, 산동에 전염병이 돌다.
1863년: 감숙, 절강, 협서에 전염병이 돌다.
1864년: 호북, 절강, 강서에 전염병이 돌다.
1866년: 감숙에 전염병이 돌다.
1867년: 산동, 하북에 전염병이 돌다.
1869년: 호남, 감숙, 호북에 전염병이 돌다.
1870년: 호북, 하북에 전염병이 돌다.
1871년: 협서, 호북에 전염병이 돌다.
1872년: 절강, 호북에 전염병이 돌다.
1895년: 하북에 전염병이 돌다.
1911년: 만주에 전염병이 돌다.

□ 지은이
윌리엄 맥닐(William H. McNeill)
미국 시카고대학 역사학과 교수
Journal of Modern History 편집자
저서 *The Rise of the West*

□ 옮긴이
허정(許程)
1957   서울대학교 의과대학 졸업(의학사).
1963   서울대학교 의학박사(보건학).
1981   대한예방의학회 회장.
1986   국민훈장 동백장 수상(과학기술 유공자).
1987   한국보건사학회 회장.
1988   한국보건행정학회 회장.
현재   서울대학교 보건대학원 교수.
저서   『사회보장과 의료보험』(홍문사, 1974)
       『서양보건사』(신광출판사, 1984)
       『최신보건행정학』(신광출판사, 1989) 외 저·역서 다수.

건강사회실현을 위한 한울의 의료 4
전염병과 인류의 역사

ⓒ 허정, 1992, 1998

지은이 | 윌리엄 H. 맥닐
옮긴이 | 허정
펴낸이 | 김종수
펴낸곳 | 한울엠플러스(주)

초판 1쇄 발행 | 1992년 5월 30일
재판 6쇄 발행 | 2019년 12월 20일

주소 | 10881 경기도 파주시 광인사길 153 한울시소빌딩 3층
전화 | 031-955-0655
팩스 | 031-955-0656
홈페이지 | www.hanulmplus.kr
등록번호 | 제406-2015-000143호

Printed in Korea.
ISBN 978-89-460-6889-6 93510

* 가격은 겉표지에 표시되어 있습니다.